"十四五"普通高等教育本科规划教材

供本科护理学类专业用

护理学导论

（第 2 版）

U0257516

主　编　杨　辉　颜琬华

副主编　张小丽　赵　鑫　王　艳　封桂英　李　桃

编　委　（按姓名汉语拼音排序）

封桂英（承德医学院护理学院）	王　艳（北京大学护理学院）
淮盼盼（山西医科大学护理学院）	肖宁宁（哈尔滨医科大学护理学院）
黄菲菲（福建医科大学护理学院）	颜琬华（滨州医学院护理学院）
琚新梅（海南医学院国际护理学院）	杨　辉（山西医科大学护理学院）
李　桃（广州医科大学护理学院）	余晓云（首都医科大学燕京医学院）
梁慧敏（天津医科大学护理学院）	张小丽（华北理工大学护理与康复学院）
林　娟（邵阳学院护理学院）	赵　鑫（苏州大学附属第一医院）
刘　齐（广西医科大学护理学院）	赵妤聪（内蒙古医科大学护理学院）
王　霞（徐州医科大学护理学院）	朱丽丽（新乡医学院护理学院）

编写秘书：淮盼盼（山西医科大学护理学院）

北京大学医学出版社

HULIXUE DAOLUN

图书在版编目（CIP）数据

护理学导论 / 杨辉，颜琬华主编．—2 版．—北京：
北京大学医学出版社，2023.7
ISBN 978-7-5659-2864-2

Ⅰ．①护…　Ⅱ．①杨…②颜…　Ⅲ．①护理学－教材
Ⅳ．① R47

中国国家版本馆 CIP 数据核字（2023）第 037503 号

护理学导论（第 2 版）

主　　编：杨　辉　颜琬华
出版发行：北京大学医学出版社
地　　址：（100191）北京市海淀区学院路 38 号　北京大学医学部院内
电　　话：发行部 010-82802230；图书邮购 010-82802495
网　　址：http://www.pumpress.com.cn
E-mail：booksale@bjmu.edu.cn
印　　刷：北京溢漾印刷有限公司
经　　销：新华书店
责任编辑：郭　颖　　责任校对：靳新强　　责任印制：李　啸
开　　本：850 mm×1168 mm　1/16　　印张：14.25　　字数：400 千字
版　　次：2015 年 12 月第 1 版　2023 年 7 月第 2 版　2023 年 7 月第 1 次印刷
书　　号：ISBN 978-7-5659-2864-2
定　　价：38.00 元

第 3 轮修订说明

国务院办公厅印发的《关于加快医学教育创新发展的指导意见》提出以新理念谋划医学发展、以新定位推进医学教育发展、以新内涵强化医学生培养、以新医科统领医学教育创新；要求全力提升院校医学人才培养质量，培养仁心仁术的医学人才，加强护理专业人才培养，构建理论、实践教学与临床护理实际有效衔接的课程体系，提升学生的评判性思维和临床实践能力。《教育部关于深化本科教育教学改革全面提高人才培养质量的意见》要求严格教学管理，把思想政治教育贯穿人才培养全过程，全面提高课程建设质量，推动高水平教材编写使用。新时代本科护理学类人才培养及教材建设面临更高的要求和更大的挑战。

为更好地支持服务高等医学教育改革发展、本科护理学类人才培养，北京大学医学出版社有代表性地组织、邀请全国高等医学院校启动了本科护理学类专业规划教材第 3 轮建设。在各方面专家的指导下，结合各院校教学教材调研反馈，经过论证决定启动 27 种教材建设。其中修订 20 种教材，新增《基础护理学》《传染病护理学》《老年护理学》《助产学》《情景模拟护理综合实训》《护理临床思维能力》《护理信息学》7 种教材。

修订和编写特色如下：

1. 调整参编院校

教材建设的院校队伍结合了研究型与教学型院校，并注重不同地区的院校代表性；由知名专家担纲主编，由教学经验丰富的学院教师及临床护理教师参编，为教材的实用性、权威性、院校普适性奠定了基础。

2. 更新知识体系

对照教育部本科《护理学类专业教学质量国家标准》及相关考试大纲，结合各地院校教学实际修订教材知识体系，更新已有定论的理论及临床护理实践知识，力求使教材既符合多数院校教学现状，又适度引领教学改革。

3. 创新编写特色

本着"以人为中心"的整体护理观，以深化岗位胜任力培养为导向，设置"导学目标"，使学生对学习的基本目标、发展目标、思政目标有清晰了解；设置"案例""思考题"，使教材贴近情境式学习、基于案例的学习、问题导向学习，促进学生的临床护理评判性思维能力培养；设置"整合小提示"，探索知识整合，体现学科交叉；设置"科研小提示"，启发创新思维，促进"新医科"人才培养。

4. 融入课程思政

将思政潜移默化地融入教材中，体现人文关怀，提高职业认同度，着力培养学生"敬佑生命、救死扶伤、甘于奉献、大爱无疆"的医者精神，引导学生始终把人民群众生命安全和身体健康放在首位。

5. 优化数字内容

在第 2 轮教材与二维码技术初步结合实现融媒体教材建设的基础上，第 3 轮教材改进二维码技术，简化激活方式、优化使用形式。按章（或节）设置一个数字资源二维码，融拓展知识、微课、视频等于一体。设置"随堂测"二维码，实现即时形成性评测及反馈，促进"以学生为中心"的自主学习。

为便于教师、学生下载使用，PPT 课件统一做成压缩包，用微信"扫一扫"扫描封底激活码，即可激活教材正文二维码、导出 PPT 课件。

第 2 轮教材的部分教材主编因年事已高等原因，不再继续担任主编。她们在这套教材的建设历程中辛勤耕耘、贡献突出，为第 3 轮教材建设日臻完善、与时俱进奠定了坚实基础。各方面专家为教材的顶层设计、编写创新建言献策、集思广益，在此一并致以衷心感谢！

本套教材供本科护理学类专业用，也可供临床护理教师和护理工作者使用及参考。希望广大师生多提宝贵意见，反馈使用信息，以逐步完善教材内容，提高教材质量。

前　言

　　奋楫喜迎二十大，阔步护理新征程。为适应新时代全国高校本科教育的发展，全面贯彻落实《护理学类专业教学质量国家标准》，进一步深化新时代护理学本科教育新理念，促进课程思政与本科教材的有机融合，稳步推进一流专业、一流课程和一流教材建设，北京大学医学出版社护理学本科规划教材启动第 3 轮修订工作。把学习党的二十大精神和学科发展、人才培养、世界一流大学建设紧密结合起来，在新时代、新征程上展现新作为、做出新贡献。我们有幸承担《护理学导论》（第 2 版）的编写任务，谨希望为我国护理专业本科生培养和护理学学科发展尽绵薄之力。

　　本教材深入贯彻落实党的二十大精神，牢记"为党育人、为国育才"使命，引导学生了解专业核心价值、基础理论及发展趋势，启迪学生热爱专业之情，唤起其关爱患者之心。在吸收上一版和其他版本《护理学导论》教材精华的基础上，增加及更新了当前护理学中先进的理念、技术及方法等内容，注重理论知识和临床实践的双向滋养、整合，体现多学科交叉，启发创新思维。同时将课程思政元素有机、无形地融入教材，并融入预防、康养理念，注重"生命全周期、健康全过程"，体现"以人为中心"的整体护理观，着力培养"尚德精术、大爱无疆"的高层次护理人才，为全面建设社会主义现代化强国、实现中华民族伟大复兴贡献护理力量。

　　蓝图昭示未来，信念引领方向。本书以党的二十大精神为指引，践行立德树人、培根铸魂的担当，引导学生坚定理想信念，强化专业素养。本书在章节布局上均设导学目标、案例、知识链接（或科研小提示）、随堂测、小结和思考题，同时将随堂测及答案、思考题参考答案以二维码形式展示。在内容安排上，全书共 13 章，在延续前一版科学性、精约性、前沿性特点的基础上，本次修订新增、整合了部分章节，具体内容包括：护理学的相关概念（护理学的发展与基本概念，护理专业与护士，健康和疾病，疾病预防与卫生保健，护理程序）、护理学相关理论（护理哲学，护理理论概述，需要、关怀与护理，文化与护理，成长发展与护理，压力、适应与护理，常见的护理理论与护理模式）、护理与法律。

　　本教材在编写过程中，参考并吸收了大量文献的相关知识点，博采众长，同时我们也得到了国内外护理学者和各兄弟院校编者的大力支持。在此，我们对在本书编写过程中给予无私帮助的学界同仁们表示最诚挚的感谢！

　　传承医者使命，绽放护理芳华！我们衷心希望本书能成为广大护理学子了解护理、走进护理、热爱护理的开端，继承和发扬"燃烧自己，照亮别人"的南丁格尔精神，不忘初心，以"仁术爱人"为"道"，深耕实践，以"精益求精"为"术"，用天使般的爱心、精湛的技术竭诚守护每一位患者的健康，为生命注入永恒的光芒和希望！

尽管我们在编写过程中投入了许多辛苦和努力，但由于知识水平有限，书中难免有疏漏之处，敬请各位读者不吝赐教，以期日臻完善。

杨　辉

目　录

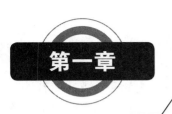 护理学的发展与基本概念

第一章数字资源

 导学目标

通过本章内容的学习，学生应能够：

◆ **基本目标**

1. 理解国内外护理学的形成与发展历程。
2. 理解我国护理工作的展望。
3. 阐释护理学的基本概念。

◆ **发展目标**

通过学习国内外护理发展史，培养学生的专业兴趣，进而强化护生的职业信仰。

◆ **思政目标**

通过了解护理发展史，树立学生正确的历史观，坚定历史自信，增强历史主动，推进护理专业发展。

案例 1-1

王某，女，18岁。被某部属高校护理学专业一本B批次录取。家长单纯考虑就业容易的因素，主导王某填报该志愿。开学后王某因对专业不了解，入学后很迷茫。作为一名护理学专业的学长或学姐，你应该从哪些方面引导新生更好地了解护理？

请回答：

1. 什么是护理学？护理学在形成发展过程中经历了哪些变化？
2. 现代护理发展现状是什么？
3. 护理学发展趋势如何？

护理学（nursing science）是生命科学中一门综合自然、社会及人文科学的应用性学科，研究维护人类身心健康的护理理论、知识、技能及发展规律。护理学的内容及范畴涉及影响人类健康的生物、社会、心理、文化及精神各个方面，应用科学的思维形式、方法和规律对各种护理学现象进行整体的研究，以揭示护理服务过程中各种护理学现象的本质及规律。

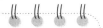

第一节　护理学的形成与发展

护理的历史源远流长，不同的历史发展时期，护理学都有其不同的内涵和特点。随着社会的不断发展与进步，人类对护理服务工作也逐渐提出了更高的要求。经过实践与研究，护理学不断充实和完善，逐步形成了自己的理论和实践体系，成为一门独立的学科。

一、国外护理学的形成与发展

（一）古代护理学的发展历程（公元前后）

1. 文明古国的护理史　自从有了人类，就有了护理的存在。公元前后，由于认知水平有限，人们一般从迷信的角度认识疾病，认为疾病是由一种超自然的力量所致，因此用巫术或其他迷信的方法来治疗疾病。当时的护理记录主要是对一些文明古国的医疗及护理发展的记录。

（1）古埃及：在古埃及，庙宇代替医院，医生由祭司担任，寺庙里高职位的女祭司扮演护士的角色。护士的主要职责：给患者喂食、包扎伤口、为患者洗澡，并为濒死者提供情感支持等。人们已经应用了一些护理技术，如催眠术、止血、伤口缝合以及通过催吐、灌肠来净化身体。

（2）古巴比伦：人们比较重视占星术，认为人体的疾病、祸福与天体的变化和星体的运行有关。由于屈从于宗教的压制，妇女长期处于被征服地位，她们只能在家中从事照顾病患和伤者的工作。

（3）古印度：古印度曾以佛教为主，早期的医疗及护理都带有神秘的宗教色彩，以巫术及魔术为主要的治疗及护理手段。统一古印度的国王阿索卡（Asoka）按照佛教的教义建立了东方最早的医院，他还创办了学校培养医护人员，使这一时期成为印度早期医药发展史中的鼎盛时期。当时女性不能外出工作，因而由男性承担护理工作，成为最早的"护士"。此外，还要求护理人员具有健康的身体、乐观的情绪，忠于职守、不辞辛苦、谦虚谨慎，承担满足患者需要及遵医嘱工作等。

（4）古希腊：《荷马史诗》是记载早期希腊医学思想发展的重要文献，在记载医学发展的同时也记述了护理知识，其中提到的处理创伤和止血的方法，在某种程度上都属于护理的范畴。

希波克拉底被西方尊为"医学之父"。他提出的医学理论长期在医学实践中处于统治地位。他破除了迷信对疾病治疗的影响，使公元前 6 世纪—前 4 世纪成为医学早期的黄金时代。他认为从事医疗的步骤为观察、诊断、治疗、记录，主张探求病因，对症下药，并从尸体解剖中寻找病因。他创造了"体液学说"，认为人体有 4 种主要体液——血液、黄胆汁、黑胆汁、痰（黏）液，强调个人卫生、重视饮食调养，用"音乐"来治疗精神疾病，使用冷、热、泥敷等治疗方法。

（5）古罗马：古罗马人认为清洁和保健可以延长人的寿命，因此非常注意环境、卫生及运动，如供应清洁的饮水、修建浴室、修建大型的体育场所等，此期可视为预防疾病及促进健康的早期阶段。

2. 基督教院和教会女执事的护理　如果说人类的自觉护理行为产生于远古时代的自然环境，那么基督教带来的护理则是西方护理发展的源泉。

（1）基督教院的护理活动："基督"一词是希腊文的汉字音译，原意为"救世主"。基督教是一种信仰上帝和教主的宗教，宣扬博爱精神。早期慈善活动由传教士为徒步朝圣者修建许多休憩站，并为他们提供食物与水，照顾生病的人。后来这些休憩站逐渐演变为养老院、麻风病院和精神病院。这时的护理活动是教徒的宗教活动之一，属于个人行为，并非一项工作。

（2）教会女执事的护理活动：女执事，也称女会吏，是献身于教会并服务于人群的妇女。她们一般都出身名门，自愿参加教会，具有高尚的品德、渊博的学识和热忱的服务精神。她们在教会中除从事传道工作外，也进行社会服务与护理患者的工作。虽未受过专业护理训练，但由于她们具有服务精神，爱护患者、帮助患者，并且工作认真，使得她们所从事的工作已初具护理雏形，这对于日后护理事业的发展及护理人员地位的提高具有重要意义。

（二）中世纪护理学的发展历程（公元 500—1400 年）

中世纪的护理发展主要以宗教及战争为主题，当时护理的重点是改变医疗环境，包括改变采光、通风及空间的安排等。

1. 宗教　由于政治、经济、宗教的发展，当时的欧洲在各地广建教堂和修道院，修道院内普遍设有医院，收治患者，护理工作主要由女修士（修女）承担，她们以丰富的经验和良好的道德品质提高了护理工作的地位。

2. 战争　基督教与穆斯林教之间长达 200 年的战争使伤病员数量剧增，因此需要随军救护人员。一些信徒组成救护团，男团员负责运送伤病员和难民，女团员负责在医院里护理患者，护士的人数大量增加。当时的护理除了重视医疗环境的改善外，也重视对护士的训练、护理技术的发展、在岗教育、对患者的关怀和工作划分等。但护理培训及实践内容并不正规，护理设备缺乏，伤病员的死亡率很高。

（三）文艺复兴时期护理学的发展历程（公元 1400—1600 年）

文艺复兴时期，文学、艺术、科学包括医学等领域均有了新的发展。但此时的护理没有与医学的发展齐头并进，而是进入了长达 200 年的黑暗时期，主要原因有如下几种。

1. 重男轻女　妇女得不到良好的教育。只有资产阶级和贵族妇女才能接受家庭式教育，贫困的妇女只能沦为家庭的仆役。

2. 宗教腐败　教会逐渐腐败。德国人马丁·路德（Martin Luther）实施宗教改革，成立路德新教派，导致罗马天主教会大分裂，加剧了战争的爆发，一些从事护理工作的修道士和修女被杀害，导致患者无人照顾。此时的护理工作处于停顿状态。

3. 拜金主义　工业革命带来的经济繁荣使人们更重视现实主义，削弱了牺牲、奉献和助人为乐的精神，济贫扶弱的社会福利事业也逐渐萧条。然而新招聘的护理人员多为谋生而来，缺乏文化教养和专门的训练，导致这些新护理人员服务态度差，护理质量大大下降，护理工作几乎陷入瘫痪状态。

（四）近代护理学的发展历程

19 世纪后期，由于科学的发展及医学的进步，医院数量不断增加。同时天花的大流行及英国殖民地的战争使得社会对护理的需求不断增加。在此背景下，欧洲相继开设了一些护士培训班。

1. 南丁格尔时期　19 世纪中叶，弗洛伦斯·南丁格尔（Florence Nightingale）首创了科学的护理专业，发展了以改善环境卫生、促进舒适和健康为基础的护理理念，使护理学逐步走上了科学发展轨道及正规的教育渠道。国际上称这个时期为南丁格尔时期，这既是护理学发展的一个重要转折点，也是现代护理学的开始。

南丁格尔于 1820 年 5 月 12 日出生于意大利的佛罗伦萨，其家庭为当时英国的名门望族。她从小接受了良好的教育，精通英语、法语、德语、意大利语、希腊语及拉丁语，并擅长数理统计。母亲仁慈的秉性对她有很大影响，南丁格尔少女时代就表现出很强的慈爱心，乐于助人，接济贫困人家，进而在日后不顾家庭的阻挠和社会舆论的压力，毅然决定去做护士。

1854—1856 年，英、法等国与俄国爆发了克里米亚战争，英军的医疗救护条件非常落后，当时在战场上浴血奋战的英国士兵由于得不到合理的救护而出现大批死亡，伤员的死亡率高达 42%。南丁格尔得知后，立即写信给当时的英国陆军大臣，请求让护士赴前线。1854 年 10 月，她获准组织了38位护理人员，离开伦敦到黑海沿岸库塔里的巴拉科医院去。在这所医院里，她除了组织全体护理人员配合医疗精心护理伤病员以外，还致力于改善医院的管理工作。她设法筹集资金并拿出自己的钱财为士兵购置必需物品，动员士兵家属和护士一起改善士兵的饮食营养和个人卫生，清除了医院里的垃圾、污物，消灭了老鼠、虫害。在南丁格尔的带领下，病房里虽十分拥挤，但环境清洁、安静、舒适，并供给足够的营养，从而给士兵们带来了温暖、希望和生命。此外，她还建立了阅览室和游艺室等以调剂士兵的生活，帮助士兵们书写家信，鼓励他们寄回部分军饷以补贴家用。她经常在夜晚手持油灯巡视各个病房，亲自安慰那些受重伤和垂危的士兵，被士兵们亲切地称为"提灯女神""克里米亚天使"。她和全体护理人员的努力赢得了伤病员的崇敬和感谢。由于她和其他护士的努力，在短短的半年时间内，战地医院发生了巨大的变化，伤员死亡率由42%迅速下降到2.2%。其工作效率及效果被英国媒体报道后，不仅震动了英国社会各阶层，而且也改变了人们对护理的看法。

克里米亚战争后，南丁格尔用获得的捐款成立了南丁格尔基金会，并决定用这笔基金成立一所护士学校。1860年6月24日，南丁格尔护士学校正式成立，校址设在伦敦的圣·托马斯医院，这是世界上第一所护士学校，学制4年。1860年，南丁格尔护士学校第一次招生，仅招收16个护生，最后只有14人毕业，此后40年学校一直都是小规模招生。按照当时南丁格尔的威望，建立一个大规模的护士王国是比较容易的，但她认为护理工作缺少的是护理精英，护理界需要能将医学融入护理工作中的人士，如果没有护理精英，护理将永远没有发展，永远是低水平的。所以，南丁格尔并没有大量地培养护士，她更重视对高层次护理人才的培养。

南丁格尔对护理发展的贡献可概括为以下几个方面。

（1）为护理向正规的科学化方向发展提供了基础：南丁格尔提出的护理理念为现代护理的发展奠定了基础。她确定了护理学的概念和护士的任务，提出了公共卫生的护理思想，重视患者的生理及心理护理，并发展了自己独特的护理环境学说。

（2）著书立作：克里米亚战争结束后，南丁格尔完成了题为《影响英军健康、效率和医院管理的问题摘要》的战地报告。这篇报告被认为是当时最有价值的医院管理文献，它使预防医学的观点逐渐被人们接受和重视，也被视为近代护理研究的开端。

南丁格尔用一生撰写了大量报告和论著，包括《护理札记》（*Notes on Nursing*）、《医院札记》（*Notes on Hospital*）、《健康护理与疾病护理》《工人护理》《农村护理保健》《地段访视及家庭护理》等多部专著。《医院札记》和《护理札记》这两本书多年来被视为各国护士必读的经典护理著作。同时，她先后发表了一百多篇护理论文，答复了上千封各地读者的来信。

知识链接

《护理札记》简介

《护理札记》（*Notes on Nursing*）于1859年出版，此书被誉为"医学界头等重要的著作"和"划时代的稀有著作"，不但在英国风行，在美国也深受欢迎，后被译成多国文字，作为护士学校教科书出版发行。

南丁格尔在书中精辟地指出了护理工作中的生物性、社会性和心理精神因素对身体的影响。她以事实、数据和观察为依据，总结了护理工作的原则、经验、规则和培养方法等。她提出了对护理本质最早的和最一般的看法，确立了护理职业化的开始。南丁格尔被视为最早的护理理论家，虽然在她的论著中没有用到"概念"或"理论"等词汇，但是她对人、环境、健康和护理等护理学重要概念及其相互关系进行了阐述。

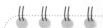

（3）致力于创办护士学校：1860 年，南丁格尔用自己的奖金募捐，创办了全世界第一所护士学校——南丁格尔护士训练学校（Nightingale Training School for Nurses）。学校在学校管理、学生选择、课程设置、实习和评估成绩方面都做出了明确规定，并正式建立了护理教育制度，使这所学校成为近代护理教育事业的开端。

（4）创立了一整套护理制度：南丁格尔首先提出护理要采用系统化的管理方式，强调在设立医院时必须先确定相应的政策，使护士担负起护理患者的责任，并要适当授权，以充分发挥每位护士的能力。

（5）提出环境理论：南丁格尔环境理论的核心概念是环境，她将环境分为物理环境、心理环境和社会环境三类，其中主要强调的是物理环境，包括病房的整洁、通风、空气新鲜、温度适宜、无噪声和异味，饮水和食物的卫生以及下水道的通畅，床铺的高度和宽度适当等。

（6）促进医院改革：南丁格尔实施医院改革，在医院中建立了隔离病房，有利于精神病患者和传染病患者的治疗和护理。她不仅对护士长的职位给予了很高的期望，也对护士长施加了很大的压力，因为她坚信有才能的护士长会使医院的护理体系发生改变。

（7）开创家庭护理和公共卫生护理：南丁格尔认为，护理不应该只局限在医院里进行，还要通过社区组织预防医学的工作。她又指出，家庭护理比起设备齐全的医院或养老院更需要对护士实施教育，怎样依照患者的条件改善居住状况，进行家庭保健和预防疾病的教育，以及示范如何在家中护理患者，这些问题都非常重要。在她的鼓励下，"家庭护理"得以开创，这是近代公共卫生护理的萌芽。

（8）其他方面：强调护理伦理及人道主义护理观念，要求平等对待每位患者，不分信仰、种族、贫富，给患者平等的护理，注重护士的训练及资历。

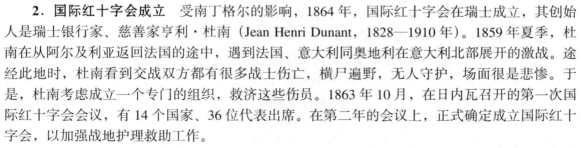

知识链接

护士节和南丁格尔奖章的由来

为纪念南丁格尔在护理事业上的突出贡献，1912 年，国际护士会（ICN）倡议各国医院和护士学校在每年的 5 月 12 日（南丁格尔诞辰日）举行纪念活动，并将 5 月 12 日定为国际护士节。同年，第九届国际红十字会在华盛顿举行，会议通过设立南丁格尔奖，表彰为护理事业做出突出贡献的白衣天使，以及支持护理事业发展的所有志愿者和支持者。

随堂测

2. 国际红十字会成立　受南丁格尔的影响，1864 年，国际红十字会在瑞士成立，其创始人是瑞士银行家、慈善家亨利·杜南（Jean Henri Dunant，1828—1910 年）。1859 年夏季，杜南在从阿尔及利亚返回法国的途中，遇到法国、意大利同奥地利在意大利北部展开的激战。途经此地时，杜南看到交战双方都有很多战士伤亡，横尸遍野，无人守护，场面很是悲惨。于是，杜南考虑成立一个专门的组织，救济这些伤员。1863 年 10 月，在日内瓦召开的第一次国际红十字会会议，有 14 个国家、36 位代表出席。在第二年的会议上，正式确定成立国际红十字会，以加强战地护理救助工作。

（五）现代护理学的发展历程

19 世纪末期，在南丁格尔的影响下，许多国家的护理事业得到了蓬勃发展，其中以美国护理界的发展最为迅速，并且不同阶段护理专业的发展有不同的侧重点。

1. 学科创始阶段（1900—1920 年）　20 世纪初，在南丁格尔护理思想和建立护理专业的目标推动下，"护士需要理论知识指导护理实践"的观点在护理界逐渐形成。17 世纪以来越发关注疾病、预防与治疗三者之间的关系，以及消毒与预防感染的关系。于是，护士就将这些医学成果用来制定护理操作规范和护理常规，如无菌技术、压疮的护理、心脏病患者的护理常规和新生儿喂养等。护士的日常工作形成了护理知识和技能体系，护理的工作重点是执行医嘱和各项护理操作，护理教育的重点是护理操作技能的学习和培训。

2．护理教育时代（1920—1979 年） 20 世纪 20—30 年代，随着美国工业的繁荣发展，美国护理事业进入鼎盛时期。这一时期的重点是改革护理教学内容，建立标准化护理课程体系。经过全国性的探讨和调研工作，美国护理联盟确定了护理的课程体系不仅包括医学知识，还应包括社会科学和护理操作。护理操作常常被视为"基础护理"，护理操作的教学和练习是在模拟病房里完成的，这种模拟病房被称为"护理艺术"实验室。后来，护理教育转向了本科教育，课程设置的重点转向了科学研究，因此"护理艺术"实验室更名为"护理技能"实验室。

（1）护理本科教育：国际高等护理教育起源于美国。1901 年，约翰·霍普金斯大学开设了专门的护理课程。1909 年，明尼苏达大学开设了美国历史上第一个大学护理系课程班，培养专业护士，学制 3 年，成为现代高等护理教育的开端，但仍侧重于对操作技能的训练。1924年，耶鲁大学成立护理学院，开设了以大学为基础的 4 年制护理本科教育，学生毕业后被授予学士学位，这是世界护理教育发展史上的里程碑。自此以后，美国的护理教育从职业培训转向专业高等教育。直到 20 世纪 60 年代，学士学位教育才逐渐成为美国护理教育的主流。

（2）护理硕士研究生教育：美国的护理硕士学位教育始于 20 世纪 30 年代。1932 年美国的天主教大学首先开展护理硕士教育。护理硕士学位课程的目标是培养教学和管理人才、高级专科护理师，课程也以加强教育训练和行政管理技巧以及专业临床实践技能为重点，一般设在具有本科护理专业的大学或学院里，招收对象为具有护理专业学士学位的注册护士或具有其他专业学士学位的护士、护理准学士学历的注册护士等。护理硕士多数以专科护士的身份在临床工作，一部分从事护理教学和护理科研工作，并参与开发先进护理技术和护理理论研究等。

（3）护理博士研究生教育：美国的护理博士学位教育始于 20 世纪 60 年代。1964 年美国加州大学旧金山分校开设第一个护理博士学位项目。博士学位护理教育旨在培养高级护理教育、护理科研、护理管理人才以及开业护士、健康咨询顾问等，一般设在具有博士学位教学能力的大学或学院里，招收具有护理硕士学位或与护理有关的硕士学位，并且在护理领域有突出贡献的学生，学科方向主要包括护理理论的研究和新理论的测试、护理理论的运用和推广、护理教育教学实践与研究、综合护理能力和应用护理理论能力的培养。

护士可以选择的博士学位有两种基本类型：一种为哲学博士（doctor of philosophy，PhD），侧重于护理科研和护理理论的研究；另一种为临床型护理博士（doctor of nursing practice，DNP），强调实际的护理应用及临床研究。目前，世界上开设护理博士项目的国家和地区有美国、加拿大、澳大利亚、新西兰、韩国、泰国以及中国等。

3．护理科研时代 20 世纪 40—50 年代，美国护理界开始意识到只有通过护理研究，才能建立护理学科的知识体系，建设完整的护理科学。因此，科研成为护理发展的主要推动力，护理学者逐渐把精力转向通过科学的护理研究建立护理独特的知识体系。为了满足传播护理研究成果的需要，1952 年，美国第一本护理研究性期刊《护理研究》创刊。此外，美国联邦政府也开始认识到开展护理科研和进行护理学科建设的重要性，并于 1955 年设立美国公共卫生服务博士奖学金和护理科学人员培训项目，培养护理研究人员和护理研究师资。

知识拓展

护理英文期刊

科学引文索引（science citation index，SCI）及其影响因子（impact factor，IF）多用来作为国内评价科研水平、成果质量以及科研人员业绩管理的最高标准，在社会上产生了相当的影响。IF 指在两年时限内该期刊上所发表文章的平均被引用率。

2022 年 6 月 28 日，clarivate 发布了最新的 SCI 期刊影响因子。

1. *International Journal of Nursing Studies*，IF 6.612。发表护理、助产和其他健康相关专业领域的变化和发展研究。

2. *European Journal of Cardiovascular Nursing*，IF 3.593。主要发表心血管护理领域文章。

3. *Journal of Family Nursing*，IF 2.68。发表关于护理研究、实践、教育和政策问题的学术著作。

4. *International Journal of Mental Health Nursing*，IF 5.1。主要内容是与精神健康护理有关的所有问题交换意见，包括教育和培训方向、管理方法、政策、伦理问题、理论调查和临床关注。

5. *Nurse Education Today*，IF 3.906。发表护士及助产士教育与业务培训方面的文章，以及护理技术与知识介绍，同时涉及基础教育、高等基础教育和继续教育、远程和开放学习、健康教育和专科临床领域的教育，包括精神科护理、助产和健康访问。

4. 护理理论研究时代（1950—1990 年） 护理学能否被称为专业或学科，关键取决于是否有护理的理论体系、护理的法律和伦理道德标准。因此，除了应用一些来自其他学科，如社会学、心理学和医学科学的理论外，护理专业必须发展自己独特的、可靠的知识基础，建立科学的护理理论体系。护理理论时代可以分为护理理论借鉴期、护理理论创建期和护理理论应用期。

（1）护理理论借鉴期：护理学科为了逐步形成具有独特专业特点的理论体系，从 20 世纪 50 年代开始借鉴其他较早发展的学科理论，旨在大力发展护理教育事业。于是，在政府的支持下，许多非护理专业的博士项目也对护士敞开大门。这些由非护理学科培养出来的护理教师尝试将护理学与其他相关的生命科学和社会科学联系起来，并竭力提倡将社会科学和生命科学的内容纳入护理基础课程体系中。常借鉴的相关理论有：马斯洛的"人类基本需要层次论"、贝塔朗菲的"一般系统理论"、成长与发展理论、应激与适应理论。

（2）护理理论创建期：20 世纪 70 年代后期，美国护理出现了从科研向理论的转折。1977 年在芝加哥召开的第一次护理教育工作会议并没有设护理理论专题，但是罗伊介绍了如何用她的理论框架指导护理实践，获得了广泛的关注。1978 年第二次护理教育工作会议设立了护理理论的专题会场，明确了"护理实践所需知识的本质"是理论性知识。常用的护理理论及其核心观点：罗伊的适应模式、奥瑞姆的自理模式、金的互动结构和达标理论、纽曼的健康系统模式、约翰森的行为系统模式。

（3）护理理论应用期：护理是一门实践性学科，从护理知识发展的各个不同时期来看，虽然各有其侧重点，但是各个时期的中心问题是一致的，即都是为了回答指导护理实践的知识本质的问题。基于这种观念的转变，要求护理教育从低层次的记忆性学习转变为高层次的推理和应用性学习。因此从 20 世纪 90 年代开始，护理学的侧重点转向了将护理理论应用于护理实践，在护理实践中检验护理理论的价值。"护理程序"的提出使护理有了科学的工作方法。在护理学科发展的过程中，护理学不断地与心理学、伦理学、法律、社会学、美学等学科相互融合。在多学科综合发展的背景下，护理交叉学科开始孕育并成长。

二、中国护理学的发展与现况

（一）中国古代护理

人类在适应自然、利用自然、对抗自然、保护自身的漫长岁月中，积累了丰富且简易的用药经验，产生了中国最早的医疗护理和救助实践活动。

1. 原始社会护理观念的形成　原始社会是人类社会历史的第一个社会形态。氏族公社时期，大多数妇女已熟知草药的一些基本知识，特别是老年妇女，她们凭借本能的感觉和天赋以及经验传授，获得原始的医疗护理常识和智慧，并成为熟悉草药的能手。以慈母之爱，给予伤病者体贴的照顾，则是原始社会家庭型母亲意识的护理方式。

2. 奴隶社会医学与护理思想的进化　奴隶社会是我国历史上第一个阶级社会，社会生产主要是农业和畜牧业。此阶段主要的医学护理内容包括如下。

（1）酿酒用于医药之中。

（2）对药物的认识逐步累积，早在中国古代就形成了"医食同源"的启蒙思想，人们开始从食物中寻求防病治病的方法。

（3）实施卫生保健与预防措施，例如养成洗脸、洗手、洗脚等清洁习惯，以及树立疫病发生需要隔离的理念等。

（4）军事医学与救护萌芽：随着古代奴隶制国家的形成，常备军也随之出现，军队卫生防疫和伤员医疗护理的组织也相应发展起来。从最原始最简单地用泥土、炭土灰、燔发（头发灰）外敷止血，到逐渐使用烧烙止血法和揉按止痛、洗浴以消肿或止痛。随着兵器的改进，止血包扎法随之有所发展，对各种兵器伤引起的化脓性感染也有了一定的认识和处理方法，如采取煎药、冲洗、外敷膏剂等，被认为是军事医学与救护的萌芽时期。

3. 封建社会医学发展与护理思想的进化　我国从公元前 11 世纪（西周王朝建立）到 1840 年（鸦片战争），经历了漫长的封建社会。此期医学不断向前发展，宋元时期已逐渐形成了一套比较完整的中医体系，成为中华文化的重要组成部分。

（1）东周与战国时期：此期已有最初的医学分科，还建立了医药管理行政机构与完整的医疗考核制度，出现大批民间职业医生，其中战国时期的扁鹊就是当时民间名医的代表。早期护理以家庭成员之间的照顾、疾病的自我预防护理和康复治疗等"生活护理"为主。此外，随着战国时期军队卫生防疫和伤员救治的组织开始发展，已知当时在军队中备有急救药品、军队患病名册、疾病统计簿、医护人员记勤簿、军队负伤记录簿，以及抢救工具中备有辇（担架）和车。

（2）秦汉时期：秦汉时期是军事医学的形成时期。为了保证士兵的战斗力，政府必须重视伤病员的治疗和康复。同时，妇产科也有了很大的进步，初步形成了妇产科的基本医学知识体系，并出现了专门的女助产士。随着医疗技术的进步，出现的疾病和损伤更加复杂，护理工作也越来越多，尤其表现在战地救护和疾病预防方面。实践医学在秦汉时期取得了前所未有的成就，出现了许多著名的医生和杰作，最著名的为东汉张仲景所著《伤寒杂病论》，华佗发明的"麻沸散"、精通针灸以及创制的"五禽戏"。

（3）三国、两晋和南北朝时期：护理实践由医家自己负责和安排，包括口头指导、操作演示以及直接对患者进行护理。护理实践方式还体现在"四诊"上，通过望、闻、问、切，将观察和检查所见进行分析归纳，结合患者自觉症状作为辨证、立法、用药、护理的依据，这是古代医学辨证论治的原则，也是辨证施护的实施方式。两晋南北朝时期，养生思想受道教的影响，养生方法多效法于道术，护理实践的范围和种类更加广泛。

（4）隋唐五代十国：此期医学继续发展，分科系统精细，有利于专科向纵深发展。唐代医学教学中虽然没有妇产科学，但妇女普遍受到社会的重视。孙思邈认为从妇女受孕到产后都应该进行相应的护理，尤其胎教和逐月养胎的护理到唐代已得到广泛的承认和应用。《千金要方》中指出，为了避免产妇在哺育新生儿时泌乳失败，对乳母的选择提出了严格的条件，要求乳母善良、健康。这是孙思邈的独创，我国其他医籍未曾提及这类护理措施，同时孙思邈还详细提出了浴儿法和浴后按摩，也属罕见。

晋唐时期，中国虽然没有专门的护理学组织，但在军队、宫廷和监狱里都有相关的护理人员。同时，此期佛教在中国广泛盛行，佛家以慈悲为怀，济世救人成为佛法的重要思想。很多僧人研习医术，治病救人，寺庙也成为救治病者的主要场所。

（5）宋辽金元时期：宋代是一个非常重视医术的时代。在当时，救死扶伤是一种高尚的道德。医生受到社会的尊重，因此流行"不为良相，当为良医"的说法，良医与好宰相被视为同等重要。在医院管理方面，在宋代的发展也比以前更加全面，医护之间有一定的分工，并且重视护理工作。

（6）明清时期：明清时期是中医外科学发展的成熟期，重视妇女儿童疾病，职业病的预防也是一大特色。在这个阶段，护理实践的内容和方法得到了进一步的深化和广泛的应用，儿科内容较前充实。《薛氏医案》强调母子关系在小儿疾病中的意义，提出母病子病、母安子安、药从母传、婴儿有病调治其母等思想。经过长时间的反复实践，中医外治法的适应证不断扩大，一些内容至今仍在临床应用，如吸入醋蒸气预防流感，大蒜、芒硝外敷腹部治疗阑尾炎等。同时，预防结核病的理念和对唇裂修补术的护理都得到了关注。

（二）中国近代护理

1. 西方医学的传入及影响 西方医学在中国的传播从唐朝开始，早期传教士起到了重要作用。16世纪中叶，葡萄牙人在澳门设立的西式医院和麻风病院，是近代西医传入中国的开端。尽管西方医学与护理学在我国的传播与发展使传统医学与护理实践受到挑战，但当时的中国主要依靠中医看病。

1838年广东建立了第一家西医医院，两年后开设短期训练班培养护士。1887年，第一个在中国开办护理教育的美国护士麦克奇尼（Mckechnie）在上海首家教会妇孺医院"上海西门妇孺医院（Margaret Williamson Hospital）"开办护士训练班。1888年，美国约翰逊（Johnson）在福州的一所医院开办了中国的第一所护士学校。1900年以后，我国各大城市建立了许多教会医院培养护士，逐渐形成了中国的护理专业队伍。

2. 太平天国时期的卫生与护理 太平天国革命运动的民主、进步、人道主义的医疗卫生制度和措施，在近代医学发展史上谱写了光辉的一页。太平天国时期十分重视医疗卫生工作，设立专职医务人员实施较为先进的医疗卫生措施，提出"努力扶持老幼男女病伤，总要个个保齐"，并将医疗机构分为"天朝政府、军队、地方"三大系统，卫生人员的安排也逐步得到完善。

3. 抗日战争时期的护理发展 1937年，卢沟桥事变后，我国开始了历时八年的抗日战争。在此期间至新中国成立前，我国护理的主要发展概况如下。

1941年5月12日，在延安成立了中华护士学会延安分会，创立了抗日根据地第一个护理学术组织，沈元晖任首届理事长。毛泽东同志多次题词指出护理工作的重要性，肯定了护士的社会地位。

4. 解放战争时期 在解放战争期间，护理人员探索并总结了大兵团作战的护理工作经验，以及阶梯治疗的护理经验和运输工作，吸取并利用"二战"先进的护理经验和技术成果，建立了较为正规的护理体系和护理常规。

1949年5月，在郑州召开了第四野战军首届护士代表大会，第一次明确提出了"护士工作要专业化，要建立护士工作系统"的观点，加快了护理工作专业化、制度化的进程。

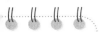

5. 中国红十字会　1912 年 1 月 15 日，红十字国际委员会承认中国红十字会为正式成员国。在早期一大批红十字工作人员的不懈努力下，到 1930 年，全国大部分省市建立了地方红十字组织。继 1904 年（清·光绪三十年）广州红十字医院建立之后，重庆、西安、长沙、杭州、北京、云南等地的红十字医院相继建立。自此，红十字会的影响日益深入人心。

6. 中华护士会创建　中华护士会由 7 名外籍护士和 2 名外籍医生于 1909 年（清·宣统元年）创建于江西牯岭，8 月 19 日初创时定名为"中国中部看护联合会"，8 月 25 日改为"中国看护组织联合会"。由于大家对会名有所争议，中国护士钟茂芳通过多种途径查询，认为"护士"更合适，而后经大会决定并通过，将会名正式定为"中华护士会"。中华护士会于 1922 年加入国际护士会。

中华护士会会长一直由美英两国护士轮流担任，直到 1928 年由中国护士伍哲英首任。1914—1948 年，学会共举行全国护士会员代表大会 16 届。新中国成立前，有 13 个省市成立了护士分会。

1909—1949 年，中华护士会白手起家，一无资金，二无固定的场所，三无专职人员，经历了辛亥革命、军阀混战、北伐战争、抗日战争、解放战争等动荡不安的沧桑岁月，为中国护理事业的发展做出了历史性贡献。

7. 护理学校成立　1915 年美国洛克菲勒基金会下属的罗氏基金会（即美国中华医学会 China Medical Board 的前身）出资购买了"北京协和医学堂"，经过扩建改造后更名为北京协和医学院（Peking Union Medical College，PUMC）。1920 年中国第一所本科水平的护校在北京协和医学院建立，学制 4 ~ 5 年。1920—1953 年，协和高等护理专科学校为国家培养了大批护理人才。1932 年，南京成立中央护士学校，学制 3 ~ 4 年，招收高中毕业生。这是中国第一所正式的公立护理学校。1936 年，当时的卫生部开始管理护士的注册，要求护理学校的学生毕业后参加护士考试，通过考试后颁发证书，注册后可以领取护士证书。

（三）中国现代护理（1949 年至今）

1949 年中华人民共和国成立，内忧外患大部分得以解决，国家开始巩固政权，发展国民经济，我国护理事业也进入了整顿、规划、发展阶段。特别是在 1978 年党的十一届三中全会以后，人民健康需求的不断提升，更加促进了护理事业的蓬勃发展。

1. 护理教育

（1）多层次的学历教育：1915 年中国医药援华会的美国人顾林（Greene）提出洛克菲勒基金社在中国开办协和医学院，全国第一所五年制的高等护理教育机构"中国协和医学院护士专修科"创建，标志着中国大陆高等护理教育的开始。

1934 年教育部成立医学教育委员会，下设护理教育专门委员会，将护理教育改为高级护士职业教育，并正式纳入国家正式教育体系。1950 年在北京召开了全国第一届卫生工作会议，在此次会议上将护理专业教育列为中等专业教育之一，规定了护士学校的招生条件，成立了教材编写委员会，为国家培养了大批中等专业护士。但我国在 1952 年后，为更快、更好地培养护理人才，将高等护理教育转变为单一的中专教育，招收初中毕业生，导致护校教师、护理管理人员、科研人员青黄不接，严重阻碍了我国护理专业的发展。尤其在 1966—1976 年，护理教育形成断层，处于基本停滞状态。直到 1979 年，卫生部发出《关于加强护理教育工作的意见》的文件，提出恢复和发展高等护理教育。中断的护校才得以陆续恢复招生。

1984 年，教育部与卫生部联合召开会议，决定在全国高等医学院中增设护理专业及专修科，恢复了高等护理教育。同年，天津医学院（现天津医科大学）率先在国内开设了五年制本科护理专业，学生毕业后可获得学士学位。1985 年，首批八所当时卫生部的重点医科院校开始招收五年制护理专业本科生。此后其他院校也纷纷开设了四年制或五年制的本科护理专业。1992 年，北京医科大学开始招收护理硕士研究生。据不完全统计，全国目前已有 100 多个护理硕士点。2011 年，教育部批准护理专业硕士研究生教育，并于 2015 年开展了护理学硕士专业学位点评估工作，旨在为我国培养更多的应用型高级护理人才。

目前我国护理高等教育分高职、本科、硕士和博士四个层次，已形成多层次、多渠道的护理学历教育体系。

（2）岗位教育及继续教育：自 1979 年开始，各医疗单位陆续对护士进行了岗位教育，教育手段主要是邀请国内外护理专家讲课、选派护理骨干到国内先进的医院进修学习，并组织编写有关材料供广大护士学习。1987 年，国家教育委员会、国家科学技术委员会、国家经济委员会、国家劳动人事部、财政部及中国科学技术协会联合发布了《关于开展大学后继续教育的暂行规定》，随后人事部颁发了继续教育的相关规定。1996 年，卫生部继续医学教育委员会正式成立，第二年，继续教育委员会护理学组成立，标志着我国的护理学继续教育正式纳入国家规范化的管理。

2016 年 11 月 24 日，国家卫生和计划生育委员会印发了《全国护理事业发展规划（2016—2020 年）》，强调在"十三五"期间，建立护士培训机制，提升专业素质能力，建立"以需求为导向，以岗位胜任力为核心"的护士培训制度。国家卫生和计划生育委员会制订了培训大纲和培训要求用以指导各地开展培训工作。省级卫生和计划生育委员会行政部门重点加强本辖区新入职护士、专科护士、护理管理人员、社区护士、助产士等的培训工作，切实提高护理专业素质、服务能力和管理水平。终身教育理念下的护理学继续教育的目的就是构建知识结构合理、业务作风过硬的高素质护理队伍，为患者和社会提供高质量、多层次的服务。

2．护理管理　20 世纪 30 年代，逐步形成了由护理主任、护士长、护士三级构成的管理架构，之后护理部的设立逐步完善健全了护理管理组织。综合性医院开始增设护理部主任、护理秘书、护理助理等岗位。1950 年，各医院开始实行科主任负责制，曾一度取消了护理部，造成护理质量的下降，因此 1960 年又恢复了护理部对医院护理工作的管理。1966—1976 年间，又再次取消了护理部和医护分工，导致护理管理水平下降。1979 年开始，卫生部加强了对护理工作的管理，规定护士的主要专业技术职称分为护士、护师、主管护师、副主任护师及主任护师五级，并且完善了护士晋升考试制度。1980 年以后，护理管理中引入了目标管理法，质量管理由事后控制改进为事前与事中控制、事后评价。1986 年，卫生部召开了全国首届护理工作会议，会后公布了《关于加强护理工作领导，理顺管理体制的意见》，对护理部的设置做出了明确规定，并提出由护理部负责护士的培训、调动、任免、考核、晋升及奖励等，提高了护士素质，保障了护理质量。卫生部于 1997 年发布《关于进一步加强护理管理工作的通知》，其中特别再次强调了护理副院长职务的设置，表明护理管理专业性的进一步提高。2008 年，国务院颁布实施了《护士条例》，使护理管理进一步纳入法治化轨道。

近年来，国内外医务工作者将戴明循环（PDCA）理论、磁性理论、"7S"理论、品管圈、垂直管理理论等逐渐运用于医院护理管理工作中。不少医院结合自身实际情况，学习借鉴国内外其他医院的管理模式，将新理念、新技术、新信息化平台应用于整个医院或某些科室，提高了护理管理效能并取得了良好成果。目前，我国大部分三级甲等医院已实现移动护士站床旁评估患者，运用掌上电脑（personal digital assistant，PDA）执行医嘱、远程健康教育、不良事件上报、绩效考核等多种功能，提高了护理质量和效率，也为护理管理更加科学化和精细化提供了技术支撑，提高了临床护理质量和效率。

3．临床护理

（1）临床护理模式应时转变：自 1950 年以来，我国临床护理工作一直受传统医学模式的影响，实行的是以疾病为中心的护理服务，护士为医生的助手，处于从属的地位，临床护理规范也是以疾病的诊断及治疗为中心而制定的。1979 年以后，特别是进入 21 世纪以后，由于国内外学术交流的加强，加上医学模式的转变，我国的临床护理模式开始由传统的功能制护理逐步转变为以患者为中心的责任制护理、系统化整体护理和责任制整体护理，同时护理的范围也不断扩大，护士开始在社区及其他卫生机构逐步开展预防保健及其他护理服务。

（2）护理向专科化发展：2000 年开始，我国护理开始了高级护理实践（advanced nursing practice）的尝试。浙江邵逸夫医院和广州中山大学附属肿瘤医院率先设立了高级临床专科护士（clinical nurse specialist）的角色，迈出了我国高级护理实践的第一步。2022 年 4 月 29 日，国家卫生健康委员会在《全国护理事业发展规划（2021—2025 年）》中提出，建立以岗位需求为导向、以岗位胜任力为核心的护士培训制度。结合群众护理需求和护理学科发展，有针对性地开展老年、儿科、传染病等紧缺护理专业护士的培训。

（3）护理向科学化发展：循证护理（evidence-based nursing，EBN）是 20 世纪 90 年代在"循证医学"和"循证实践"快速发展和完善的背景下产生的一种新的护理理念，是现代护理的发展方向。2004 年，复旦大学与澳大利亚 Joanna Briggs 循证卫生保健研究中心合作，建立了我国首家循证护理合作中心。近年来，随着循证护理的快速发展，本科护生的大量培养和硕士、博士的不断扩招，护理人员的队伍逐渐呈现知识层面的阶梯状，为循证护理的发展提供了后备资源。循证护理的开展促使护理人员接受先进的护理理念，提高护士综合素质，更加注重患者的主观感受，关心和体贴患者，减少并发症，也使护患关系更加融洽。

目前，循证护理较为关注儿科、妇产科、ICU 等方向。2021 年 2 月，中华医学会儿科学分会护理学组（筹）与复旦大学附属儿科医院临床指南制作和评价中心联合发布了国内首部《儿童静脉输液治疗临床实践循证指南》。

（4）护理服务领域和内容向全面化发展：随着全球老龄化的发展，我国的护理服务领域逐步从医疗机构向社区和家庭拓展，服务内容从疾病的临床治疗向慢病管理、老年护理、长期照护、康复促进、安宁疗护等方面延伸，老年护理、社区护理（公共卫生护理）、延续护理等逐渐成为我国护理发展的方向。随着医疗卫生体制改革的推进，社区卫生服务机构逐渐成为很多慢性病的重要防治场所。2011 年，延续性护理服务项目正式被纳入卫生部的课题研究领域。我国主要存在以下几种延续性护理模式：基于医院的延续性护理模式、基于社区的延续性护理模式、协同护理模式与个案管理模式。

4．护理科研

（1）学术交流日益增多：1979 年以后，我国护士及高等院校护理系或学院的护理学生出国考察、访问及各国护理专家及护士来华讲学或进行学术交流的人数日渐增多，相关合作交流项目日益频繁，我国每年也会选派一定数量的护士或护理学生到国外进修或攻读学位。《全国护理事业发展规划（2021—2025 年）》中指出，"十四五"期间的主要任务包括"深入开展与国际及港澳台地区间护理领域的合作与交流，在护理管理、制度政策、人才培养、护理技术等方面加大交流合作的力度。"按海外交流项目实施时间长短分为短期互访互派项目、校际交流项目、中外合作办学项目 / 机构。

（2）科研水平不断提高：护理科研能力是指护理人员不断发现护理领域一般规律、探索护理真理的能力，是探索护理理论、护理方法、护理技术创新，提高护理工作质量和效率的重要手段。我国护理科学研究的真正开展和兴起与我国高等护理教育的发展密不可分。2011 年护理学科被纳入一级学科，随着护理研究生教育的开展，护理学科研究者队伍逐步形成，具有研究生学历，特别是博士学位的高层次护理人才已成为我国护理研究领域的中坚力量。护理人员的科研意识不断提高，科研选题日趋专业化，注重解决专业核心问题，学科研究领域不断拓展，研究深度不断加强，研究项目的科学性越来越高，研究方法和手段越来越多样，助推了护理学科的良好发展态势。

3 个护理学英文期刊相继创办：*Chinese Nursing Research*［《护理研究（英文版）》］、*International Journal of Nursing Sciences*［《国际护理科学（英文版）》］和《中西医结合护理（中

英文版)》。这 3 个护理学英文期刊为传播最新护理信息提供了一个国际交流平台，对促进我国护理学科发展和护理质量的提升有举足轻重的作用，作为中国护理英文科技期刊被国际学术界认识。

知识拓展

护理核心期刊

核心期刊是某学科的主要期刊。一般是指所含专业情报信息量大、质量高，能够代表专业学科发展水平并受到本学科读者重视的专业期刊。

1. 中文核心 - 北大核心 2020 年版：北京大学图书馆组织评定，每 4 年评定一次。有《中华护理杂志》《护理学杂志》《护理研究》《解放军护理杂志》《中华护理教育》《护理学报》。

2. 中国科学引文数据库（CSCD）（2020—2021 年度）：学科领域集中于数、理、化、生、天文、地理等，建库历史悠久，被称为中国的"SCI"，权威度高。核心库：《国际护理科学（英文版）》《中华护理杂志》《中国护理管理》。扩展库：《护理学杂志》《解放军护理杂志》《中华护理教育》。

3. 中国科技核心期刊（2021 版）：由中国科学技术信息研究所组织出版，学科范畴主要集中在自然科学领域，在国内认可度高，适合于理工类。包括：《中华护理杂志》《中国护理管理》《护理学杂志》《解放军护理杂志》《护理研究》《中国实用护理杂志》《护理学报》《现代临床护理》《中华现代护理杂志》《护士进修杂志》《护理管理杂志》（*International Journal of Nursing Science*）。

第二节　护理学的概念及知识体系

一、护理的概念

医学起源于人的本能，而以母爱意识关爱弱者是原始社会护理的萌芽。护理（nursing）一词源于拉丁文"Nutrire"或"Nutricius"，本意是滋养、使健壮，可引申为抚育、扶助、保护、照顾幼小等，是对所有弱势群体的守护。随着时代的变迁，护理的内涵和外延也在不断演变。不同时代的学者和学会组织对于护理内涵的理解和阐述不同。

现代护理概念始于南丁格尔，她认为"护理是一个人的生命特质，是一种科学，一种看顾的艺术"。1859 年，她在《护理札记》（*Notes on Nursing*）中写道："护理应从最小限度消耗患者生命力的角度出发，使周围的环境保持舒适、安静、美观、整洁、空气新鲜、阳光充足、温度适宜，此外，还要合理地调配饮食"。南丁格尔充分阐释了护理的内涵，认为护理绝不只是技术和知识的简单结合，而是生命极深度的炼净，如同精金一般宝贵，护理是爱人如己的工作，值得一个人一生的投入。

韩德森（Virginia Henderson）在 *The Nature of Nursing* 中指出："护理是帮助患者或健康人完成有助于健康或康复（或安详地去世）的活动，而这些活动是患者在拥有足够的力量、意志或知识的情况下本可以自行完成的。护士是无意识时暂时的意识，是自杀时生活中的爱，是被截肢者的腿，是刚失明时的双眼，是新生儿移动的手和脚，是年轻妈妈的自信和知识，是无力说话者的声音，等等。"

希尔德加德·佩普劳（Hildegard Peplau）在 20 世纪 60 年代首先提出的人际关系理论中认为，护理是一门疗愈的艺术，即在护士与患者协同合作的过程中双方会共同变得成熟。

美国护士协会（American Nurses Association，ANA）在 1980 年提出："护理是诊断和治疗人类对现存或潜在的健康问题的反应。"该定义和护理程序紧密联系，获得了国际护理界的认同。国际护士会（International Council of Nurses，ICN）在 2001 年将护理概念修订为："护理是对处于所有情境中健康或有疾病的各年龄段的个人、家庭、团体和社区给予自主性和协同性的照护。"

2003 年，ANA 重新定义了护理："护理是通过诊断和处理人类的反应来保护、促进、优化健康和能力，预防疾病和损伤，减轻痛苦，并为受照护的个体、家庭、社区及特定人群代言。"

根据国际范围内对人文精神回归的倡导，结合我国社会经济发展现状，为了反映中国护理的本质特征，2005 年，中华护理学会和香港理工大学护理学院在广泛研究的基础上，将护理定义为：护理是综合应用人文、社会和自然科学知识，以个人、家庭及社会群体为服务对象，了解和评估他们的健康状况和需求，为人的整个生命过程提供照护，以实现减轻痛苦、提高生存质量、恢复和促进健康的目的。

通过对这些定义的分析，可以了解当时护理的内容。这些概念虽然表达方式和侧重点不同，但有以下共同的见解。

1. 护理是人类爱的情感和善良的一种表达，为人类健康服务。

2. 护理的研究对象是整体的，包括处于不同健康状态的个人、家庭或社区；护理工作是全生命、全周期的，包括对生、老、病、痛、死的照护。

3. 护理不是被动地照顾患者，而是主动地思索所有人的康健之道。

4. 护理将继续不断地适应人类健康和社会变化的需要，修正护理人员的角色和功能。

5. 护理是协助无法自我照顾者接受专业照顾，促进其发挥潜能并执行有益于健康的活动。

随着社会的发展和环境的变化，护理的概念及其专业内涵也在不断完善，经历了三个阶段。

（一）以疾病为中心的阶段（19 世纪 60 年代—20 世纪 40 年代）

这一阶段是现代护理发展的初期，人们认为"健康就是没有疾病"，认为疾病是由生物学因素或外伤引起的机体结构或功能的异常，一切医疗活动都以治疗疾病为目的，护理工作的重点是协助医生治疗疾病。

此期的特点是：①护理是一门特殊的职业，虽然没有专门的护理理论及科学体系，但从事护理的人在工作之前需要经过专门的训练；②在长期的护理实践中逐步积累形成了一套较规范的疾病护理常规与护理技术操作流程，为护理学的进一步发展奠定了坚实的基础；③护士工作的主要场所是医院，工作重心是治疗和护理住院患者。

（二）以病人为中心的阶段（20 世纪 40—70 年代）

随着人类社会的进步与发展，20 世纪初相继确立了许多有影响力的学说和理论。同时，人们对健康与疾病的认识也发生了很大的改变。1948 年 WHO 提出新的健康观："健康不仅是没有疾病和身体缺陷，还要有完整的生理、心理状况和良好的社会适应能力。"护理理论家罗杰斯提出的"人是一个整体"的观点也逐渐受到人们的关注，护理的指导思想逐步从以疾病为中心转向以病人为中心。

此期的特点是：①逐步形成护理学的知识体系。一方面，护理学吸收相关学科的理论作为自己的理论基础，如系统论、适应论等；另一方面，护理工作者们通过实践与研究建立了许多护理模式，同时将这些理论和模式有机地整合在一起，共同形成了护理学的理论框架和知识体系。②以病人为中心，实施整体护理。护理的工作内容从单纯地执行医嘱逐渐转移到应用护理程序。③此阶段护理主要的工作场所还局限在医院内，其服务对象仍以住院病人为主，尚未涉及群体保健与全民健康。

（三）以人的健康为中心的阶段（20 世纪 70 年代至今）

随着科学技术的飞速发展，传统的疾病谱发生了很大的变化。对人类健康威胁最大的疾病已由过去的传染病、寄生虫病和营养不良等转变为心脑血管疾病、恶性肿瘤、糖尿病等。这些疾病的发生与社会心理因素、生活方式、环境等密不可分。1977 年，"生物－心理－社会医学"这种新的医学模式以及 WHO "2000 年人人享有卫生保健"战略目标的提出，使人作为一个有机整体的观点得以进一步强化，仅仅以病人为中心显然是不够的，此时护理工作的指导思想逐渐转变为以人的健康为中心。

此期的特点是：①护理学已发展成为现代科学体系中综合人文、社会、自然科学知识的独立的为人类健康服务的应用学科；②护理的任务已超出了原有的患者或疾病护理的范畴，扩展到了对所有人的整个生命周期的护理；③工作场所也相应地从医院扩展到家庭、社区及各种机构等；④护理人员的工作方法仍以护理程序为主，采用各种护理理论指导护理实践。

二、护士的概念

19 世纪，护理随西医进入中国，这就产生了专门照顾病人的职业，从业者多为女性。在西方称为"NURSE"。英文 NURSE 源于拉丁文字根 NUTRIY，泛指养育、保护、维持生命、照顾老幼等。各国翻译时，都围绕护理这个中心意思。比如日本译为"看护"，从业人员称为"看护妇"。中国从 1888 年在福建创建第一所护校开始，也将其称为看护，1909 年成立相应社团组织叫"中国看护组织联合会"，秋瑾女士翻译的护理专业书，书名就是《看护技术》。在医院也有人直呼 NURSE。对于这些，一直没有人为此提出疑义。

1914 年 6 月，中国从事护理工作的人们召开了第一次代表大会，中国历史上第一位留学国外接受护理教育的女性钟茂芳在大会上提出弃用"看护"一词，改称"护士"。她认为"看护"一词甚不合宜，为此她曾请教数位知名文学家，详加审议，广泛参考，提议选用"护士"代表英文 NURSE。她解释理由是，在中文里，"护"的意思是照顾、保护，"士"是指知识分子或学者。她认为从事护理事业的人应是有科学知识和学识的人，应称为"士"。"护士"就是指受过专业教育，取得护士执业证书的卫生专业技术人员，经宣誓入职，具备尊重生命、护理生命神圣职责的卫生技术人员。从此，"护士"一词沿用至今已有百年。

三、护理学的概念

护理学是一门生命科学中综合自然、社会及人文科学知识的应用科学，研究如何提高及维护人类身心健康的护理理论、知识及发展规律。护理学是哲学与科学的联姻，它与临床医学、中医学、药学、营养学、心理学、康复运动学等共同组成了整个医学领域，在卫生保健领域发挥着重要作用。

四、护理学的知识体系

护理学是按照护理知识的不同分类而划分的相对独立的知识体系，以及围绕该知识体系而建立相应的知识载体，主要包括护理学科独特的研究对象、研究内容及研究范式等要素。经过百余年的发展，随着科学技术的不断完善，除护理专业知识外，护理学还吸收借鉴其他学科的知识。国内外学者对护理学的知识体系有不同的见解。

（一）国外学者对护理学知识体系的认识

20 世纪末到 21 世纪，国外许多学者对护理学的知识体系进行了讨论，其中美国学者卡渤（Carper）是最受推崇的，她认为护理的对象是人，护理学的知识体系应该包括以下五个方面。

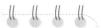

1．护理伦理学知识（ethics of nursing）　在护理实践过程中，澄清护理职业道德方面的问题，建立正确的价值观，形成护理专业的职业道德及伦理的规律性知识。

2．美学知识（art of nursing）　依靠护士的感官、行为、态度等方面的实践来获取的护理技术与美学相结合的知识。

3．个人知识（intuition and personal knowledge）　通过个人直感、思考、分析、自我开放等方法获取的服务对象的知识。

4．科学知识（science of nursing）　通过科学实验的方法所获取的护理学知识。

5．社会政治文化知识（social-political-knowledge in nursing）　指大环境中的各方面知识，包括文化、风俗、政治、经济对护理的影响，通过对社会政治文化对护理影响的研究所获得的护理学知识。

（二）国内学者对护理学知识体系的认识

1．人文护理知识体系

（1）护理学原理：护理理论、护理哲学、护理学史、护理研究等。

（2）护理学跨学科知识：护理教育学、护理管理学、护理美学、护理信息学、护理伦理学、护理社会学、护理经济学等。

2．科学护理知识体系

（1）生命过程的护理知识：母婴护理学、儿童护理学、成人护理学、老年护理学、临终关怀学、精神与心理护理学等。

（2）护理诊疗知识：基础护理学、健康评估、健康教育学、康复护理学、介入护理学、血液净化护理学等。

（3）生命环境的护理知识：社区护理学、军事护理学、灾难护理学、中医护理学、民族护理学、家庭护理学等。

第三节　我国护理工作的展望

一、护理学的发展趋势

随着社会的发展，人民生活水平的提高，健康越来越受到大众的重视，护理专业必将进一步完善与发展，以满足社会的需求。其发展主要表现在以下四个方面。

（一）护理教育

护理服务质量的高要求，需要大量的高学历护理人才充实到不同的护理岗位中，以提高护理队伍的整体素质及护理服务质量。因此，护理教育将向高学历、多方位的方向发展。未来高等护理教育将成为护理教育发展的主流。高职（专科）、本科、硕士、博士及博士后教育将不断完善和提高。教学过程中还需重视对知识、能力、素质的培养，同时加强毕业后继续教育，形成基础扎实、知识结构合理、能力较强、具有较高护士职业素养和综合素质、符合社会需求的护理人才。

（二）护理管理

护理服务质量应用标准化的质量控制标准来进行评价。科学的护理管理应是采用护理质量标准化管理方法，为服务对象提供满足其生理、心理、社会、精神需求的高质量护理服务。护理质量控制标准由国家统一制定，并随护理专业的发展而不断进行调整。

我国的护理管理科学化程度越来越高，标准化管理将逐步取代经验管理，护理质量标准及指南也将逐步建立。除保证护理质量外，对护士的尊重、激励及促进其自我实现也将成为管理的重要目标。

（三）护理实践

在理论指导下的护理实践，其专业化程度更强，分科更细，高新技术的应用也更多。护士的角色除原有的角色外，还逐步增设了独立开业护士（nurse practitioner）。美国率先开展了开业护士教育，开业护士能独立提供常见病的诊断和治疗，在一定范围内具有处方权，而且其提供的护理服务收费低、质量高、患者满意度高。目前我国香港、台湾地区均开始开展对于独立开业护士的培养及应用。

此外，国外还根据各医疗机构的需求设立了临床护理专家（clinical nurse specialist）、高级护理咨询者（advanced nurse counselor）、护理治疗专家（nurse therapist）、护理顾问（nurse consultant）、个案管理者（case manager）等不同的角色。

知识拓展

护理实践中的专科护士

1. 高级实践护士（advanced practice nurse，APN）

高级实践护士指拥有深厚专业知识、复杂的决策能力及扩展临床实务能力的注册护士，他们在建立优质的基本护理之上，可提供被照顾者生理、心理、社会、精神等的全面照顾，以提高个人、家庭、社区的健康水平。

2. 临床护理专家（clinical nurse specialist，CNS）

临床护理专家指在某专科领域具有较高护理水平的人才，通过临床护理、教学、会诊、研究等活动促进护理学的发展。大多数临床护理专家接受过研究生教育，且是在某专科领域拥有较高护理水平的注册护士。他们为患者进行评估、做出护理诊断、对治疗中护理的参与以及参与的效果负责，同时还承担了多种职能，如教育职能、护理顾问职能、研究职能、管理职能等。

3. 开业护士（nurse practitioner，NP）

开业护士要求必须是注册护士，具有高等理论和实践经验，可以全面评估和处理常见的急、慢性病，做出疾病诊断，直接开出处方药和非处方药。多数开业护士具有硕士学位，可以从事家庭护理、儿科护理、成人护理、急症护理、老年护理等工作，能够独立诊断和治疗常见疾病，并与其他健康服务者通力合作，促进患者康复。

4. 注册麻醉护士（certified registered nurse anesthetist，CRNA）

在我国，麻醉护士是近年来为适应现代麻醉学科的发展而设立的一个工作岗位，主要负责麻醉准备室的管理，麻醉手术室仪器、设备、基本药品管理，恢复室患者的护理，特殊麻醉物品和毒麻贵重药品的管理，抢救物品和药品的管理，配合麻醉科医师开展新技术、新项目，等等。

5. 个案管理者（case manager）

个案管理强调为患者提供从患病到恢复健康全过程的照顾，以及帮助患者顺利地从一个健康机构转到其他场所。护士参与患者及其家庭每一阶段的护理活动，包括入院介绍、提供健康教育资料、与患者共同制订和实施护理计划、安排出院或转院事宜、向社区健康服务人员介绍患者的情况、出院后随访以确认康复状况、评价护理结果等。这种服务方式的目的是降低医疗费用，促进与所有健康保健服务者的合作，有效、合理地利用社区服务资源，增加对患者整个患病过程的持续护理，并最终促进患者和家庭独立地应对。

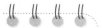

（四）护理科研

护理科研是护理专业不断发展进步的保障。护理科研的方向包括：①护理理论的深入研究；②解决临床护理问题；③对护理现象与本质的哲学性探讨。护理研究方法也呈现多元化趋势，由传统的单一定量研究，逐步增加定性研究和综合性研究。

二、我国护理工作的展望

（一）护理人员高学历化

在市场竞争日益激烈、服务需求不断提升、护理专业向国际化迈进的情况下，护理人员必须提高学历，不断充实自身的知识和能力，才能满足这种变化。现阶段护理人员的学历已由过去的以中专学历为主，转向以高职（专科）、本科学历为主。同时，为不断提高护理水平，还需将高学历护理人才充实到临床、科研、管理等岗位。近年来，护理硕士、博士人数逐步增多，这也体现了护理人员高学历化的趋势。

（二）护理服务专业化

随着医疗护理技术的不断发展，专科护理逐渐成为护理学科发展的主要方向。国家卫生健康委员会在"十一五""十二五""十三五""十四五"时期护理事业发展规划中均提出，各地要结合实际，开展专科护士培养，满足临床护理需求；要加大专科护士培训力度，发展专科护士队伍，不断提高专科护理水平；选择部分临床急需、相对成熟的专科护理领域，逐步发展专科护士队伍。建立专科护士管理制度，明确专科护士准入条件、培训要求、工作职责及服务范畴，以充分调动专科护士的工作积极性，全面提高专科护理质量，推动护理学科的高水平专业化建设。

（三）护理内容多元化

随着经济全球一体化的迅速发展，各个国家、各个区域人与人之间的交流往来日趋频繁，产生了多元文化社会体系。在这种形势下，护理专业服务也必将面临新的挑战，以应对目前多元化的社会形式。要求护理人员具有更广博的社会知识、人文知识，来评估服务对象的个人文化背景，从差异化、多元化的角度提供与之文化相适应的个性化护理专业服务。

（四）护理工作社会化

物质生活水平的提高，使人们对健康的重视程度不断提高，而社会老龄化的趋势，慢性疾病以及与不良生活方式相关疾病的增多，也使得人们对健康保健服务的需求日益强烈。社区将成为满足人们健康需求的重要场所，社区护理服务工作也将成为护理工作的主要方向。护理的最高境界是自我护理，将健康的生活方式、理念、行为渗透给患者是非常重要的，最终使患者形成自我呵护才是护理的最终目的。因此，绝大多数护理人员也将进入社区，与人们拉近距离，从事预防保健、康复、健康教育等护理工作，提供维护和恢复健康的技术支持，以便更好地提高全社会全人类的健康水平。

（五）护理工作国际化

护理工作国际化主要是指专业目标国际化、专业标准国际化、职能范围国际化、管理国际化、教育国际化和人才流动国际化。面对国际化的发展趋势，21 世纪的护理人才应该是具有国际意识、全球思考、本地行动并具备一定的国际交往能力、国际竞争能力和相应知识与技能的高素质人才。

（六）中国护理特色化

随着中医学的研究在全球范围的兴起，中医护理也将引起各国护理界的高度重视。将中医理论、技术融入现代护理理论与技术中，将成为我国护理界的一个重要的研究方向。结合脏腑经络、阴阳五行学说等中医理论为护理对象辨证施护将成为中国特色化护理理论的主要特点。

（七）护理工作法治化和规范化

护理人员操作的规范化一直是护理专业科学化发展的重要方面。随着社会的发展、法律知识的普及、患者法律意识的增强，以及近几年偶发的医疗案件和各种违规行为，造成患者对医疗护理工作的不信任，人们易采取法律手段解决医疗护理过程中的各种问题。因此，为了更好地为患者服务，也为更好地保护护士的合法权益，必须重视护理的规范化与法治化。

小　结

护理学的历史演变与人类文明进步息息相关。南丁格尔被誉为护理界的鼻祖，她为护理事业的发展倾尽毕生心血。南丁格尔创办了第一所护士学校，并著书立作，提出了很多护理理论，培养了很多优秀的护理人才。随着国内外大环境的改变，护理在发展过程中，既经历了高潮也经历了低谷。由于多种历史原因，我国护理学的发展虽然起步较晚，但是发展迅速且具有自身的特色。在护理实践过程中，护理教育、护理管理、临床护理、护理科研等各个方面不断充实和完善，逐步形成了自己的理论和实践体系，成为一门独立的学科。

随堂测

思考题

1. 南丁格尔对护理学的主要贡献是什么？
2. 从护理概念的历史演变过程，分析各阶段护理工作有何不同。

（杨　辉　淮盼盼）

护理专业与护士

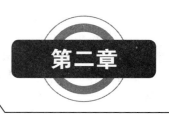

导学目标

通过本章内容的学习，学生应能够：

◆ **基本目标**

1. 比较不同护理工作方法与模式的特点。
2. 理解现代护士的角色和功能。
3. 理解护理道德的概念、内涵以及主要要素。
4. 概括护士的职业素养及能力。

◆ **发展目标**

以南丁格尔为榜样，通过学习、实践，修炼成为一名合格的护士。

◆ **思政目标**

培养新时代学生的护士职业素养，内化吸收后构建正确的护理职业价值观。

案例 2-1

夏洛特的腿

　　英国护士克里斯蒂·沃森在《护士的故事》一书中回忆了其 20 年前的一次工作经历：一天，沃森所在的救援小组接到通知，一个患有败血症的孩子（夏洛特）情况危急，最终由于病情的恶化，外科医生不得不移除了夏洛特的腿，小儿 ICU 的医生用 10 min 时间向夏洛特的家人解释发生了什么，然后便赶去抢救其他的患者。这之后，护士沃森抱着夏洛特的腿，和她的父母共同度过了 10 ~ 12 h，整夜监视夏洛特的状况，事无巨细地完成着各项护理任务。在这段时间里，沃森会耐心地解答夏洛特的父母抛来的无法向医生启齿的问题。医生治病，修补患者的身体；而护士则站在医生和患者之间，修补患者的失落和焦虑。

　　请回答：

1. 该案例体现了护理工作的什么特点？
2. 通过对该案例的理解，谈谈对护理工作本质的认识。

第一节　护理专业与护理工作

一、护理专业

护理职业是护士群体利用专门的知识和技能，为社会创造物质财富和精神财富，保障物质生活，并满足精神需求的工作。职业的规范性对职业活动提出了专业性要求，也促使了护理专业的产生和发展。护理专业使护理职业有了其自身独特的特点，成为高级、复杂、专门化程度较高的脑力劳动。国内外护理专家经过多年坚持不懈的努力，完善护理教育体制、提高护理科研水平、开展护理理论研究、建立护理专业团体，使护理专业已经符合专业应具备的以下特点。

（一）以服务人类健康、满足社会需要为目的

护理人员应用自身的职业素养和专业素养，为服务对象提供各种护理照护，为其身心健康及安全提供保障。

（二）教育体制完善

护理专科、本科、硕士、博士及博士后教育已经具备，并在不断完善和发展，且重视各层次之间的衔接。

（三）具备专业理论基础

护理学以自然科学理论、社会科学理论等作为理论基础，并不断探索其自身独特的理论体系，以指导护理研究和护理实践。

（四）科研体系健全

科研是促进专业发展的重要手段，只有不断地创新才能保证专业的生命力。护理科研体系随着硕博教育的不断发展而加速完善，逐渐健全。

（五）专业自主性和规范性

护理专业已具备各级各类专业组织、护理质量标准，明确的准入与职称晋升制度等。这些制度和标准有利于护理工作规范化，提升护理服务水平，提高护理专业的社会地位，也有利于护理人员的自我发展。

二、护理工作的本质

美国护理理论家华生博士于 20 世纪 70 年代末提出，护理专业是人文和科学的结合，护理工作的本质是"人性照护"，人性照护就是生命照护，其核心是对患者生命价值的高度认可。护士见证、呵护着所有生命的开始和结束，对人类各种创伤、疾病、痛苦、丑陋、残缺、死亡等整个生命周期进行全天候的照护。在护理过程中，护士以人道主义精神为患者的生命健康、人格尊严、权利需求提供专业的身、心、灵照护。

三、护理工作的范畴

护理事业是经营、修补、维护和创造生命的生命业。促进健康、预防疾病、恢复健康、减轻疼痛是护理工作的任务。护理工作涉及人类健康与疾病的各个领域，具有全周期、多地域、合作性、多样性及复杂性等特点。护理工作的范畴根据划分方式的不同分为以下几种。

（一）根据护理人员在执行护理操作时的自主程度进行划分

1. 独立性护理工作（independent function）　指护理人员运用自己的专业知识和技能，根据服务对象的健康状况为其制订护理诊断和护理计划，并且独立地实施护理措施。例如，为服务对象提供清洁护理、压疮的护理、病情观察、健康教育、护理专家门诊等。

2. 合作性护理工作（interdependent function） 指护理人员必须与其他学科医务人员相互协调合作才能完成的护理工作。如护士与医师、康复治疗师、心理治疗师、药师、营养师等共同配合为服务对象提供全方位的照护。

这两种不同的工作范畴往往交叉进行，不能完全分开。

（二）根据护理工作的性质划分

1. 认知劳动（cognitive labor） 指以大脑神经系统的运动为主，以其他系统运动为辅的劳动，如思考、记忆等。随着人类对于疾病奥秘的不断探索，医学知识和技能也在不断地更新和进步。护理工作要求护士不断地学习和实践，思考与创新。护理工作琐碎、繁杂、频繁被中断的特点需要护士加强认知、记忆和学会调整优先次序。护理工作不是机械的操作，而是需要护士运用所学的专业知识进行评判性思考、临床决策，将循证和科学研究贯穿于护理全过程，从而更有效地指导临床实践，保障患者安全。

2. 体力劳动（physical labor） 指以人体肌肉和骨骼的劳动为主，以大脑和其他系统的劳动为辅的人类劳动。护理工作需要护士长时间站立、行走、抬举重物，为满足患者的需求变更不同的身体姿势。其中，急危重症等岗位劳动强度更为突出，频繁的夜班还会导致护士昼夜节律紊乱。护理工作的性质要求护士必须要有健康的身体素质和旺盛的精力。正如南丁格尔所说："护士不仅要有天使般的善良心肠，还要有狮子般的充沛体力。"

3. 情绪劳动（emotional labor） 指个体对情绪和表达的调节使其符合组织的要求。情绪劳动是患者护理的一个组成部分，有助于护士专注于人而非任务，帮助护士完成工作并管理与同事的关系。但当护士的真实感受和表现出的情绪不匹配时，可能引起护士的压力和倦怠。所以，组织应该提供干预措施以提高护士管理情绪的能力，帮助护士正确使用情绪劳动策略，鼓励护士根据患者的情况做出适当的反应，并以积极的态度实现组织的要求。

4. 组织劳动（organizational labor） 指为患者、家属及其组织安排基本的医疗活动，确保医疗保健系统中各项工作的正常开展和进行。组织劳动是医院最重要的工作之一，也是护士工作的一部分。护士广泛地参与人员和部门之间的协调与沟通，确保通过医疗系统对患者的轨迹进行安全、有效的管理。

（三）根据工作领域进行划分

1. 临床护理 指在医院和正规诊所从事的护理工作。工作内容包括：①收集及评估服务对象生理、心理和社会等各方面的信息；②遵医嘱实施各项治疗护理措施，观察服务对象治疗和护理后的反应；③与其他医疗卫生工作人员合作，满足服务对象的身心需求；④将患者的疾病信息和护理服务进行规范的记录；⑤参与危重患者的抢救；⑥参与各级各类突发的公共卫生事件。

2. 社区护理 将公共卫生学及护理学的知识与技能结合，借助有组织的社会力量，以社区为基础、人群为服务对象，为个人、家庭及社区提供服务。社区护理的工作重点是预防保健、康复护理、健康教育等。具体内容包括：①建立社区卫生服务网点，提供医疗保健和防疫服务；②传染病的防控；③普及健康知识，提高公众保健意识；④环境卫生的宣传和管理；⑤关注社区特殊群体的健康，包括老人、妇女、儿童、孕产妇，做好相关的健康教育和卫生服务；⑥配合政府、研究机构等完成各种卫生行政工作，包括卫生资料收集、流行病学调查、实施卫生研究等。

3. 护理管理 世界卫生组织对护理管理的定义：指为了提高人们的健康水平，系统地利用护士的潜在能力和其他相关人员、设备、环境及社会活动的过程。其主要内容包括三个方面：临床护理实务管理、护理行政管理和继续教育管理。各级各类医疗机构护理管理者通过运用管理学知识和实践经验对护理人力、物力、财力资源进行指导、监督和控制，从而达到为患者提供有效护理照护的目的。

4. 护理教育 在护理教育机构中，教育者与管理者根据社会发展与医疗卫生行业对护理人才的需求标准，遵照护理学的教育教学标准，对护理专业学生进行有目的、有计划、有组织地传授知识、培养专业技能，帮助学生养成良好的职业道德，使其达到临床护理岗位所要求的各项标准，从而走向护理工作岗位。护理教育的工作重点包括对不同学历层次的护生进行系统的教育及对护理工作者进行继续教育等，提高护理人员的文化和专业素质。

5. 护理科研 用科学的方法反复地探索、回答和解决护理领域的问题，直接或间接地指导护理实践的过程。高等院校教师、医院护理工作者等在完成教育、医疗工作的同时，还要开展护理科研工作，以促进临床护理质量提升、护理教育体制改革及护理专业、学科的发展。

四、护理工作模式

护理工作模式是指为了满足患者的护理需求，提高护理工作质量和效率，根据护理人员的工作能力和数量，设计出的各种结构化的工作分配方式。护理工作模式是临床护理工作的组织管理形式，是医学模式、护理理论、护理模式在临床工作中的具体体现及运行方法，其发生、发展受不同历史时期经济、政治、社会价值、管理思想等影响，具有鲜明的时代特征。

（一）个案护理

个案护理（case nursing）是最早的护理工作模式，产生于 1890—1929 年，是指由一名护理人员在其规定上班时间只负责一位患者全部护理内容的工作模式，又称为"专人护理"或"特别护理"。个案护理最早起源于私人服务，即一名护士在患者家中或在医院为一位患者提供所有的护理照护，目前主要适用于病情复杂严重、病情变化快、需要 24 h 监护和照顾的患者。

优点：可以提供持续的、整体的、专业性的护理；责任和义务明确，护士自主性较高；全面掌握和管理患者情况；能及时与患者、家属、医生和其他医务人员沟通，利于增进护患、医护关系等。

缺点：对护士素质要求较高；人力成本高；适用范围小，仅适用于特殊患者人群。

（二）功能制护理

功能制护理（functional nursing）产生于 1940—1960 年，受到工业化大生产中流水作业管理思想的启发，指以疾病为中心，将护理工作机械地分成若干任务（处理医嘱、打针发药、巡回观察、重症监护等），护理人员按照各个任务分工各司其职，独立完成工作。目前由于全球很多国家存在护理人力资源不足，这种护理制度仍然普遍存在。

优点：分工明确；任务熟练；易于组织管理；节省人力。

缺点：片段化护理，缺乏连续性和全面性；患者心理社会需求容易被忽视，缺乏整体性；工作机械，护士缺乏自主性、独立性和批判性思维。

（三）小组制护理

小组制护理（team nursing）产生于 1950—1960 年，是以分组方式对患者实施护理。将护理人员分成若干小组，由一位有经验的护士领导一组人分管一组患者。小组成员由不同级别的护理人员组成，由组长制订护理计划和措施，安排小组成员完成任务及实现确定的目标。

优点：小组成员齐心协力，能发挥各级护士的作用；工作气氛好；对患者全面负责，连续性好。

缺点：对组长要求高；组员自主性和责任感减弱；人力成本较高。

（四）责任制护理

责任制护理（primary nursing）于 20 世纪 60 年代由西方国家提出，是在医学模式发生转变，即由生物医学模式向生物 – 心理 – 社会医学模式转变过程中发展起来的，是以患者为中心，由责任护士和辅助护士按护理程序对患者进行全面、系统、连续的整体护理。责任护士对患者实行 8 h 在岗、24 h 负责制护理。20 世纪 80 年代初，责任制护理被引入我国，"护理程序"作为责任制护理的核心，在护理工作中发挥了良好的功效。

优点：责任护士责任明确，能全面了解患者情况。

缺点：要求护士对患者 24 h 负责，难以实现；人员需要多。

目前临床实施的责任制整体护理模式，综合了责任制工作模式和整体护理理念，较好地体现了我国的国情和现阶段护理事业发展水平，在临床实施过程中取得了很好的效果。但同时也需要在实践中不断发现问题、总结经验，并进行创新性的探索和研究，以促进其不断发展和完善。

知识链接

系统化整体护理

1994 年，美国乔治梅森大学护理与健康科学学院吴袁剑云博士来华，根据中国护理临床和教育实际设计了既适合中国国情，又与国际先进护理接轨的系统化整体护理模式。系统化整体护理强调以人为中心，以护理程序作为基本框架，将患者视为有机整体，系统有效地提供全方位、多方面的护理服务，包括生理、心理、社会、精神和文化等。它包含护理哲理、护士职责与评价、标准护理计划、标准教育计划、各种护理表格书写及护理质量安全等。

"系统化"的深刻含义可以分 3 个层次、4 个方面来理解。第一层次，临床工作系统中"护理程序"系统化；第二个层次是在医院管理上系统化；第三个层次是国家护理政策法规和各级行政管理系统化。4 个方面指在临床、教育、管理和政策 4 个方面同时着手进行改革。此外，"系统化"还包括国家层面、省市层面、机构层面和个人层面等多个层面。

"整体护理"要求护理的着眼点不能仅仅停留在某一疾病上，而是必须放在患者这个整体上，要把满足患者需要、为患者解决问题作为衡量工作的准绳和护理成效标准。其先进性与科学性，体现在全面评估健康与疾病的各种因素，并将社会心理因素纳入护理范围，是医学科学文化与人文文化统一的体现。

第二节　护士的角色与功能

一、角色的基本概念

角色一词的含义为：处于一定社会地位的个体或群体，在实现与这种地位相联系的权利和义务中，所表现出的符合社会期望的行为与态度的总模式。简言之，角色是人们在现实生活中的社会位置及相应的权利、义务和行为规范，如父母、医生、工人、农民、教师等都是社会角色。

社会按照各类角色所规定的行为模式去要求每个社会成员，这称为角色期望。角色期望不是一成不变的，而是随着时代变化的。当一个人认识到自己在某一条件下所担负的对应角色及其相应的期望时，便产生了角色意识，角色意识可调控个人的行为，使之表现出符合某一社会角色的行为倾向。

二、角色的特征

在社会生活中，个体在不同的场合和条件下分别扮演着不同的角色，个体在社会中扮演的角色并不单一，形成一个角色丛（role set）或角色集。一般角色具有以下特征性。

1．角色必须存在于与他人的相互关系中　所有的角色都不是由个人决定的，而是社会客观所赋予的。一个人要完成某个角色，必须要有一个互补的角色存在，例如要完成护士的角色，就必须有患者角色或医生角色的存在。这说明任何角色都不是孤立的，都有个互补的角色，或者在角色集合当中进行工作。

2．角色可以相互转变　每个人在一生中会获得多种角色。有时在同一时期，一个人也往往会承担着几种角色。不同的角色有不同的权利和义务，其对个体有不同的生理、心理及社会行为要求。因此，对同时需要承担几种角色的人或即将担任一种新角色的人才会有角色转变的过程。在这个过程中，个体必须通过知识的学习、不断地实践，才能逐步了解社会对角色的期望，并改变自己的情感、行为，以符合社会对个体新角色的期待，最终有效地完成角色转变。

3．角色由个体完成　只有个体存在的情况下，才能扮演某一角色。因此个体对一个社会角色必须有良好的认知，才可以履行好自己的角色功能，否则个体会对自己角色的行为规范及自己的角色扮演是否适宜失去判断，就达不到角色的功能作用，也可能会产生角色冲突。

三、护士的角色演变与功能

（一）早期护士角色

护士的角色随着社会的变迁而变化，在不同的时代、不同的文化背景中有着不同的角色形象。母亲角色（motherhood）是中世纪时代护士最初的民间形象，即护士不需要专业知识，只需像母亲哺育子女那样，无微不至地照顾老弱病幼，满足其生活需求。在宗教的影响下，西方基督教徒视护理患者为己任，认为照顾患者与拯救患者的灵魂一样重要，强调爱心仁慈，护士为了表达自己虔诚的爱心，能把更多的时间和精力放在患者身上，从而选择独身或进入修道院成为修女，由此形成了护士的宗教形象。自19世纪中叶南丁格尔创立护理学以来，护士角色不断地适应社会的发展与科技的进步，护士需要系统的专业知识和实践技能，以母爱的角色关爱患者，减轻和消除患者的身心痛苦，促进人类健康。

（二）现代护士角色

护理工作是卫生健康事业的重要组成部分，21世纪护士角色与医师已成为平等的合作者。随着社会的发展、人们需求的不断变化，现代护士的角色定位以及角色功能也在不断更新中。护理人员承担预防、照护、治疗等多领域工作，在卫生保健方面发挥着重要作用。2020年，世界卫生组织将主题确定为"支持护士和助产士"，旨在彰显世界各地护士和助产士在提供卫生保健方面发挥的重要作用。随着人们对健康需求的不断提高，护理工作范围也在不断扩展，护士的角色与功能早已从早期的民间妈妈角色转为护士的专业角色，在专业领域中现代护士被赋予多元化的角色与功能。

1．健康照顾者（care-giver）　护士的首要职责就是为护理对象提供所需的照顾，具备关爱陌生人的能力，在对待患者时要具备人道主义精神和专业的护理技能，以此来满足护理对象在患病过程中的生理、心理、社会、精神、文化等方面的需要，时时处处表现出母亲的慈爱、关怀与体贴，以博爱之心和换位思考的理念理解患者的处境，以高度的责任心和同情心对待患者和家属，从而达到帮助护理对象促进健康、维持健康、恢复健康、减轻痛苦的目的。

2．健康引领者（health leader）　2020年全球新冠疫情大流行向世界展示了护士在守护人的生命全周期过程中所发挥的重要作用。作为健康服务领域中人数最多的专业群体，护士在规划健康服务系统的未来中发挥了不可或缺的作用，护士解决护理对象的问题，提供相关信息，给予健康指导和情绪支持，消除护理对象对疾病和健康问题的疑虑，使其清楚自己目前的健康状况，从而提高人群的健康认知水平。

3．护理实践者（practitioner） 护理的全部知识都来源于实践经验，临床实践活动是护士运用护理专业的知识与技能，为患者提供直接照护的实践活动，是其工作中的一部分。护士通过不同的评估方法收集资料，评判性判断问题，做出科学的护理诊断，并能根据具体情况做出相应的计划，针对不同病情、不同性格、不同年龄的患者实施个性化的护理。作为专业护士，其作用是配合医生进行临床实践活动，为护理对象制订护理计划，使护理对象得到优质服务。由于护理程序本身就是一系列经过计划的步骤与措施，所以护士必须运用自己的专业知识、敏锐的观察力和评判性思维等能力，为护理对象做出符合其病情和需要的整体性的护理计划。

4．沟通者（communicator） 南丁格尔曾说："护理工作对象并不是冰冷的石块、木片和纸张，而是具有热血和生命的人类。"护理工作雕刻的是生命，护理工作的对象是有思想、有感情的人，有效沟通是患者安全的有力保障。沟通传递的信息包括思想、知识、观点和感情等，其形式包括语言沟通和非语言沟通。所以护理沟通是桥梁，使盲人可以看到，失聪者可以听到。在工作中，沟通是护士与患者交流过程中一种治疗性的护理手段，是实施健康教育并取得成效不可或缺的重要方法。

5．管理者（manager） 护士是医生和患者之间的纽带。在实际工作中，与患者接触最多的是护士，最了解他们的也是护士。护士要把患者的意见和需求及时反馈给医生，也要把医生对患者的建议用通俗易懂的语言转达给患者，促进医患关系更加和谐。同时，护理工作是一项很复杂的专业服务过程，牵涉医院各个部门，需要多部门的支持与合作，需要与患者、家属以及不同科室打交道。因此，在护理患者过程中，护士需协调好与各种人员之间的关系，以使诊断、治疗、救助和有关的卫生保健工作得以相互配合、协调，保证良好的护理质量。

6．教育者（educator） 护士是健康教育的主体。现代护理学以健康为中心，因此护士应运用自己的专业知识及技能，根据护理对象的具体情况，实施健康教育或提供健康促进咨询，指导掌握恢复健康和自我护理的知识和技能。通过课堂、专家讲座、会议、亲自走访项目、网络资源、报纸宣传、立法等不同形式提供专业教育，如在社区向居民宣传预防疾病、保持健康的知识和方法；在护理院校向护理专业的学生传授知识和健康信念。

随堂测

7．代言人（advocator） 护士有责任维护护理对象的利益不受侵犯或损害，故应为护理对象提供一个安全的环境。在患者住院的过程中，因为疾病的影响，当有些患者自己没有能力分辨事情的好坏或不能表达自己的意图时，护士应为他们代言。当护士发现有不道德、不合法或不符合护理对象意愿的事情发生时，应挺身而出，捍卫护理对象的安全及利益。

8．研究者（researcher） 护理科研的开展是探讨护理领域中所有疑难问题解决的方式，也是提升护理学科发展水平的阶梯。为了扩展护理理论、发展护理新技术、提高护理质量，护士在临床工作中必须积极进行科学研究，参与学术交流，熟悉最新的护理技术进展，及时了解护理专业发展趋势及国内外护理学科发展的新动态和新信息，在临床中运用科研结果，改进临床护理工作，真正起到促进学科发展、推进专业进步的作用。

9．决策者（decision maker） 护士应用护理专业的知识与技能，通过不同的评估方法收集资料、评判性判断问题、做出科学的护理诊断，并能根据具体情况制订相应的计划。护士是服务对象健康问题的判断者和护理活动的决策者。

10．权威者（authority） 在护理领域，护士有丰富的专业知识及技能，能自主地实施各种护理功能，在护理领域具有权威性。因此，对护理相关的事务，护士最具权威性的发言权，护士知道何时、何地、如何应用其专业知识和能力去满足护理对象的需要。

第三节 护士的道德与品格

一、护理道德的概述

《道德经》中"道"强调顺从天地万物的自然本性，是自然运行与人世共通的真理，道者，即人道，其本在心。"德"是指人世的德性、品行。德的本意实为遵循道的规律来实现自身发展变化的事物。"德"是道德的外在表现，强调遵道而行，道与德互为表里。

道德是一种意识形态，它是人们共同生活及其行为的准则和规范，人类的道德是受到教育及社会的长期影响而逐渐形成的。中国优秀的医护道德传统为：救世济人，仁爱为怀；普同一等，尽职尽责；精勤不倦，博及医源；廉洁正直，不为名利。护理工作中强调顺从人的本性，尊崇生命至上，要有仁性、悟性、理性、灵性，对患者要"普同一等""一心赴救"，具备仁爱的"大慈恻隐之心"。

护理道德是护士的修养、素质和能力的综合体现，是守护人类健康的道，是护士从事一切护理工作的根本，是调整个人与他人、个人与社会之间关系的行为准则和规范的总和。在护理工作中，这些准则和规范又作为对护理人员及其行为进行评价的一种标准，它影响着护理人员的心理和意识，形成护理人员独特的、与职业相关的内心信念，构成护士的思想品质和道德观念。护理道德是护理人员执行护理工作的原则规范、心理意识和行为活动的综合体现。

二、护士的道德准则

1953 年，国际护士协会首次发布《ICN 护士道德准则》，该准则就护士的角色、职责、责任、行为、职业判断和与患者、接受护理或服务的其他人、同事和相关专业人员的关系提供了道德指导。该准则具有基础性的指导价值，可为各国护理实践的法律、法规和专业标准本土化提供借鉴。

2021 年最新版《ICN 护士道德准则》提出护士道德行为的主要要素，包括以下 4 个方面：护士和患者或其他护理对象、护士和实践、护士和职业、护士和全球健康，新版的主要变化是增加了全球健康部分，见图 2-1。

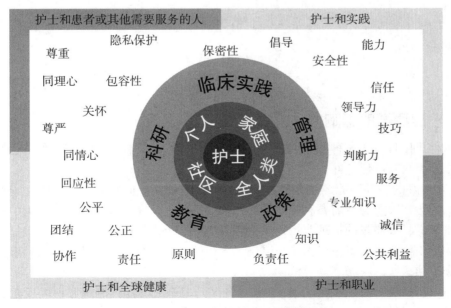

图 2-1 国际护士协会护士职业道德准则

护士的道德准则是护士拥有的一种持久的思想动力，是对护理事业伟大意义的深刻理解，形成了护士对本职业的深度认知和坚定信念。随着医学科学的发展和医学模式的转变，护理工作及全人类对护理队伍的道德准则有了更高的要求，这就需要护士有高尚的职业道德准则。因此，对所从事的护理工作，护士不仅要将其当作职业来看待，更应该当作生命业去追求。

　　护士的道德内化于心、外化于行，体现在护理工作的方方面面：恪守规范、言语谨慎、谦恭有礼、保持微笑、保护患者隐私、始终为患者着想……道德的力量促使护士成为患者行为的楷模、健康形象的使者。只有对护理工作有正确而深刻的理解和认识，才能不断培养护理人员的道德意识，规范其言行举止，从而形成有着良好职业道德准则的护理队伍，使护理工作的神圣与崇高得以体现。

知识链接

　　2001 年，美国护士协会表决通过《美国护士道德准则》，于 2015 年做出修订，以更好地推进护理职业道德的发展进程，通过更大的伦理洞察力，提高其对当代护理实践的适用性。其具体内容包括以下几方面。

　　1. 护士应热情工作，尊重每一位患者的尊严、价值和特点，不因社会地位、经济地位、个人属性、疾病性质不同而改变。

　　2. 护士的基本职责是服务患者，这里的患者包括个人、家庭、群体或社区。

　　3. 护士应为促进和保护健康、安全和患者的权利而奋斗。

　　4. 护士对个人的护理行为负责，并可决定完成护士责任的合适方式，以提供最佳的护理服务。

　　5. 护士对别人应该像对自己一样负责，包括负有保持诚实、正直和安全的责任，胜任护理工作，继续个人和专业学习。

　　6. 护士参与建立、保持和提高有益于护理工作质量的工作环境和工作条件，可以通过个人或集体行动获得。

　　7. 护士通过实践、教育、管理、学习等方式提高专业水平。

　　8. 护士应与其他保健专业人员及公众合作，以提高整个社会、国家及世界的健康水平。

　　9. 护士的使命是体现护理工作的价值，保持护士职业的诚实、正直，协助社会政策的制定。

三、护理道德的影响力

　　护理道德可以理解为一种职业使命，一种社会使命，一种善良人性和友爱情感的表达，旨在充分维系人类自身价值，并提高其生命质量。

　　1. 坚守良好的护理道德，是充分发挥自身的专业价值，更好地促进个体健康水平实现的基本保证。护士在尊重患者需要和赋予爱的照护的基础上，应始终坚持以患者为中心，为患者提供人道主义的、高质量的护理照护，保护患者的尊严及人格权利，促进患者康复。具备高尚护理道德的护士始终以患者之忧而忧，以患者之乐而乐，并热爱、忠诚于自己的事业，真正做到生命的守护神。

　　2. 坚守良好的护理道德，是面向家庭、社区乃至全人类提供健康照护的重要基石。护理从本质上是通过照护理念，尊重全人类、全生命周期和人类享有最高健康保障的权利。具有高尚道德情操的白衣天使，不仅秉承着坚定的信念，心甘情愿地承担着琐粹与纷繁的护理工作，试图缓解患者的病痛，而且更多的是护佑无数家庭、社区和全人类的健康。在护理保健服务中，护士应兢兢业业、尽心尽责，保持护理职业的荣誉感和责任感。

3. 坚守良好的护理道德，是高尚道德情操和个人良好形象的综合体现，带动社会道德文明的进步。白衣天使的纯洁与独特情操，是自我形象，也是社会形象，是整个社会道德文明风尚的重要组成部分。护理工作影响范围广，服务辐射面大，所展现的护理道德对周围各个领域、各个行业、各类人群都会产生潜移默化的影响。从某种意义上讲，护理道德是社会道德的一个窗口，直接或间接反映当今社会道德的总体风尚。因此，加强全体护士道德水平的培养和提高，有利于推动整个社会道德文明水平的进步。

四、护士的品格

护理面对的是宝贵的生命，寄托着国家和民族生生不息的希望。护士需要具备高尚的品格，以善良为根，以爱为核，护佑生命。护士会因高贵的品格而更具活力，具有坚强的勇气，获得不可战胜的力量，帮助人类抵御病魔的侵扰，重塑健康之体魄与精神。良心、善良、尊重、自律自制、恪尽职守、同情心、意志、值得信赖、无私奉献是成就一名护士的优秀品格。

（一）良心

良心即天然的善良心性，是每个人在同社会或他人的关系中对自己行为所负道德责任的自觉认识。护士的良心体现在不论患者是否在场，护士都应该凭良心工作，尽职尽责。例如 ICU 的护士在面对昏迷的患者时，在家属不在场的情况下，更应该走进患者，观察病情，运用爱与专业将其从生命的悬崖边上拉回，使其在护士的呵护下脱离生命危险，重拾希望。中国第一位南丁格尔奖获得者王琇瑛女士曾说过：“病人无医，将陷于无望；病人无护，将陷于无助。”在任何情况下，护士都不应损害患者的健康和利益，否则将受到良心的谴责。

（二）善良

护理是善良的语言，护士是善良的化身。护士所做的每一件事，都应该以善良为出发点。护士运用善良的行为和表达应对潜在的并发症和不可预知的意外事件，挽救生命，并无微不至地为护理对象提供人性化关怀。医生治病，修补的是生病的躯体，护士站在医生和患者之间，修补患者的失落和焦虑。护士是最能见证人们生命中最脆弱、最重要、最极致的时刻的人，努力去爱这些陌生人，是身为护士的荣幸。护理是一种不受拘束的关怀、同理与移情行为。护士对患者的照护，远远超越了技术。漫长而短暂的生命中，每个人都曾经受到过护士的照护，人们虽然不总谈起善良，但善良一直是人类共同的语言。

（三）尊重

尊重是护士必不可少的品格，在临床繁杂的工作中尤为重要。尊重不仅是确保护士与医生、医技、行政、后勤等人员共同协作的基础，更是和谐护患关系的保障。面对患者，尊重是关爱的基础。护士的尊重主要体现在尊重患者的需求和权利，这不仅是法律规定的义务和责任，也是护理伦理和护理职业道德的基本要求。

（四）自律自制

自律自制是品格的精髓，是构成品格的主要基础。人的自制力在一定程度上取决于他们的思想素质、世界观、人生观、价值观等。护理工作纷繁、琐碎而复杂，在执行各项护理工作的过程中，护士是否具有高度的自制力，能否严格遵守各项护理制度和操作规程，做到准确、无误、及时，直接关系到每一位患者的生命安全。此外，自律自制还体现在护士的日常生活中，试想一位肥胖的、具有不良生活习惯的护士如何对患者进行健康宣教？

（五）恪尽职守

恪尽职守是每位护士应具备的持久而良好的职业观，也是护士的最高境界。以患者的人性需求为准则，在每个环节上履行自己的责任，将挽救患者的生命、维护患者的身心健康作为护士崇高而神圣的职责。这种品格体现在工作中是认真负责，以严谨的态度、严格的要求和严密的方法遵守各项规章制度和操作规程，并且做到专心致志、耐心细致、小心谨慎、轻柔敏捷、冷静果断等，使各项护理措施的执行达到及时、准确、有效，并避免护理差错事故的发生，不计个人得失、不辞辛苦、不厌其烦、不怕脏累、任劳任怨、一丝不苟、慎独自律。

（六）同情心

同情心可以产生无穷的力量。护士应具有同情心，视患者如亲人，对患者的遭遇、痛苦和不幸能够理解并在内心产生共鸣，给予行动上的支持和情感上的关心与照料，使患者尽快适应新的生活环境，减少恐惧、陌生和不安全感，主动配合治疗护理，给患者送去微笑、安慰、希望、信心和力量。护士应该把挽救患者的生命、促进患者康复视为自己崇高的职责，尽自己的努力把发自内心的情感以行动言表出来。

（七）意志

意志是护士完成繁琐的护理工作的力量。一名优秀的护士需要具备应对挫折的心理承受力和驾驭工作的能力。面对护理工作的纷繁与琐碎，面对护理工作高强度的体力透支，面对昼夜颠倒产生的生物钟紊乱，面对患者的不理解，唯有坚强不屈的意志与实践累积的智慧才能渡过难关。坚强的意志可以促进护士的成长和成熟，从失败的经历中汲取经验，从而采取积极的态度更好地照护患者。

（八）值得信赖

护士的工作没有高深的哲理，但是有着高尚的情怀和真诚的关爱，护士是永远值得信赖的一群人。护士是照亮康健之路的一束光，是值得托付健康甚至性命的人。护士不是最伟大的人，但是却用伟大的爱来完成照护中每一件最平凡的事。护士并不执意变得崇高，但是生命只有一次所赋予的意义为她们带来崇高。护士自然会用心灵的语言，关照"心碎的患者"，因为最好的护理出自心灵，而非技术。每一位护士都应该秉承南丁格尔精神，用崇高的人道主义精神精心护理每一名患者，使患者在生命的单程车上感受到无限的爱心和欣慰。永远值得信赖是对护士至高无上的赞誉。

（九）无私奉献

无私奉献是一种难能可贵的品格。人类最高的价值就是如水一样，善利万物，而不求一己之恩泽。护理是一个非常特殊的职业，护士通过自己的眼睛见证人世间的生老病死。在这些人生的关键时刻，在场的人有时并不是父母儿女或者是爱人，而是护士。他们日复一日地承担着人类生命历程中最残酷的部分，比如人性的脆弱和绝望，血肉之躯的损毁，并不遗余力地消耗体力帮助患者康复，默默忍受排泄物、呕吐物的气味，以及面对残缺、不美观对心灵的冲击，甚至牺牲生命、爱情和家庭。其实普通人仅仅聆听这些就难以忍受生命的沉重了，而护士却是真真切切经历这一切的人。

第四节　护士的职业素养与能力

一、护士的职业素养

（一）职业素养概述

职业（occupation）是一种通过系统的严格训练和行业规范来实现自我调节的专业，它以专业技术知识为基础，是一种非利益取向的服务，这种服务取向根植于其伦理准则。而职业素养的概念，最早可追溯到《希波克拉底誓言》和《南丁格尔誓言》。传统的职业素养往往与人道主义精神联系在一起，认为"正直、尊重、同情、责任、关爱他人、悬壶济世"等伦理道德便是职业素养。职业素养在《辞海》中被解释为职业内在的规范和要求，是从事职业时表现出来的综合品质。依据美国学者理查德·博亚特兹（Richard Boyatzis）提出的"素质洋葱模型"，可将职业素养分为显性素养和隐性素养：最外层的部分为显性素养，可以通过后天的培养和锻炼得以提高，如知识与技能；内层为隐性素养，其中中间一层是自我形象、价值观和态度，是由个体在社会中的角色所决定的，也是综合作用的外化产物，不易被察觉；最内层、最核心的部分是个性与动机，这也是最深层的人格特征，最不容易被改变和发展。具体可见图 2-2。

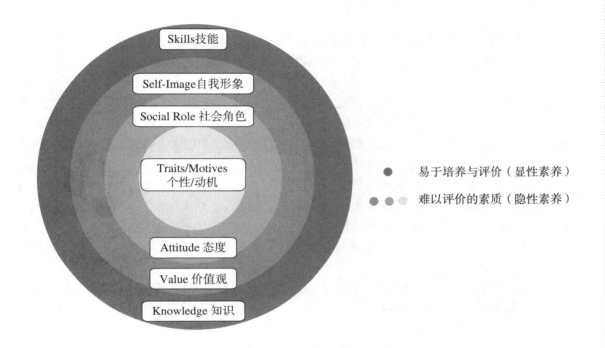

图 2-2　职业素养"洋葱模型"

（二）护理职业精神

1. 护理职业精神的概念　护理职业精神是指护士在临床实践中所表现出的基本从业理念、价值取向、职业人格及职业准则、职业风尚的总和。护士在职业生涯中所体现出来的护理科学精神与人文精神的统一，以患者为中心，综合了业务优秀、责任心、人道主义和利他主义各个方面。《韦氏大学英语词典》指出，护士从业过程中需体现的职业精神包括善良正直、尽职尽责的行为、熟练的技能和高水准的伦理道德素质。

2. 护理职业精神的内涵　护士是需要进行庄严宣誓才可以入职的职业。护士承担着守卫国民健康的重要使命，是护佑"生命之业"的战士，是运用专业照护播散希望、温暖与爱的人。因此，护士是需要极其崇高的职业精神作为其精神内核，并在日常工作中履行职责、护佑健康的使者。

护理职业精神的内涵是以人性照护为核心，可理解为利他、关爱、奉献、专业。利他是指施益于他人，是护理职业精神的基础；关爱是指关心与爱护，例如护士走近患者、主动向陌生的患者表达关心与爱等；奉献是不求回报的付出，护士在患者需要的任何时间"在场"与陪伴，需要护士具有奉献精神；专业是敏感地感知患者的照护需求，与医疗工作人员协作，运用专业能力，促进患者的健康结局。护理职业精神在专业与非专业领域均发挥着重要作用，一位具有职业素养与操守的合格的护理人员，一定是具有护理职业精神引领之人。护理职业精神的形成需要长久持续的价值观及信念的植入与渗透，结合护士自身的性格特质，最终内化为职业精神，从而外显表现出符合职业精神的行为和素养。

（三）护士的职业素养

护理职业精神是护士职业素养的内在核心，从精神层面更好地阐释护理工作的信仰和价值追求，并对护理工作做出具体的职责规范指引。

1. 护士职业素养的概念　世界卫生组织（WHO）提出护士职业素养为在提供专业服务时，专业人员为完成所有职业角色所应具备的能力。ICN将护士职业素养定义为在履行护理职责时所表现出的一系列知识、技能、态度、判断力、人际交往能力、专业精神、个人特质等的整合。

2. 护士职业素养的分类　护士的职业素养是护士必须遵守的职业规范和护士守则，其中隐性素养包括思想道德素养、人文素养、心理素养，显性素养包括专业素养、健康素养、信息素养等。

（1）思想道德素养：思想道德素养是新时代护士的核心素养，是护理职业与社会之间的契约和盟约。医疗机构是我国社会主义精神文明建设的一个重要窗口，医护人员思想道德素养的高低很大程度上影响着医疗机构的服务质量，而其服务质量的优劣，将直接影响党和政府在人民群众心目中的形象。因此，护理教育的目的首先是培养道德修养。护士必须具有坚定的政治信念，热爱祖国和人民，热爱护理事业，忠于患者，有高度的责任心及为人民健康事业服务的奉献精神和道德情操，树立正确的人生观、价值观，将坚定的思想信念贯穿到照护患者的全过程，启智润心，加强道德修养，明辨是非曲直，增强自我定力，以南丁格尔之初心践行"敬畏生命、救死扶伤"的使命，忠于职守、廉洁奉公、实行革命的人道主义思想，坚信护理事业是人类崇高的事业。

（2）人文素养：护理是每天都要付出灵魂的职业，"行护"不等于"心护"，人文素养是护士必备的基本修养。护理的对象是人，照护是一种人性，在强调人的整体性时，必须重视人的生理、心理、社会与精神的统一，以及人与环境的互动关系。

南丁格尔在《护理札记》中指出：护理除基本的服药和擦药外，更要注意空气、温度、光照和饮食的适当安排对患者健康的重要性。南丁格尔的护理思想中渗透着关怀的理念。特鲁多医师提出"有时去治愈，常常去帮助，总是去安慰"。治疗并不总意味着治愈某种疾病，有时候意味着体恤、减轻痛苦。护士应着眼于患病者的体验上，而不仅仅集中在疾病的过程本身。医生为患者开的第一个处方应该是关爱，护士为患者进行的首项护理也应该是关爱，因为有爱的地方才没有黑暗。

早在17世纪，当时的社会技术水平与医疗手段匮乏，医护人员正是用他们的真诚关怀、倾心奉献以及仁心仁术去竭尽挽救生命，获得了患者的信任与信赖。护士所展示的绝不仅仅是技术的高超，还有人格魅力，即护士自身的品格、修养和作风等。这种人文素养能够塑造一个护士的形象。在一切护理活动之中，甚至日常生活习惯中，护士要加强自身的人文和哲学修养，要"克己、利他、同情、正直"，也要学习文学、艺术、哲学，从而修炼出整体的眼光和平静的心灵。

（3）心理素养：心理素养是一个人行为的内在驱动力。护士的心理素养指护士在护理过程中应具备的心理状态和特点，主要包括性格、情绪和情感、思维、意志等方面。即护士应具备良好的性格和情感素养、敏锐的思维、坚强的意志等。随着系统化整体护理的开展，人们对护患关系提出了更高的要求，护士不仅要具备专业的护理知识和精湛的护理技术，还必须具备良好的心理素养。在临床护理工作中，护士不仅要有目的、有计划、主动积极地塑造自己，培养和形成适应护理工作需要的良好性格，还需不断培养自身坚韧的耐受力和较强的适应能力，使自己处于不良状态下时仍能保持健康、奋发向上的精神和力量。因此，护士要有高度的自觉性，使自己的行为自觉服从职业和社会的需要，热情而严肃，亲切而稳重，严以律己、宽以待人，在为患者解决问题的同时，更应注意患者的情绪、想法和感受，积极调动其主观能动性，使患者主动参与和配合护理活动，促进护患和谐，不断提高护理服务的质量。

（4）专业素养：威廉·奥斯勒说："行医，是一种以科学为基础的艺术。它是一种专业，而非一种交易；它是一种使命，而不仅仅是一种行当"。从本质上讲，护理也是一种使命、一种社会使命，一种善良人性和友爱情感的表达。南丁格尔认为护理工作是"最精细的艺术"。护士应严格按照科学的操作规范，遵守护理制度，严谨准确地做好每一件事，具备一定的专业素养。实践证明，要成为一名优秀的护理工作者，不仅要有娴熟的操作技能和丰富的理论知识，还应具备敏锐的观察力、准确的记忆力、较强的综合分析判断能力和果断的决策力、开展护理教育和护理研究的能力，不断开拓创新，树立整体护理观念，用护理程序解决护理对象的健康问题。林巧稚告诫我们："要永远走到病人床前去，做面对面的工作。"

（5）健康素养：世界卫生组织（WHO）将健康素养定义为"个人具有获取和理解基本健康信息和服务，并运用这些信息和服务做出正确判断和决定，以维持和促进自身健康的能力"。护理行业的革新与发展，使护士承担起健康教育、健康促进的新工作，要求护理人员普及健康知识和相关健康技能，倡导、宣传健康的生活方式和行为。因此，护理人员应具备良好的健康素养，善于运用护理健康教育理论，按照护理程序开展工作，使临床护理与健康教育活动紧密结合，大力普及卫生保健知识和技能，不断提高居民的健康意识，为全社会健康水平的提升奠定基础。

（6）信息素养：信息素养是指掌握一定的信息技术，能够有效地运用现代化信息技术识别获取信息、筛选处理信息、组织管理信息、利用分享信息的基本技能，以及在网络环境下独立自主学习和终身学习的能力。在科学、知识和信息三位一体的互联网时代，护理信息学和循证护理学的重要性日益凸显，护士的信息素养是其终身学习的先决条件和前提，直接制约着临床护理质量和护理专业的发展。因此，护士应具备良好的信息素养，能够认识到信息的重要作用并正确地选择和利用信息工具，更好地传播健康资源，渗透健康理念。

知识链接

护理伦理学国际法

国际护士协会在 1953 年 7 月召开的国际护士会议上通过了《护理伦理学国际法》，后于 1965 年德国法兰克福大会上予以修订并被采纳。护理服务的需要是全人类性的。职业性护理服务以人类的需要为基础，所以不受国籍、种族、信仰、肤色、政治和社会状况的限制。护士伦理国际法是对护士职业素养的具体规范和要求。

1. 护士的基本职责有 3 个方面：保存生命，减轻痛苦，增进健康。
2. 护士必须始终坚持高标准的护理工作和职业作风。
3. 护士对工作不仅要有充分的准备，而且必须保持高水平的知识和技能。
4. 尊重患者的宗教信仰。
5. 护士应对信托给他们的个人情况保守秘密。
6. 护士不仅要认识到职责，而且要认识到他们的职业功能限制。若无医嘱，不予推荐或给予医疗处理，护士在紧急的情况下可给予医疗处理，但应将这些行动尽快地报给医生。
7. 护士有理智地、忠实地执行医嘱的义务，并应拒绝参与非道德的行动。
8. 护士受到保健小组中医生和其他成员的信任，对同事中不适当的和不道德的行为应该向主管当局揭发。

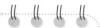

9．护士接受正当的薪金和接受例如契约中实际的或包含的供应补贴。

10．护士不允许将其名字用于商品广告或其他形式的自我广告。

11．护士与其他职业的成员和同行合作并维持和睦的关系。

12．护士坚持个人道德标准，因为这反映了对职业的信誉。

13．在个人行为方面，护士不应有意识地轻视在其所居住和工作的居民中所做的行为方式。

14．护士应参与与其他公民和其他卫生行业所分担的责任，以促进满足公共卫生需要的努力，无论是地区的、州的、国家的还是国际的。

二、护士的能力

能力为胜任工作的必然要素与特性，包括工作所需的知识、技能、态度、个人特质和行为等，并由此而产生对组织和个人有益的工作成果。在护理工作中，责任胜于能力，是能力中的核心与统帅。责任越大，一个护士提升能力的空间才能越大。新时代要求我们拥抱责任，只有在责任心的引导和驱使下，才能将能力发挥到极致。护士的能力是指护理工作中解决临床护理问题所必需的综合能力，包括基本能力和核心能力两个范畴。

（一）基本能力

我国教育部办公厅和卫生部办公厅于 2003 年 12 月首次颁布了关于《三年制高等职业教育护理专业领域技能型紧缺人才培养指导方案》，方案中对护士职业的岗位能力进行了战略分析，明确提出护士应具备的一般能力（基本能力）应包括：沟通交流能力、健康评估能力、进行健康教育和卫生保健指导能力以及一定的英语应用能力和较熟练的计算机基本操作能力等。

（二）核心能力

国际护士会（ICN）提出的全球护士核心能力的框架模型是护士为患者提供安全及符合伦理要求的服务时所需要的知识、技巧、判断力和个人特质。此后，各国制定了适合其医疗护理环境的护士核心能力的规范和标准。2013 年 12 月，我国首次提出了中国护士核心能力这一概念，指不同专业类别、不同职级、不同岗位的护士，在担当专业性护理工作中的各种预期角色时，为确保专业性工作任务完成及其质量所需具备的知识、技能和态度的总和。

临床工作中不同专科类别的护士其核心能力不同，即使同一专科类别，不同岗位、不同层级护士其核心能力也不同。美国专科护士核心能力的研究开始较早，涉及助产、肿瘤、公共卫生、护理管理等多个专科领域。我国也在护士核心能力构架的基础上，对重症、急诊、手术室、血液净化等多个专科护士的核心能力开展了进一步拓展和具体化的研究与评价。虽然不同领域专科护士核心能力的构成要素有所不同，但在共性方面已达成共识，

此外，人性照护能力（ability of human caring）也是护理学专业的核心能力之一，是护士秉承人性、德行，集体力、智力、知识、观念、情感、态度、意志为一体的内在修养，外化自觉地、创造性地服务于患者的实际本领与才能。人性照护能力构成的基本要素，即形成人道、利他主义价值观，灌输信念和希望的能力，促进情感交流的能力，帮助寻求精神力量的能力，提供良好环境的能力，协助满足人类需要的能力，科学解决问题的能力，促进健康教育的能力，评判性思维能力，创新能力及终生学习能力等。

知识链接

国际护理能力标准框架

国际护理协会（ICN）于2008年提出一般护理人员国际护理能力标准架构，分成3大类、17大项、96小项，包括：①专业、伦理、法律实务（21项）：包含责任、伦理实务和法律实务；②照护的提供与管理（65项）：包含主要照护原则、照护提供——健康促进、评估、计划、执行、评值、治疗性沟通和人际关系、照护管理——安全的环境、跨专业之健康照护、授权及督导；③专业发展（10项）：包含专业的提升、质量促进和继续性教育。

小 结

由于社会的不断发展、科学的日新月异，人们对健康及护理的要求越来越高，使护理专业不断地向深、向广发展，成为一门独立的学科及专业。与此同时，护士的角色及功能范围也在不断扩大及延伸，对护士素质的要求也越来越高。不仅要求护士受过良好的专业教育，取得执业资格，有扎实的专业知识、精湛的护理技术，而且要求护士在执行护理活动时，具有高尚的护理道德和品格，遵守护理伦理道德及法律的规范要求，具备良好的护士职业素养等，以满足护理工作的各种角色要求，应对各种复杂的护理环境，做好服务对象的身心康复护理工作，真正实现"生命照护"。

思考题

1. 护理专业的特点是什么？
2. 一名优秀的护士应具备哪些品格？

（杨 辉 李 桃）

健康和疾病

导学目标

通过本章内容的学习，学生应能够：

◆ **基本目标**

1. 解释健康、亚健康、疾病及护患关系的概念。
2. 说明健康与疾病的关系；疾病对患者和家庭的影响；影响健康的因素和健康的测量指标；护患关系影响因素。
3. 比较护患关系的基本模式；患者常见的角色适应不良。
4. 熟悉护患关系发展过程。

◆ **发展目标**

1. 将生命的价值与护理工作建立联系。
2. 综合运用现代健康观和疾病观，评述护士在健康保健事业中的作用。
3. 评估自己的健康状态，制订促进健康活动的措施，实施并评价效果。
4. 将促进护患关系的方法，模拟并运用到护理工作中。

◆ **思政目标**

树立学生的爱伤观念和职业道德观，培养学生高度的社会责任感。

案例 3-1

2016 年 4 月，湖南永州市道县发生一起校园欺凌事件。一名已辍学女生马某某，身体强健，因生活琐事对六年级女生熊某心生怨恨，遂纠集 4 名中学生守候在熊某就读的学校附近。待熊某出现后，马某某等 5 人尾随并胁迫熊某到偏僻处，轮流对熊某掌掴共 32 次，并全程拍下视频。事发当晚，视频被马某某传至网络并被转发扩散。事发后，当地公安、教育等部门对涉事者和相关学校做出了处理，参与打人者也分别在家长陪同下向受害者登门道歉。此事件中，欺凌者一方在人数、年龄、身体力量上都占优势，体现了"以多欺少""以大欺小""恃强凌弱"的特点。欺凌者录制欺凌现场视频并上传至网络，则大大增加了受欺凌者的心理创伤。

请回答：

1. 你认为上述案例中马某某等 5 人健康吗？为什么？
2. 怎样理解健康与疾病之间的关系？

健康与疾病是人类生命活动本质、状态和质量的一种反映，是医学科学中两个最基本的概念。健康与疾病，不仅是生物学和社会学问题，也是护理理论研究领域的核心问题。护理学的任务是促进健康，预防疾病，恢复健康，减轻痛苦。因此，深入探讨和研究有关健康与疾病的问题，对完成护理的基本任务，促进服务对象保持最佳的健康状态有着非常重要的意义。

第一节 生 命

一、生命的定义与进化

（一）生命的定义

生命的定义有很多种。19世纪下半叶，恩格斯（Friedrich Engels）对生命的定义是：生命是蛋白质的存在方式，这个存在方式的基本因素在于和它周围的外部自然界的不断新陈代谢，新陈代谢一旦停止，生命就随之停止，结果就是蛋白质的分解。《大英百科全书》对生命的定义是：生命就是能够完成吞咽、代谢、排泄、呼吸、运动、生长、繁殖，对外部刺激能做出反应的一些功能。人作为特殊的生命体，其生命是自觉和理性的存在，是生物属性和社会属性高度统一的整体。

（二）生命的进化

恩格斯指出："生命是蛋白质的存在方式，这种存在方式本质上就是这些蛋白质的化学组成部分不断地自我更新"，表明生命的起源是通过化学途径实现的，并预见了人造生命的问世。关于生命从何时开始，这个问题仍有争议。从生物学角度来说，由于受精卵可以发育成人，因此受精卵便是一个生命个体的开端。而社会学家认为，生命是以分娩并得到社会承认开始的。

人类有机体从最初的受精卵、胚胎、胎儿到出生为婴儿，经历幼年、少年、青年、中年、壮年、老年，最后死亡。在这个连续的过程中又可划分出许多阶段，每个阶段之间有一定质的区别。如果认为人的生命是从受精卵形成开始直到死亡，就意味着在这个连续过程中只有量变而没有质变，而人的生命应该比生物学的生命包括更多的内容。例如，一个被去掉大脑皮质的男人，他可以继续产生精子，从而继续维持他的生物学生命，但是他在社会上作为人存在的实际基础已经失去，即已经失去了人的生命价值。人类生命应包括"生物人"（human）和"意识人"（person）两个阶段，生物人属"生物学生命"阶段，意识人属"社会学生命"阶段。生命的起源和发展主要经历两个过程：化学进化过程与生物进化过程。生命由原始生命逐渐演化，从简单到复杂、从低等到高等、从水生到陆生，经历了漫长的过程才发展为现今丰富多彩的生物界，并且还将继续发展变化。

尽管无法准确地找到地球上生命出现的确切时间，但有证据表明，生命已存在大约38亿年。地球上最早的生命起源于水，在大约38亿年前的原始海洋中，出现了由蛋白质及类脂等有机物形成的团聚体微粒。而直到距今34亿年前才出现原始生物，如厌氧菌等，这种原始生物是距今34亿～15亿年前地球上仅有的生物物种。随着时间的迁移，原核生物逐渐演变，成为具有外膜但尚无完整细胞核结构的原核生物。直到距今15亿～11亿年前，才出现拥有完整细胞壁以及细胞器的真核生物。从原核生物过渡到真核生物，完成了细胞演化中最为关键的一步。最早的原始真核生物是微小的单细胞，它们进行有丝分裂，能进行光合作用。在距今5亿～2亿年前，生物进化进入又一个重大阶段——原始的单细胞真核生物开始向多细胞构成的各种植物和动物过渡，并进一步形成复杂、先进的生物系统，先后出现了真核藻类、无脊椎动物、脊椎动物、两栖动物、爬行类、鸟类和哺乳类等，距今500万～400万年前，古代猿类中的一支逐渐演化成人类，成为迄今为止生命最复杂、完美和高能的物质结构。如果把地球的历史浓缩到一天，那么地球诞生是 24 小时中的零点，地球上首批正式居民——厌氧细菌是在早晨 7 点钟降生的，午后 13 点出现厌氧性异养细菌，鱼和陆生植物产生于晚上 22 点，而人类这个目前为止仍然是宇宙中唯一已知的智慧生物，则是在这一天最后一分钟才开始出现的。

二、生命的价值

生命的价值和意义在于：舍予、关爱与奉献。

生命的意义有三个层次：第一个层次是物质上的舍予，通过给予他人物质来帮助他人；第二个层次是感情上的舍予，通过关爱与关心，来帮助他人；第三个层次是人性能量的释放，通过科学的成就、哲学的成就、艺术的成就来揭开他人的无知，帮助他人得到新知，将自己真正的生命价值奉献给更多的人，甚至全人类。其中第三个层次的付出才是生命存在的最高价值。一个人应该在第三个层次的生命意义上，做出一些成就，这种追求与生命的形态，应该是每个人努力追求的方向与目标。

三、护理职业中的生命观

"敬畏生命"的伦理思想最早是由 20 世纪法国著名哲学家、医学家、诺贝尔和平奖获得者阿尔贝托·施韦泽（Albert Schweitzer）提出来的。他在其著作《敬畏生命》中这样阐述："善是保存生命，促进生命，使可发展的生命实现其最高的价值。恶则是毁灭生命，伤害生命，压制生命的发展。这是必然的、普遍的、绝对的伦理原理。"这就为我们高度概括了敬畏生命的基本内涵：人类必须像敬畏自己的生命一样敬畏所有的生命意志。

护理人员在工作中要以积极的心态对待患者的生命权利，以严格的要求对待患者的价值和尊严。根据护士的职业特点和职业要求，"敬畏生命"包括以下两个方面的内容。

（一）敬畏自己的生命

敬畏自己的生命是"敬畏生命"的前提。首先，生命在人的整个价值体系中处于最高地位，没有了生命，一切就成了无源之水、无本之木。只有珍惜自己的身体健康和心理健康，才能承担起拯救生命的职业责任和社会责任。其次，护理人员所护理的对象是患身心疾病的患者，他们对外界的刺激极其敏感，护理人员珍惜自我生命的情感有助于激发患者珍爱生命的欲望。

（二）敬畏患者的生命

敬畏患者的生命是"敬畏生命"的核心内容。首先，护理人员要把患者的生命安危放在首位，"救死扶伤"是护理人员崇高的职责。患者把对自身生命与健康的希望寄托在护理人员身上，如果护理人员无视患者的祈求和痛苦，那就是不仁。护理人员只有"敬畏生命"，才能尊重患者的人格和尊严，才能真正承担起护理人员的光荣使命。其次，对患者生命的敬畏，鼓舞着广大护理人员为人民解除病痛，不断地去探索生命的奥妙，从而推动护理学不断发展。

现代护理中的人文关怀是护理人员对患者及其家人的关怀和照护，这就要求护理人员对被关怀者的当下境遇有感同身受的体验，这种体验既包含了对自身生命或生与死的关切、体认和感受，也包含了对他人生命或生与死的同情、关心、了解和感受。只有把"敬畏生命、救死扶伤"作为信念，护理人员才能通过慎独、诚意来敬畏生命；通过移情、关怀、照护来体会生命；通过忠诚、仁爱的情怀来守护生命。

第二节　健　康

一、健康的定义与影响因素

（一）健康的定义

健康（health）是一个复杂的、多维的且不断变化的概念，因历史条件、文化背景等因素的差异而有所不同。从人类发展的历史来看，健康概念经过了以下几个阶段的演变过程。

1.古代健康观　我国古代医学把人体结构分为阴阳两部分，认为人体阴阳协调则为机体健康。在西方医学史上，以古希腊学者毕达哥拉斯（Pythagoras）和恩培多克勒（Enpedocles）为代表的四元素学派认为，生命是由土、气、水、火四元素组成的，这些元素平衡就是健康。"医学之父"希波克拉底（Hippocrates）认为"健康是身体各部分与体液的平衡状态，反之则为疾病"。

2.近代健康观　近代医学的形成与发展促进了人们从不同角度对健康的认识。如："健康是无临床病症的状态""健康是身体功能处于良好的状态""健康是宿主对环境中的致病因素能够抵抗的状态"等。上述对健康的描述是生物医学模式的产物，它强调生命活动在结构、功能和信息交换方面是一个统一的整体，却忽视了人的心理和社会特征，具有局限性和片面性。

3.现代健康观　1948年，世界卫生组织（World Health Organization，WHO）将健康定义为："健康不但是没有疾病和身体缺陷，而且还要有完整的生理、心理状态和良好的社会适应能力。"

1989年，WHO又提出新的健康概念，即"健康不仅是没有疾病，而且包括躯体健康、心理健康、社会适应良好和道德健康。"首次将"道德健康"纳入健康的内容，形成四维健康观。

WHO的健康定义深化了人们对健康的认识。现代健康观的特点有以下3个方面。

（1）由简单的生理概念转变为包括生理、心理、社会和道德4个方面内容的四维健康观。

（2）从现代医学模式出发，揭示了健康的本质，将人看成一个整体，既考虑了人的自然属性，又兼顾了人的社会属性。认为人既是生物的人，又是心理、社会的人。

（3）包含了微观与宏观的健康观。从微观角度出发，个体的躯体健康是生理基础，心理健康是促进和维持躯体健康的必要条件，而良好的社会适应能力则可以有效地调整和平衡人与自然、社会环境之间复杂多变的关系，使人处于最理想的健康状态；从宏观角度出发，WHO提出的"道德健康"，强调从社会公共道德出发，要求每个社会成员能用社会规范的细则和要求支配自己的行为，做到有道德、有理想、守纪律，不仅为自己的健康承担责任，也要为社会群体的健康承担责任。

> **知识链接**
>
> **七维健康**
>
> 七维健康概念是由哈恩于1998年提出的。包括以下内容：
>
> 健康的生理维度。包括：体重、感觉能力、强壮程度、生理协调程度、耐久水平，以及对疾病的敏感性、恢复正常的速度等。
>
> 健康的情绪维度。包括：情绪的强度、情绪的速度、情绪的平衡程度、人对情绪的调节程度。

健康的社会维度，指人们的人际能力和人际敏感性。主要内容有：人际敏感、人际表现、合作、助人、同情、理解等。

　　健康的智力维度。主要包括：获取和操作信息的能力、辨别事件价值的能力、做出决定的能力，特别是关于健康方面的问题、信念或观念、解决问题的能力等。

　　健康的精神维度。精神维度是指人们的宗教信仰和实践、对待生命的态度，以及与有生命物体的关系、关于人的行为的本质等。

　　健康的职业维度。包括：职业的稳定性、职业的压力、职业的紧张程度、职业的收入、职业中的人际关系、职业环境等。

　　健康是促进人全面发展的必然要求，是社会经济发展的基础条件，是民族昌盛和国家富强的重要标志，也是广大人民群众的共同追求。我国于 2016 年 10 月 25 日起印发并实施《"健康中国 2030"规划纲要》，提出到 2030 年，促进全民健康的制度体系更加完善，健康领域发展更加协调，健康生活方式得到普及，健康服务质量和健康保障水平不断提高，健康产业繁荣发展，基本实现健康公平，主要健康指标进入高收入国家行列。到 2050 年，建成与社会主义现代化国家相适应的健康国家。《"健康中国 2030"规划纲要》确立了"以促进健康为中心"的大健康观、大卫生观。

知识链接

共建共享、全民健康

　　清华大学国情研究院院长胡鞍钢指出，《"健康中国 2030"规划纲要》明确"共建共享、全民健康"是建设"健康中国"的战略主题，全民健康是建设"健康中国"的根本目的，有利于增强人民获得感。

　　"健康中国"包含 4 个层次：健康家庭（个人）、健康社区（企事业单位等）、健康城市（农村）、健康国家。

　　"健康中国"包含 3 个主体：政府主导建设"健康中国"、社会倡导建设"健康社区"、人民共同建设"健康之家"。

　　形成覆盖全体人民的健康服务体系，各主体扮演不同角色，相互补充，形成合力，从而实现全体人民的健康水平不断提高，使我国主要健康指标达到世界极高人类发展组水平，实现"人人健康，全民健康；人人幸福，全民幸福"。

　　中国工程院院士刘德培认为，医学发展的趋势是建立大健康观，树立"四维健康"的理念。

　　一维健康是无病无弱；

　　二维健康是无病无弱、身心健全；

　　三维健康是无病无弱、身心健全、社会适应；

　　四维健康是无病无弱、身心健全、社会适应、环境和谐。

　　目前人们的健康定义在不断演变，范围在不断拓宽，内涵在不断延伸，要求也在不断提高。

知识链接

健康素养的定义

健康素养是指个人获取和理解基本健康信息和服务，并运用这些信息和服务做出正确决策，以维护和促进自身健康的能力，是衡量健康素质的重要指标。刘彤等研究指出，2019 年我国城市居民健康素养水平为 24.81%。城市居民健康素养水平呈现上升趋势，地区、年龄、文化程度、职业和家庭年均收入是其主要影响因素。

来源：

刘彤，李英华，王兰兰，等. 2019 年我国城市居民健康素养水平及其影响因素 [J]. 中国健康教育，2021，37（2）：99-103.

（二）影响健康的因素

人生活在复杂的自然环境和社会环境中，其健康状态受到多种因素的影响和制约。

1. 生物因素（biological factors）　生物因素是影响人类健康的重要因素，主要包括以下几个方面。

（1）生物性致病因素：即由病原微生物引起的传染病、寄生虫病和感染性疾病。随着现代医学技术的发展，人类找到了一些控制生物性疾病的方法，如预防接种、合理使用抗生素等。但在我国，肝炎、结核和艾滋病等传染病依然严重危害着人们的健康。

（2）遗传因素：是指由人类某些遗传因素导致的人体发育异常、代谢障碍、内分泌失调和免疫功能异常等。目前，人类已知的遗传性疾病有 3000 余种，全世界每年大约有 500 万出生缺陷婴儿诞生。我国出生缺陷发生率为 4% ~ 6%。此外，高血压、精神分裂症、糖尿病等多种疾病都与遗传有关。

（3）个体生物学特征：某些特定的人群特征，如年龄、性别、种族等，也是影响健康的因素。不同疾病在不同人群中的分布不同，如百日咳多见于儿童，高血压多发生在 40 岁以上的成年人；女性系统性红斑狼疮、胆石症、自身免疫性甲状腺疾病的发病率高，男性胃溃疡、血栓闭塞性脉管炎的发病率高；亚洲人骨质疏松症的发生率比欧洲人高，而皮肤癌则多见于白种人。

2. 心理因素（psychological factors）　心理因素主要通过情绪和情感来影响人的健康。中医认为五志（怒、喜、思、悲、恐）与五脏（肝、心、脾、肺、肾）相连，五志过极会影响其所对应的脏器的功能。所以《黄帝内经》中有"怒伤肝、喜伤心、思伤脾、忧伤肺、恐伤肾"的记载，从生理学和心理学的角度来讲，每一种情绪都可以影响人们的生命器官，甚至导致功能严重受损。

人的心理情绪反应可以治病，也可以致病。人在受到心理刺激产生情绪和情感活动时，机体会出现或伴有一些生理反应，如血压升高、心率与呼吸加快、胃肠蠕动减慢等。良好的情绪与积极的情感不仅有利于疾病的治疗和身体的康复，而且可能发挥药物难以达到的治疗效果；长期不良的情绪与消极的情感会引起人体内分泌失调、免疫功能下降、各组织器官的功能紊乱，在疾病的发生、发展和转归上起重要作用。

3. 环境因素（environmental factors）　环境是人类赖以生存和发展的重要条件和基础，包括自然环境和社会环境。

（1）自然环境：自然环境又称物质环境，是指围绕人类周围的客观物质世界，如住宅、卫生、气候、食物、空气、水、土壤、阳光等。近年来，自然环境对人类健康的影响逐渐增加。如夏天过热或冬天过冷都会影响人类舒适度，引发心血管疾病；城市空气污染会导致哮喘等呼吸道疾病；饮用水中含砷量严重超标除可引起砷中毒外，还可引起癌症等。

（2）社会环境：社会环境又称非物质环境，涉及政治制度、文化教育、经济状况和科技发展等。比如文化教育会影响人们对健康和疾病的认知、就医行为的及时性和健康教育的接受程度等。

4．行为与生活方式（behavior and life styles）　行为与生活方式是指人们长期受一定文化因素、社会规范、民族风俗、家庭的影响而形成的一系列生活意识和生活习惯的统称。人们的行为与生活方式会对健康产生积极或消极影响。WHO 指出，"影响人类健康的因素，行为与生活方式占 60%，遗传占 15%，社会因素占 10%，医学因素占 8%，气候因素占 7%"。健康的行为与生活方式，如有规律地锻炼、控制体重、远离烟酒、及时进行免疫接种、定期进行健康检查等，可使人们处于良好的健康状态；而不良的行为与生活方式，如不良饮食习惯、吸烟、酗酒、吸毒、药物依赖等，直接或间接与多种慢性非传染性疾病有关，如糖尿病、高血压、恶性肿瘤等。

《"健康中国 2030"规划纲要》通过倡导一种现代的健康生活方式，不仅是"治病"，更是"治未病"；降低亚健康、提高身体素质、减少痛苦，做好健康保障、健康管理、健康服务；帮助人们从透支健康、以治疗为主的生活方式转向呵护健康、人人健身、以预防为主的健康生活方式。

知识链接

全民健康生活方式行动

"全民健康生活方式行动"是为落实《卫生事业发展"十一五"规划纲要》提出的"加强全民健康教育，积极倡导健康生活方式"有关精神，提高全民健康意识和健康生活方式行为能力，有效控制代谢类疾病的危害及其危险因素水平，由卫生部疾病预防控制局、全国爱国卫生运动委员会办公室和中国疾病预防控制中心共同发起的以"和谐我生活，健康中国人"为主题的全民活动。

随堂测

5．卫生保健服务体系（health care system）　医疗卫生服务的内容、范围和质量与人的健康密切相关。医疗卫生服务系统中若存在医疗资源布局不合理、初级卫生保健网络不健全、城乡卫生人力资源配置悬殊、重治疗轻预防的倾向和医疗保健制度不完善等，都会直接危害人的健康。因此，要保障人们健康，必须深化医疗卫生体制改革，健全医疗卫生服务体系，合理配置医疗卫生资源，提升医疗卫生服务能力。

伴随着工业化、城镇化、人口老龄化以及疾病谱、生态环境、生活方式不断变化等带来的新挑战，需要统筹应对广泛的健康影响因素，才能全方位、全生命周期地维护人民群众健康。

二、健康的标准与测量

（一）健康的标准
世界卫生组织提出人类健康的新标准为机体健康的"五快"、精神健康的"三良"。

1．机体健康的"五快"
（1）吃得快：是指胃口好、不挑食、吃得迅速，表明脾、胃、肾、肝等内脏功能正常。
（2）便得快：是指上厕所时很快排通尿便，表明肠道功能良好。

（3）睡得快：是指上床即能入睡、深睡，醒来时精神饱满、头脑清晰，表明中枢神经系统的兴奋、抑制功能协调，且内脏不受任何病理信息的干扰。

（4）说得快：是指语言的表达准确、清晰流利，表明头脑清楚，心肺功能正常。

（5）走得快：是指行动自如、协调，迈步轻松有力，反应迅速，动作流畅，表明精力充沛旺盛。

2．精神健康的"三良"

（1）良好的性格。

（2）良好的处世能力。

（3）良好的人际关系。

（二）健康的测量指标

健康的测量是指将健康概念及与健康有关的事物或现象进行量化的过程。由于任何影响健康的因素（包括有利因素、不利因素以及健康风险因素等）均可以影响健康的指标测量与评价结果，而构成健康的维度及指标体系又极其复杂，所以健康测量是一个非常复杂的过程。

健康测量的核心内容是选择适当的健康状态测量指标。狭义的测量指标是指能够直接反映个体或群体健康状况的指标，如心率、血压、体重、患病率等；广义的测量指标还包括与健康状况有关的人口学指标和社会学指标等。下面介绍与护理关系密切的两种健康状态指标体系中的测量指标。

1．健康状态的个体和群体指标体系

（1）个体指标

1）定性指标：描述个体生命活动的类型及完成情况，如儿童发育测量、老人活动项目测量等。

2）定量指标：描述结构和功能达到的程度，如身高、体重和活动幅度等。

（2）群体指标

1）定性指标：描述群体生命活动类型及实际情况，如交往、婚姻、生育等。

2）定量指标：描述群体数量和各种活动的数量，如死因构成比、青少年吸烟率、疾病比例等。

2．健康状态的生理、心理和社会学指标体系

（1）生理学指标：主要反映人的生物学方面特性的指标，也是医学研究最早的一方面，如年龄、性别、生长发育、遗传、代谢等。

（2）心理学指标：主要反映人的心理学特点的指标，如智力量表测量的结果、人格量表测量的结果等。

（3）社会学指标：主要指与健康有关的社会指标，如国民幸福指数、社会发展指数和人类发展指数等。

三、亚健康状态

亚健康（sub-health）是近年来国内外医学界提出的一个新概念。WHO 将介于健康与疾病之间的状态称为亚健康，又称"第三状态"，我国称为"亚健康状态"。

（一）引起亚健康的因素

引起亚健康的因素有许多，常见的因素有过度疲劳、过度透支体力；社会竞争激烈，心理压力大；疾病前期或人体生物周期中的低潮时期等。据统计，现代社会亚健康状态人群明显增多，甚至占职业人群的 60% ～ 70%。

亚健康状态具有动态性。如果处理得当，身体可向健康状态转化；反之，则容易患上各种疾病。护士可以通过强化营养、心理、社会支持等正面影响因素，积极促进个体向健康状态转化。

（二）亚健康的表现

亚健康一般是指机体没有明显的临床症状和体征，或者有病症感觉而临床检查找不出证据，但已有潜在的发病倾向，有不同程度的适应能力减退，机体处于结构退化、生理功能减退以及心理失衡的状态。亚健康状态的具体表现包括以下几方面。

1. 躯体亚健康 疲乏无力、头昏头痛、心悸胸闷、睡眠紊乱、食欲缺乏、脘腹不适、性功能减退、怕冷怕热、易于感冒、眼部干涩等。

2. 心理亚健康 情绪低落、心烦意乱、焦躁不安、急躁易怒、恐惧胆怯、记忆力下降、注意力不能集中、精力不足、反应迟钝等。

3. 社会适应能力亚健康 不能较好地承担相应的社会角色，工作、学习困难，不能正常地处理好人际关系、家庭关系，难以进行正常的社会交往等。

亚健康应与亚临床相鉴别。亚健康有主观临床表现但缺乏客观检查证据，本质上还不是疾病；而亚临床是有客观检查证据而没有主观临床表现，本质上是疾病。如中老年人常见的颈动脉硬化，机体没有临床表现，但颈动脉超声检查常可发现有比较明显的颈动脉内膜增厚，甚至斑块形成的客观证据。

知识链接

慢性疲劳综合征的诊断标准

慢性疲劳综合征于 1988 年被美国疾病控制中心正式命名，并制订了相应的诊断标准。该标准于 1994 年进行了修订。

1994 年美国疾病控制中心修订的慢性疲劳综合征诊断标准如下。

A. 临床评定的不能解释的持续或反复发作 6 个月或更长时间的慢性疲劳。该疲劳是新得的或有明确的开始（没有生命期长）；不是持续用力的结果；经休息后不能明显缓解；导致工作、教育、社会或个人活动水平较前有明显的下降。

B. 下述症状中同时出现 4 项或 4 项以上，且这些症状已经持续存在或反复发作 6 个月或更长的时间，但不应该早于疲劳：①短期记忆力或集中注意力明显下降；②咽痛；③颈部或腋下淋巴结肿大、触痛；④肌肉痛；⑤没有红肿的多关节的疼痛；⑥一种类型新、程度重的头痛；⑦不能解乏的睡眠；⑧运动后的疲劳持续超过 24 h。

四、健康与疾病的关系

健康与疾病是人类最为关注的现象之一。随着社会的进步、医学的发展，人们对健康与疾病关系的认识也在不断发生变化。

（一）健康与疾病是一个动态的过程

20 世纪 70 年代，美籍华裔生物统计学家蒋庆琅提出健康 – 疾病连续相模式，认为健康与疾病在同一条连续的线上，连线的一端为最佳健康状态，另一端为死亡状态。而且任何一个人的健康状态都会落在这条线上的任何一点（图 3-1），并且位置在不断变化。

死亡　极劣健康　健康不良　正常　健康良好　高度健康　最佳健康

图 3-1 健康与疾病连续相模式

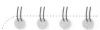

（二）健康与疾病在一定条件下可以相互转化

个体从健康到疾病或从疾病到健康的过程中，很难找到明显的界限。二者在一定条件下可以相互转化。如一个人熬夜后感觉不适，可能是疲劳所致，如果个体经过充分休息后不适消失，则维持健康；如果继续熬夜，疲劳越来越严重，机体各方面功能开始紊乱，则可能患病。

（三）健康与疾病在同一个体上可以并存

健康不是绝对存在的，疾病也并非完全失去健康。一个人可能在生理、心理、社会、道德的某方面处于低水平的健康甚至疾病状态，但在其他方面却是健康的。如生理残疾的人，依靠坚强的意志力，充分发挥其他方面的功能和潜能，扬长避短，仍可达到自己最佳的健康状态。

五、生存质量

（一）定义

生存质量（quality of life，QOL），亦称生活质量、生命质量，是一个内涵十分丰富而复杂的概念。WHO 对于生存质量的定义是：个体在其所处的文化和风俗习惯的背景下，由生存的标准、理想和追求的目标所决定的对其目前社会地位及生存状况的认识和满意程度。

（二）生存质量的测量内容

生存质量的测量内容尚无统一的标准，WHO 的观点具有代表性。WHO 提出，生存质量的测定应包括 6 个方面：①身体功能；②心理状态；③独立能力；④社会关系；⑤生活环境；⑥宗教信仰与精神寄托。

（三）生存质量的测量

标准化的量表评价法是目前评定生存质量广为采用的方法，即通过使用具有较好信度、效度的标准化量表，对被测者的生存质量进行多维综合评价。概括而言可以分为 3 类：①普适性量表（general scale），适用于不同健康状态和疾病类型的一般人群，如健康量表、疾病影响量表；②疾病专用量表（disease-specific scale），专门用于某一种疾病患者的评定，如脑卒中专用生存质量量表，糖尿病患者生存质量测量量表；③领域专用量表（domain-specific scale），用于测量一般人群和特殊人群生存质量的某个领域或特定内容，但不能反映总的生存质量状况。

第三节　疾病与患者

在人的生命过程中，健康和疾病是自然的、动态的过程。疾病是有别于健康的生命运动方式，护士不仅应该在人体组织、器官等微观层面去了解疾病，还要从家庭、社区及社会等宏观层面认识疾病对人的生理、心理、社会及精神的影响，以帮助人们预防和治疗疾病，恢复健康，维护健康。

一、疾病的定义与原因

（一）疾病的定义

人们对疾病的认识经历了一个漫长而又不断发展的过程。具体可以分为以下三个阶段。

1. 古代疾病观　远古时代，生产力低下，人们的认识能力落后，认为疾病是鬼神附体，是神灵对罪恶的惩罚，因而出现"做法驱鬼"以治疗疾病的方法。公元前 5 世纪，希波克拉底创立的"体液学说"，认为疾病是由于体内血液、黏液、黄胆汁和黑胆汁 4 种元素失衡所致。我国古代的阴阳五行学说则认为，人体组织结构分为阴阳，阴阳失衡则发生疾病，这是原始朴素自然的疾病观。

2. 近代疾病观　19 世纪中期，德国病理学家魏尔肖（Virchow）系统论述了细胞病理学

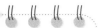

理论，指出所有的疾病都是细胞的疾病，开创了近代疾病观的先河。此后，人们对疾病的认识不断发展、深入和成熟，以下为比较有代表性的观点。

（1）疾病是疼痛、痛苦和不适。

（2）疾病是社会行为特别是劳动能力丧失或改变的状态。

（3）疾病是机体功能、结构和形态的异常。

（4）疾病是机体内稳态的紊乱。

3．现代疾病观　现代疾病观把人看成一个开放的系统，对疾病的认识综合考虑了人体各组织、器官和系统之间的联系，以及生理、心理、社会、精神和环境多层面之间的联系。因此，现代疾病观有以下 4 个特征。

（1）疾病是发生在人体的一定部位、一定层次的整体反应过程，是生命现象中与健康相对立的一种特殊征象。人体是器官、组织、细胞等多层次的系统，在各层次之间都存在局部与整体之间的辩证关系。身体局部的损伤一定会影响人的整个系统，并以疾病形式表现出来；同时，人体系统平衡的破坏又以局部损伤为基础。

（2）疾病是人体正常活动的偏离或破坏，表现为功能、代谢、形态结构及其相互关系超出正常范围，以及由此而产生的机体内部各系统之间和机体与外界环境之间的协调发生障碍。

（3）疾病不仅是体内的病理过程，而且是内外环境适应的失败，是内外因共同作用于人体的一种损伤的客观过程。所以，疾病不仅表现为人体内环境稳定状态的破坏，还表现为人体与外环境的不协调。

（4）疾病不仅是躯体上的疾病，而且也是精神、心理方面的疾病。完整的疾病过程，常常是身心因素相互作用、相互影响的过程。精神、心理因素是影响健康的重要因素，也是构成健康的重要部分。

综上所述，疾病是机体在一定的内外因素作用下引起一定部位的功能、代谢、形态结构的变化、表现为损伤与抗损伤的病理过程，是内稳态调节紊乱而发生的生命活动障碍。在此过程中，机体有一系列功能、代谢和形态结构的变化，并表现为症状、体征和社会行为的异常。

（二）疾病的原因

1．生物性因素　主要包括各种病原微生物（如细菌、病毒、支原体等）和寄生虫（如原虫、蠕虫等）。其致病性取决于病原体入侵的数量、侵袭力与毒力的大小，亦与其逃避或抵抗宿主攻击的能力等密切相关。

2．物理性因素　主要包括机械力、高温、电离辐射、噪声、气压变化等。其引起疾病的潜伏期较短，甚至无潜伏期。对于全身各组织器官来说，无明显的选择性，如刀割伤。

3．化学性因素　包括强酸、强碱、化学毒物及其他一些可致病的化学物质等。

4．营养性因素　这类物质包括氧气、水、糖类、脂肪、蛋白质、维生素、无机盐、硒、锌等。必需营养物质的缺乏或过多，会影响机体的代谢与功能，引起疾病，甚至死亡。

5．遗传性因素　有直接致病作用，即引起遗传性疾病，或具有易患某种疾病的遗传素质，在一定环境因素作用下，机体才发生相应的疾病，如糖尿病、精神分裂症等，这些疾病往往好发于同一家族成员。

6．先天性因素　指能够损害胎儿的有害因素，由先天性因素引起的疾病称先天性疾病。如妊娠早期感染风疹病毒，易导致胎儿发生先天性心脏病或其他畸形。

7．免疫性因素　当免疫反应异常强烈或免疫功能低下甚至缺陷时，可以导致疾病的发生。如过敏性鼻炎、类风湿关节炎、艾滋病等。

8．社会、心理因素和生活方式　社会、心理因素及不良的生活方式在疾病发生、发展中的作用日益受到重视，如不良的人际关系，长期悲伤、忧郁等不良情绪反应，以及自然灾害、生活事件的突然打击等，易引发应激性溃疡、高血压、心理和人格变态，甚至肿瘤等疾病。

二、疾病的进程

疾病都有一个发生发展的过程。一般可将疾病的经过分为四期。

（一）潜伏期

此期是指病因侵入机体到出现最初临床症状的一段时间。这一时间是机体本身的抗损伤反应与致病因子斗争的时期，患者没有任何临床症状。潜伏期长短随病因的特异性、疾病的种类以及机体本身特征而不同。传染病一般都有明显的潜伏期，而创伤、烧伤等疾病无潜伏期。

（二）前驱期

此期是潜伏期后到开始出现明显临床症状之前的一段时间，这一时间所表现的症状多为非特异性症状，即不是该病所特有的能用于鉴别诊断的症状，如乏力、食欲缺乏、低热等。及早发现这些症状，有利于疾病的早期诊断与治疗。

（三）症状明显期

此期是疾病出现特征性临床表现的时期，是疾病的高峰和典型时期。此期所出现的特征性临床症状与体征常为该病的诊断依据。

（四）转归期

疾病的转归即疾病的结局，有康复与死亡两种形式。这取决于疾病过程中损伤与抗损伤反应的力量对比及是否及时采取有效的治疗。

三、疾病及患病群体的多样性与复杂性

（一）疾病的多样性与复杂性

1．疾病的分类　疾病的分类方法有很多种。

（1）按照是否需要进行手术治疗，可以分为内科系统疾病和外科系统疾病。

（2）按照器官组织是否出现了不可逆的病理变化，分为功能性疾病和器质性疾病。

（3）按照发病时间的长短，分为急性疾病和慢性疾病。

（4）按照是否有病原体感染，分为感染性疾病和非感染性疾病。

2．疾病对患者、家庭及社会的影响　疾病不仅会给患者本人造成影响，也会给家庭乃至社会带来不同程度的变化与影响。

（1）疾病对患者的影响

1）心理改变：个体患病后会有一些心理方面的改变，并出现相应的不良行为和情绪，且病情越严重，患者的心理反应越激烈。例如癌症患者可能出现否认、愤怒、恐惧等情绪，也可能会出现放弃治疗甚至自杀的行为。

2）生理改变：个体患病后，会出现各种不适感，如疼痛、心慌气短、呼吸困难等，这些都会影响患者的工作与生活。

3）自我概念的改变：自我概念（self-concept）是指个人对自己的看法和认识。包括个体对自己躯体、需要、角色和能力的感知。患病后，如烧伤、偏瘫等情况，导致个体的身体外观、工作能力、经济状况、日常生活和人际关系等受到不同程度的影响，家庭和社会的角色弱化，自我概念也随之会发生较大改变。

4）生活方式的改变：患病事件使患者警觉性提高，对健康更为关注，从而改变原有不良生活方式，尽量避免或减少致病因素，并积极参加一些促进健康的活动，如戒烟限酒、定期锻炼、注意休息和睡眠等。

（2）疾病对家庭的影响：疾病对家庭的影响程度取决于患者的家庭角色、所患疾病的严重性、患病时间的长短、家庭的经济状况和文化习俗等。

1）家庭角色的改变：个体患病后，患者原先的家庭角色功能需要由其他家庭成员来承担，

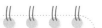

如母亲因病无法承担日常家务，通常就需要年长的孩子承担起母亲的这部分家庭角色。在家庭角色改变的过程中，如果进展不顺利，则会导致适应不良，严重者需要专业性的咨询和指导。

2）家庭运作过程的改变：疾病发生后，家庭角色会发生改变，患者的家庭角色功能需要由其他的家属成员来承担，若其他家庭成员无力或拒绝承担其角色责任，则会造成某些家庭活动或决策的停止或推迟。

3）家庭健康行为的改变：对各种家族遗传病或有遗传倾向的疾病的确诊，可以提高家庭乃至整个家族的警惕性，从而促使家庭健康行为的改变，做到及早预防、及早发现和治疗。

（3）疾病对社会的影响：个体患病后，不能继续承担其原有的社会角色，直接或间接降低了社会生产力，且诊断和治疗疾病还要消耗一定的社会医疗资源，对整个社会经济会造成影响。如果患的是传染性疾病，如艾滋病、结核和肝炎等，还会因其传染和传播造成社会恐慌，威胁社会群体的健康。

（二）患病群体的多样性与复杂性

在临床上，病种多样，病情变化快，即便是同一种疾病，不同的患者可能处在疾病发展的不同时期，有不同的护理需求；或即便处在同样的疾病发展时期，由于性别、年龄、职位等不同，护理需求也不同。所以护士需要根据患者的特点，把每一位患者看作一个独一无二的个体，以平等的心态，耐心对待每一位患者。无论患者的职位、贫富、性别、年龄、相貌、病种、病情、民族等差异多大，都要以诚相待，一视同仁。

四、患者及患者角色

（一）患者角色

当一个人患病时，这个人就开始扮演了患者的角色。其原有的社会角色部分或全部被患者角色所代替，以患者的行为来表现自己。患者角色是一种特殊的社会角色，是社会赋予患者的社会位置、权力和义务的总和。

（二）患者的权利及义务

任何角色都有其特定的权利和义务，护士应尊重患者的权利，以提高护理质量。患者也应明确自身应享有的权利和承担的义务，以配合医疗活动的顺利进行。

1．患者的权利

（1）免除一定社会责任和义务的权利：当人生病后，有权根据疾病的性质、病情发展的进程等，要求免除或部分免除正常的社会角色所应承担的责任。

（2）享有平等医疗、护理、保健的权利：享受健康是每个人的基本权利，患者在社会中的地位、职务、经济状况千差万别，但他们享受的医疗、护理、保健的权利是平等的，医护人员应对患者一视同仁，给予平等的服务。

（3）知情、同意的权利：患者有权了解有关自己疾病的所有信息，包括疾病的诊断、检查、治疗、护理、预后等内容。医护人员在不损害患者权益和不影响疾病治疗的前提下，应尽可能全面及时地向患者提供有关疾病的信息。患者在知情的基础上，对治疗、护理等服务有权做出接受或拒绝的决定。

（4）自由选择的权利：患者有权根据医疗条件或自己的经济状况选择医院、医护人员、医疗和护理方案。

（5）隐私保密的权利：患者有权要求医务人员为其在治疗、护理过程中涉及的个人隐私和生理缺陷进行保密，不使其扩散。

（6）监督服务的权利：患者有权监督医院对其实施的医疗、护理工作。

（7）要求赔偿权：如果患者的正常需求得不到满足，或由于医务人员的过失而使患者受到不必要的损害，患者有权要求赔偿并追究有关人员的责任。

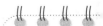

2．患者的义务 是指患者应尽的义务。义务与权利是相对应的，患者在享有权利的同时，也应履行应尽的义务。

（1）及时寻求医护帮助的义务。

（2）遵守医院规章制度和提出改进意见的义务。

（3）按时如数缴纳医疗费用的义务。

（4）尊重医务人员及其他患者的义务。

（5）承担不服从医护人员提供的治疗和护理计划后果的义务。

（6）有接受强制性治疗的义务（急危重、戒毒、传染病、精神病等患者）。

（7）准确提供医疗资料和配合医护活动的义务。

（8）自我保健和恢复健康的义务。

（三）患者角色适应

1．影响患者角色适应的因素

（1）患者特征

1）年龄、性别和性格：老年人尤其是退休后的老人，患者角色易强化，有些老人希望通过患者角色来引起别人的关注。女性患者易出现角色行为冲突、强化或者消退。性格急躁的人对疾病的反应较强烈，容易出现否认、拒绝等。

2）文化程度：一般情况下，文化水平较低的患者对患者角色相对淡漠些。

（2）病情：疾病的性质、症状和严重程度、是否影响运动功能或生活自理能力、病情进展和疾病预后等都会影响患者的角色反应。

（3）周围环境：包括患者的家庭、社会环境、人际关系、病室的气氛、周围人群对疾病的反应等。一般情况下，住院患者比未住院患者容易适应，因为其周围都是患者。周围人群尤其是家庭成员对疾病的态度也会影响患者的角色适应，如对于艾滋病，大多数人都有恐惧、厌恶和退避的心理，所以艾滋病患者往往都拒绝承认自己患病。

（4）其他：影响患者角色适应的因素还包括患者生活的习惯、经济状况、事业、医务人员的态度等。

2．患者常见的角色适应不良 个体患病后，从正常的社会角色转变到患者角色或由患者角色过渡到正常社会角色时，不能正常地行使权利与义务，就会出现角色适应不良，主要有以下几种。

（1）角色行为缺如：指患者没有进入患者角色，否认自己有病，或认为症状还没有严重到需要治疗的程度。一些人在初次诊断为癌症或其他预后不良的疾病时，都有这种防御性心理反应。

（2）角色行为冲突：指患者角色与其承担的其他社会角色发生冲突。表现为患者意识到自己有病，但一时难以接受患者的角色。一般男性、A型性格的人及在工作和生活中占主导地位的人容易出现这种角色行为冲突。

（3）角色行为消退：指患者已经适应了患者角色，但由于某种原因，又重新承担起原有的社会角色，而放弃了患者角色。常见于重要生活事件的发生。

（4）角色行为强化：指患者安于患者角色的现状，对自己的能力表示怀疑，对疾病将要恢复后所承担的社会角色恐慌不安，期望继续享有患者角色所获得的权益。常见于老年人或慢性病患者。

（5）角色行为异常：指患者受病痛折磨出现攻击性言行、悲观、失望甚至自杀、他杀等异常行为表现。常见于病情危重、久病及患有不治之症的患者。

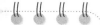

五、护患关系

护患关系是护士人际关系的核心，也是整个护理保健服务过程中的关键因素之一，良好、和谐的护患关系可以减轻护士的工作压力，促进患者的健康恢复。因此，护士需要重视和处理好护患关系，提高护理质量。

（一）护患关系的定义

护患关系（nurse-patient relationship）是指护患双方在相互尊重并接受彼此文化差异的基础上，形成的一种工作性、专业性、帮助性的人际关系。护患关系是护士与患者为医疗及护理的共同目标而发生的人际互动现象。建立护患关系的目的是帮助患者正确对待疾病并满足其健康需要。

（二）护患关系的特征

护理人员与患者之间的关系与一般的人际关系有相似之处，都是双向的，是以一定目的为基础、在特定的背景下形成的。但是，护患关系是一种专业性的人际关系，具有帮助和治疗的目的，有其独特的性质。

1. 工作关系　护患关系是护理工作的需要。护士与患者之间的人际交往是一种职业行为，不管面对何种身份、性别、年龄、职业、素质的患者，不管护士与这些人之间有无相互的人际吸引基础，出于工作的需要，护士都应与患者建立及保持良好的护患关系。因此，要求护士对所有的患者都应一视同仁，设身处地地为患者着想，并真诚地帮助患者，以满足他们的健康需要。

2. 以患者为中心的关系　护患关系是以解决人们在患病期间所遇到的生理、心理、社会、精神等方面的问题，以保证患者身心健康为目的的一种专业性人际关系，以利于促进患者的康复，因此，这种关系是以患者为中心，以解决患者的护理问题为核心。

3. 多元化的互动关系　护患关系建立在护理人员与患者互动的基础上，但并不局限于护士与患者之间，医生以及患者的家属、朋友、同事等都可以是护患关系中互动的重要方面，这些关系从不同角度以不同的方式影响护患关系。

4. 短暂的关系　护患关系是在护理服务过程中形成的，一旦护理服务结束，这种人际关系就随之结束。

（三）护患关系的基本模式

护患关系是护理人际关系的具体体现，根据护患双方在建立、发展和维护护患关系中所发挥的主导作用、心理方位、主动性及感受性等因素的不同，将护患关系分为以下 3 种模式。

1. 主动 - 被动型模式（activity-passivity model）　这是一种单向性的、传统的、以生物医学模式及疾病为中心的以护理为主导思想的护患关系模式，其特点为"护士为患者做什么"。护理处于主动的、主导的地位，患者则处于被动的、接受护理的从属地位。所有针对患者的护理活动，患者绝对服从护士的处置与安排。护患双方存在显著的心理差位。这种模式适用于某些难以表达自己主观意志的患者，如昏迷、休克和精神病患者以及婴幼儿等。这些患者缺乏自理能力和正常的思维能力，需要护士具有高度的职业道德、责任心和耐心。

2. 指导 - 合作型模式（guidance-cooperation model）　这是一种微弱单向的、以生物医学 - 社会 - 心理及以患者的护理为主导思想的护患关系模式，其特点为"护士教会患者做什么"。在护理活动中，护士仍处于主导地位，决定护理方案与护理措施，并指导患者学会有关缓解症状、促进康复的方法；患者有一定的主动性，但尊重护士的决定，向护士提供与自己疾病有关的信息，对护理方案和护理措施也能提出要求和意见。护患双方存在微弱的心理差位。这一模式只适用于急危重症、重病初愈、手术及恢复期的患者等。此类患者神志清楚，但病情较重，病程短，对疾病的治疗及护理了解少，需要依靠护士的指导，以便更好地配合治疗与护理。因此，需要护士有高度的责任心、良好的沟通能力和健康教育水平，以促进患者早日康复。

3．共同参与型模式（mutual-participation model）　这是一种双向的、以生物医学－社会－心理及人的健康为中心的护患关系模式，即其特点为"护士帮助患者自我恢复"。在护理活动中，护患双方处于平等地位，共同商定护理计划，共同参与护理措施的制订与实施。患者不是被动地接受护理，而是积极主动地配合并亲自参与护理。并在体力允许的情况下，独立完成某些护理措施，如洗头、服药等。这一模式体现了护患为心理等位关系。多适用于慢性病患者和受过良好教育的患者。此时，患者对疾病的治疗和护理有较深的了解，把自己看成是战胜疾病的主体，有强烈的参与意识。

在临床实践中，护患关系模式并非固定不变的，选择哪种模式取决于患者疾病的性质，也与患者的人格特征有一定的关联。在护理过程中，护患关系可随患者的病情而从一种模式转向另一种模式。比如，患者入院初期昏迷，护患关系模式应为"主动－被动型模式"，随着病情的好转和意识的恢复，可以逐渐变为"指导－合作型模式"，当患者进入康复期，护患关系则可变为"共同参与型模式"。三种护患关系的基本模式各有特点，其中指导－合作型及共同参与型更能发挥患者的主动性，有利于提高护理效果。因此，只要患者能表达自己的意见，护士应当尊重他们的权利，鼓励他们共同参与护理活动。

知识链接

萨斯－荷伦德模式

1976年，美国医生萨斯（Szasz）和荷伦德（Hollender）在《内科学成就》发表了"医患关系的基本模式"。根据医生和患者的地位、作用等，将医患关系的基本模式分为主动－被动型、指导－合作型、共同参与型。

（四）护患关系的发展过程

护患关系是一种以患者康复为目的的特殊的人际关系，其建立与发展并非由于护患之间相互吸引，而是护士出于工作需要、患者需要接受护理而建立起来的一种工作性的帮助关系。因此，护患关系既遵循一般人际关系建立的规律，又与一般人际关系的建立及发展过程有所不同。护患关系的发展一般可分为3个阶段。

1．初始期　患者第一次与护士见面时，护患关系就开始建立了。初始期主要任务是护患双方建立信任感和确认患者的需要。信任关系是建立良好护患关系的决定性因素之一，是以后护理工作的基础。此期护士要恰当地进行自我介绍，并向患者介绍医院环境、有关规章制度以及参与治疗的医护人员；同时初步收集患者生理、心理、社会、精神、文化等方面的信息与资料。患者也应主动向护士提供相关资料。护士在此阶段与患者接触时应展示自己良好的仪表仪态和言行，以利于建立护患之间的信任关系，促进护患关系的协调发展。

2．工作期　工作期是护患关系中最重要的时期，是指护患双方在初步建立信任关系的基础上开始护患合作。此期的主要任务是应用护理程序的方法帮助患者解决健康问题，以满足其康复需要。护士需与患者共同协商，制订护理计划。患者也应配合护士完成护理计划，并在接受护理的同时获得健康相关知识，以逐渐达到自理及康复。此期中，护士的知识、能力与态度是保证良好护患关系的基础。护士对患者应一视同仁，尊重患者的人格，维护患者的权利。

3．结束期　护患双方通过密切合作，达到预期目标后，护患关系将进入结束阶段。此期

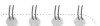

的主要任务是成功地结束护患关系。护士应尽可能在完全结束护患关系前就做好必要的准备工作，如护患双方对整个护患关系发展过程的评价，患者对自己目前健康状况的满意度或接受程度，对护理服务是否满意，并征求患者的意见，以便更好地改进工作。护士也需对患者进行健康教育，并根据患者的具体情况制订出院计划及康复计划等。护患双方在此期间均不能因病情好转或治疗成功而放松警惕，护士应继续关注患者的健康状况，防止出现病情反复。

（五）护患关系的影响因素

1. 信任危机 相互信任是建立良好护患关系的前提和基础。护士是主要因素，良好的态度、认真负责的精神、扎实的专业知识和娴熟的职业技能是赢得患者信任的重要保证。若护士服务态度冷漠、护理操作技术差、出现失误等均会失去患者的信任，严重影响护患关系的建立和发展。影响护士的因素主要有以下方面。

（1）职业道德修养：良好的职业道德是建立和发展护患关系的基础。职业道德主要包含工作认真负责，尊重患者的人格、权利、尊严及隐私，表现出对患者的关心、同情及爱护，并能维护患者的利益等。

（2）服务态度：护士服务态度是影响护患关系的重要因素。优质的服务态度体现在微笑服务、礼貌用语、轻声细语、仪表端庄、行为举止规范。尊重、关注和爱护患者，均有利于双方建立良好的护患关系。

（3）业务能力：丰富的理论知识和精湛的业务能力是优秀护士的必备条件。护理业务不精，就无法为患者提供精湛的技术服务、专业的健康教育指导，也必然易导致护理差错、事故和医疗纠纷发生，不能及时解决患者的问题，从而导致护患关系紧张。

2. 角色模糊 角色模糊是指护士或患者由于对自己充当的角色不明确或缺乏真正的理解而呈现的状态。如护士不能积极主动地为患者提供帮助，或患者不积极参与康复护理、不服从护士的管理等，均可能导致护患沟通障碍、护患关系紧张。影响患者的因素主要有以下方面。

（1）传统观念的偏见：由于受传统观念的影响，人们对护理工作存有偏见，不能理解艰苦、繁重、责任重大的护理工作性质。认为护士知识水平不如医生，护理工作不重要，对护士信任度降低，不能很好地配合护理工作。另外，很多患者并不清楚医务人员的分工，即使都是护士，责任护士与非责任护士的角色功能也不相同，患者有可能提出一些与医务人员分工不相符的要求。患者的需求若没有得到满足，则容易与护士产生冲突。

（2）生理心理因素：患病之后，患者承受病痛折磨，再加上陌生的环境、人、物和事等，患者的心态会发生一系列变化，导致对事物的认知和分析产生偏差，易与护士发生认知分歧，影响护患关系的良性发展。

3. 责任不明 责任不明与角色模糊密切相关。由于护患双方对自身的角色功能认识不清，不了解自己所应承担的责任和义务，从而导致护患关系冲突。护患责任不明主要表现在两个方面：一是对于造成的健康问题该由谁承担责任；二是对于改变的健康状况该由谁承担责任。比如，患者因不良生活方式（暴饮暴食、长期熬夜、吸烟、酗酒等）导致患病，而患者并不清楚自己应该为健康承担责任，只想通过单纯的医疗、护理来促进健康，而护士则认为患者应为促进自己的健康而改变不良生活方式，从而承担起改善自身健康状况的责任。

4. 权益影响 要求获得安全而优质的护理服务是患者的正当权益。由于患者大多缺乏专业知识，再加上受疾病的影响，大多数情况下，患者不具备维护自己权益的知识和能力，而不得不依靠医护人员。由于护患关系中护士处于主导地位，在处理护患双方权益争议时易倾向于护士自身和医院的利益，而忽视患者的利益。这种情况长期存在会助长护士的优越感，有些护士会以自己的服务态度或方式"奖""罚"患者，致使患者被迫采取"逆来顺受"的态度。如果护士忽视患者的权益，只把自己看成"施恩者""白衣天使"，而不注重技术安全性与文化安全性，护患纠纷将不可避免。此外，若患者过度维权，提出不切实际的过分要求，也会影响护患关系。

5．理解差异　由于护患双方在年龄、职业认知、受教育程度、生活环境等方面的差异性，在交流沟通中往往出现理解上的分歧，从而影响护患关系。如患者对护理工作性质不了解，对护士的要求与护士安排的护理工作发生冲突，对医护人员之间用专业术语进行交流产生误解或恐慌等。

除上述几个主要因素外，良好护患关系的建立还受到环境因素和社会因素的影响。

（六）促进护患关系的方法

1．主动沟通交流，增强认识和理解　护士应主动与患者沟通，提供有关疾病的信息，同时应用人文服务技巧增强患者对护士角色功能及护理工作的认识，有助于消除由于角色定位模糊对护患沟通造成的影响，以更好地满足患者的需求。

2．提高业务水平，维护双方权益　精湛的业务水平不仅可以增加患者的信任感，有助于护患关系的建立，也是保障护患双方合法权益的重要条件。护士是维护患者权益的主导者，必须为患者提供安全的护理服务。如果由于护士的理论及技能因素为患者的健康埋下隐患，甚至导致不良后果，护士则负有不可推卸的责任。

3．注重人文关怀，尊重患者意愿　美国医生爱德华·特鲁多（Edward L. Trudeau，1848—1915 年）的墓志铭"有时去治愈，常常去帮助，总是去安慰"，是对人文关怀最好的诠释。护理过程中的人文关怀，能给患者送去温暖和鼓励。

4．讲究职业修养，克服交往阻抗　情绪可以在人与人之间感染和传递，护士的情绪会对患者的健康产生直接或间接的影响。因此，护士在工作中应不断提高自身的职业道德修养，注意克制不良情绪，平衡不良心理，保持愉悦的心态和饱满的工作热情，使患者体验积极向上的氛围。在与患者的沟通过程中尊重对方，注重运用语言及非语言的沟通技巧，不把自己的观念强加给患者，解除其阻抗心理。

随堂测

小　结

人最宝贵的是生命，学习生命的定义，探讨生命的价值，帮助树立正确的生命观；学习健康、疾病和亚健康，探讨健康与疾病的关系，指导护士在健康保健事业中发挥积极作用；学习疾病与患者，了解患者的权利和义务、疾病对患者及家庭的影响，熟悉患者角色适应的影响因素和常见的角色适应不良，为护患的良好沟通打下基础；掌握护患关系影响因素和促进护患关系的方法，建立和发展良好和谐的护患关系，以帮助患者促进、维持和恢复健康。

思考题

1．简述现代健康观的内涵。

2．影响健康的因素有哪些？

3．王某，男，20 岁，大三学生。反复咳嗽、咳血丝痰、潮热盗汗 3 个月后去看医生，诊断结果为肺结核。医生建议休学半年，抗结核治疗 6 个月。王某最初有点犹豫不决，觉得病情没有医生说的那么严重，想再拖一段时间看病情是否有好转，如果没有好转再去治疗。班主任发现后及时与他沟通，讲解肺结核的危害性和治疗的迫切性，帮助他认识疾病，最终王某做出决定，听从医生的建议立即休学，住院治疗。

请回答：
（1）王某出现了什么情况？这种情况的主要表现是什么？
（2）针对王某的情况，护士应如何帮助王某？
4．简述护患关系的基本模式及其特点。
5．护患关系的基本过程有几个阶段？每个阶段的主要任务是什么？

（林　娟）

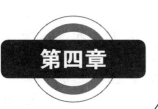

疾病预防与卫生保健

第四章数字资源

导学目标

通过本章内容的学习，学生应能够：

◆ **基本目标**

1. 识记疾病预防、传染源、传播途径、易感宿主、三级预防和卫生保健的概念。
2. 理解传染病的流行过程、新时期传染病的流行特征、慢性非传染性疾病的流行特点、健康中国战略目标、各级护理学会成立的背景与历程以及在卫生保健链中的作用。
3. 解释个体预防、群体预防在疾病预防中的作用，突发公共卫生事件的危害和医护人员在突发公共卫生事件中的作用。

◆ **发展目标**

1. 综合运用已经学过的知识点，为流行性疾病制定合适的防控策略。
2. 运用现代健康观，描述护士在全球及中国卫生保健事业中的价值和作用。

◆ **思政目标**

强化学生重大疫情防控救治、应急救护的能力培养，为有效遏制重大传染性疾病传播贡献力量。

第一节 概 述

案例 4-1

魏文王问名医扁鹊说："你们家兄弟三人，都精于医术，到底哪一位最好呢？"扁鹊答曰："长兄最好，中兄次之，我最差。"文王再问："那么你为什么最出名呢？"扁鹊答曰："我长兄治病，是治病于病情发作之前。由于一般人不知道他事先能铲除病因，所以他的名气无法传出去，只有我们家的人才知道。我中兄治病，是治病于病情初起之时。一般人以为他只能治轻微的小病，所以他的名气只及于乡里。而我扁鹊治病，是治病于病情严重之时。一般人都看到我在经脉上穿针管来放血，在皮肤上敷药等大手术，所以认为我的医术高明，名气因此响遍全国。"

请回答：

这个案例说明了什么道理？

我国传统医学经典著作《黄帝内经》中记载："圣人不治已病治未病，不治已乱治未乱。夫病已成而后药之，乱已成而后治之，譬犹渴而穿井，斗而铸锥，不亦晚乎"，阐述了"治未病"的思想和重要性。"治未病"理论的内涵包括两个方面：一是未病先防，二是已病防变。数千年来，这一传统医学思想瑰宝对我国人民养生保健和防病治病的健康行为有着重要的指导作用。随着预防医学的发展，疾病预防和卫生保健的策略与措施也日臻成熟，在全人类卫生健康事业中的地位越来越重要。

一、疾病预防概述

疾病预防的思想来源于人类与疾病长期斗争的实践，人们对于医疗服务的需求不仅是有病求医，更是预防疾病、促进健康和提高生命质量，其中预防疾病是最为重要的。我国唐代医学家孙思邈在《备急千金要方》中提出，"上医医未病，中医医欲病，下医医已病"，也体现了预防为上的医学思想。

（一）疾病预防的定义

疾病预防（prevention of disease）是指疾病在人群中发生前或即将发生时，针对疾病的病因及其演变规律，采取一系列有效的措施，及时阻止或延缓疾病的发生和发展，最终消灭疾病、提升健康水平的过程。疾病预防主要包括传染病预防与慢性非传染病预防。

（二）疾病预防的主要特点

疾病预防与临床医学中疾病的诊断、治疗、康复相比，具有以下鲜明的特点。

1. 前瞻性和全程性　以某种形式防止或延缓疾病发生和发展所采取的预防措施，其功效应全面覆盖于疾病之前、疾病之中和疾病之末。疾病预防是从病因的源头开始防止疾病发生，因此具有前瞻性和全程性。例如通过对儿童实施计划免疫，能够有效地控制结核、脊髓灰质炎、百日咳、白喉、破伤风、麻疹等疾病的发生。

2. 群体性和宏观性　疾病预防包括个体预防和群体预防，在预防工作中所采取的治疗或隔离患者等措施，其目的在于保护更多的正常人群免受感染。因此，如果说临床医学注重患者个体，那么疾病预防更侧重于包括正常人、亚健康人群和患者在内的全体人群。

疾病预防的对象并非局限于人体自身，而是将人类放到自然环境、社会环境等大背景中加以考察。从这个意义上来说，基础医学侧重于研究细胞和分子水平的结构、功能与代谢变化，临床医学侧重于对器官、系统、个体疾病的诊断与治疗，而预防医学则注重人群、社区、社会、生物界、地球、宇宙等宏观领域对健康的影响，其知识领域更加宽泛、更加宏观。

3. 行政性和社会性　在卫生资源的供给、卫生政策的制定、流行性疾病的控制等方面，疾病预防需要社会各个部门、全体居民甚至国际社会的大力协调和参与。国家机构和国际社会有责任从可持续发展的角度，以公平有效的原则来提供完善的医疗卫生服务。强制性地采取必要的防治措施，是疾病预防具有普遍社会价值的重要体现，也是疾病预防工作行政性和社会性的反映。例如，2021年7月，我国因某市机场疫情防控失守，导致新冠疫情在该市暴发，各级卫生行政部门、医疗卫生部门及社区立即响应，积极采取疫情防控应急方案，经过20余天的努力，该市实现病例零新增，体现了疾病预防与控制的行政性，更体现了我国疾病预防政策的优越性。

二、传染病的流行特点

传染病（infectious diseases）是指由各种致病微生物或其他病原体所引起的具有传播流行特征的疾病。根据《中华人民共和国传染病防治法》，传染病分为甲、乙、丙三类，实行分类管理。如鼠疫、霍乱属于甲类传染病，传染性非典型肺炎、艾滋病、病毒性肝炎等属于乙类传染病，流行性感冒、流行性腮腺炎、风疹等属于丙类传染病。

（一）传染病发生的条件

任何一种传染病的发生、发展和传播都是病原体、宿主和外部环境相互作用的结果。因此，传染病的发生要具备两个最基本的条件，即病原体和宿主。

1. 病原体（pathogen） 是指能引起宿主致病的各种生物体，包括病毒、细菌、真菌和寄生虫等。

2. 宿主（host） 是指在自然条件下被病原体寄生的人或动物。当机体具有充分的免疫能力时，宿主就不会出现感染和发病。

（二）传染病的流行过程

传染病在人群中发生流行须具备 3 个基本条件（即流行过程的 3 个环节）：传染源、传播途径和易感人群。

1. 传染源（source of infection） 是指体内有病原体生长、繁殖并且能排出病原体的人和动物，包括患者、病原携带者和受感染的动物。

2. 传播途径（route of transmission） 是指病原体从传染源排出后，侵入新的易感宿主前，在外环境中所经历的全部过程。传染病可通过一种或多种途径传播，常见的传播途径包括经空气传播、经水传播、经食物传播、接触传播、经媒介节肢动物传播、经土壤传播、医源性传播和垂直传播等。

3. 易感人群（susceptible population） 是指对传染病缺乏免疫力的人群。人群作为一个整体对传染病的易感程度称为人群易感性，取决于该人群中易感个体所占的比例。当人群中的免疫个体足够多时，尽管此时尚有相当比例的易感者存在，但免疫个体构筑的"屏障"降低了感染者（传染源）"接触"易感个体的概率，从而使新感染者发病的概率降至很低，可阻断传染病的流行，此现象称为"免疫屏障"现象。人群中的预防接种可以增强免疫屏障的作用，阻断或预防传染病的流行。

（三）新时期传染病的流行特征

总体而言，我国传染病发病率和死亡率均控制在较低水平。但是，由于生物的变异、自然和社会环境的变化、人们生活方式和基础免疫力的改变，新时期传染病仍有其较明显的流行特征。

1. 新发现和复燃的传染病共存 自 20 世纪 90 年代以来，不断有新发现的传染病出现，有的已经造成世界范围的流行，如艾滋病、非典型肺炎（SARS）、埃博拉病毒感染、新型冠状病毒感染（COVID-19）等。同时，一些已被控制或消灭的传染病，又有复发和流行的趋势，如梅毒、疟疾、结核病等，给人类的健康和生命带来了新的威胁。

> **知识链接**
>
> **青蒿素与诺贝尔奖**
>
> 疟疾是危害人类最古老的传染病之一，迄今疟疾在全球范围内的流行仍然很严重，非洲大陆、亚洲东南部及中南美洲是疟疾的主要流行区域，每年死于该病的人数超过 200 万。
>
> 屠呦呦，中国中医科学院首席科学家，多年从事中医和中西医医药结合研究，发现青蒿素能有效降低疟疾患者的死亡率，并因此于 2015 年 10 月获得诺贝尔生理学或医学奖，成为第 1 位获得诺贝尔奖的中国本土科学家。

2. 传播范围广 随着社会的进步，交通运输愈加便捷，全球化进程的加速使传染源的流动性加快，传播范围向更广的趋势发展。如艾滋病的传播可覆盖 190 多个国家。

3．传染力强、传播速度快 一些新型传染病传染力极强，并且传染源的强流动性也加速了传播媒介的播散速度。例如 2003 年暴发的 SARS，既可通过空气飞沫传播，又可通过密切接触传播。自 2002 年 12 月 15 日广州河源市报告第一例病例后，迅速传遍全国，次年 5 月全国病例数已达 4698。

知识链接

中国新型冠状病毒疫苗的研制与接种

2019 新型冠状病毒疫苗是针对 COVID-19 的疫苗。2020 年 1 月 24 日，中国疾病预防控制中心成功分离出中国首株 COVID-19 毒种。4 月 13 日，中国新冠病毒疫苗进入 Ⅱ 期临床试验，同年 12 月 31 日，国药集团中国生物新冠灭活疫苗已获得国家药监局批准附条件上市。截至 2022 年 12 月 13 日，全国累计报告接种新冠病毒疫苗 34 亿 5167.7 万剂次，接种总人数达 13 亿 722.2 万，已完成全程接种 12 亿 7401.8 万人，覆盖人数和全程接种人数分别占全国总人口的 92.73% 和 90.37%。

4．新出现的传染病与动物密切相关 禽流感、疯牛病、马尔堡出血热、埃博拉出血热、莱姆病、流行性出血热等新生传染病均与动物有关。禽流感、疯牛病等与家禽家畜有关，马尔堡出血热、埃博拉出血热其病原体宿主为野生动物，鼠类是莱姆病、流行性出血热等疾病的病原体宿主。

5．感染谱发生变化 以往传染病的发生多以重度和典型病例为主，对人们预防控制能起到提示和警醒作用。如今一些传染病，如伤寒、结核等轻型和非典型病例占相当大比例，这为发现和有效控制传染源带来了较大的困难。

三、慢性非传染性疾病的流行特点

随着社会经济的发展，人们生活水平的提高以及卫生事业的进步，人类疾病构成发生了重大变化，心脑血管疾病、肿瘤等慢性非传染性疾病的患者数量持续增加，已成为影响人们健康和死亡的重要因素。

慢性非传染性疾病（non-communicable disease，NCD），简称"慢性病"或"慢病"，不是特指某种疾病，而是对一组起病时间长、缺乏明确的病因证据、一旦发病即病情迁延不愈的非传染性疾病的概括性总称。主要的慢性病包括：心脑血管疾病、糖尿病、肿瘤及慢性阻塞性肺病等。目前，慢性病已成为全球头号杀手，造成的死亡人数约占全部死亡人数的 60%，无论是发达国家还是发展中国家，慢性病都是主要的疾病负担。目前我国也已进入慢性病的高负担期，呈现"患者数多、医疗成本高、患病时间长、服务需求大"的特点，因此，慢性病已成为我国面临的重大公共卫生问题和社会问题。我国慢性病具有以下流行特点。

（一）高患病率、高死亡率

与 2015 年相比，高血压、糖尿病、高胆固醇血症、慢性阻塞性肺疾病患病率和癌症发病率均有所上升，据《中国居民营养与慢性病状况报告（2020）》，中国 18 岁及以上居民高血压患病率为 27.5%，糖尿病患病率为 11.9%，高胆固醇血症患病率为 8.2%，40 岁及以上居民慢性阻塞性肺疾病患病率为 13.6%。2019 年，我国因慢性病导致的死亡人数占总死亡人数的 88.5%，其中心脑血管病、癌症、慢性呼吸系统疾病死亡比例为 80.7%。

（二）农村增长幅度大于城市

我国城市人口慢性病的发病率和死亡率均高于农村，但农村人口慢性病的发展速度和增长速度高于城市。

（三）主要危险因素暴露水平不断提高

人口老龄化、生活方式、环境和遗传等是已明确的非传染性疾病的危险因素。

（1）人口老龄化：据我国第七次人口普查公报显示，目前 60 岁以上老年人口所占比重为18.7%，其中 65 岁以上者占 13.5%。

（2）吸烟率和吸烟量增加：初次吸烟的年龄前移，低于 30 岁的年轻人群吸烟率呈上升趋势。

（3）城镇人口比例增大：随着我国城市化进程加快，城镇化居民的比例不断增长，进而有越来越多的人群暴露于慢性病的危险因素之中，如不规律的生活方式、高强度的生活压力、不健康的性行为等。

（4）膳食结构发生改变：膳食脂肪供能比持续上升，农村已突破 30% 的推荐上限。家庭人均每日烹调用盐和用油量仍远高于推荐值，而水果、豆及豆制品、奶类消费量不足。

（5）体力活动减少：居民职业劳动强度的普遍降低、出行的日益方便、家务的明显减少、电子产品的普及等，导致居民活动量不足的问题普遍存在。

（四）慢性病的疾病谱发生变化

缺血性脑卒中患者占比增加，高血压、糖尿病患病率与冠心病发病率和死亡率明显增高。恶性肿瘤中与贫困相关的肿瘤，如宫颈癌、食管癌的发病率下降，与生活方式密切相关的肺癌、乳腺癌、直肠癌发病率增高，低发肿瘤如胰腺癌呈上升趋势。

四、疾病预防的宏观策略

疾病预防的宏观策略是根据疾病的具体情况制定的指导疾病预防工作的战略性方针。有了正确的政策和策略，再加上科学合理的具体措施，才能达到预防疾病、促进健康、提高生命质量的目的。

（一）"预防为主"的卫生与健康工作方针

"预防为主"始终是我国卫生工作的战略重点。1952 年新中国成立伊始，就提出了"面向工农兵、预防为主、团结中西医、卫生工作与群众运动相结合"的四大卫生工作方针。1997年，《中共中央、国务院关于卫生改革与发展的决定》提出了"以农村为重点，预防为主，中西医并重，依靠科技与教育，动员全社会参与，为人民健康服务，为社会主义现代化建设服务"的卫生工作方针。党的十八届五中全会从维护全民健康和实现长远发展出发，提出"推进健康中国建设"新目标。2016 年 8 月，全国卫生与健康大会提出了"以人民健康为中心，坚持以基层为重点，以改革创新为动力，预防为主，中西医并重，把健康融入所有政策，人民共建共享"的新时期我国卫生与健康工作的新方针。2021 年 2 月，全国卫生健康工作会议再次强调全国卫生健康系统要以常态化疫情防控为重点，全面推进健康中国建设，始终坚持"预防为主""人人享有卫生保健"的原则，是建设健康中国的有力保障。

1. 疾病预防的理论模式 我国疾病预防的研究和实践中常见的理论模式主要有以下几种。

（1）治未病理论：中医"治未病"思想源于《黄帝内经》，经历代医学的发展与完善，已成为中医护理体系的核心指导思想。孙思邈《千金要方·养生序》中"圣人消未起之患，治未病之疾，医之于无事之前，不追于既逝之后"的观点呼应了《黄帝内经》中"治未病"的理论。人体在出现病理改变之前，会出现一些功能性改变，而这些功能性改变是现代检测技术很难发现的，在"治未病"理论的指导下，于这些慢性病高危人群出现病理性改变之前，通过建立适当的慢性病风险评估模型，对这部分人群进行早期监测，早期干预，可以截断慢性病高危人群由功能性改变发展为病理性改变的进程，从而降低其发病率。

（2）天人相应理论与时间医学节律理论：《黄帝内经》最早提出了"天人相应"的时间医学——生命节律理论。《素问·宝命全形论》曰："天覆地载，万物悉备，莫贵于人，人以天地之气生，四时之法成。"《灵枢·岁露》曰："人与天地相参也，与日月相应也。"意思是，人体的生命活动与大自然时令的变化息息相关，生老病死都遵循阴阳之道。时间医学源自近代时间生物学，科学家对动植物生命规律和时间节律的关系进行了研究，最终提出了"生物钟"的概念。无论是"天人相应"还是"时间医学"，均阐述了人类生物节律与外环境的高度协调性，提示疾病的发生和预防也应考虑日节律、月节律、四时节律和年节律。

（3）健康促进理论：健康促进理论起源于健康教育，是一套相对完善的健康教育方法。该理论阐释了个体特征及经验、特定行为认知及情感、行为结果3个方面的十大健康行为影响因素，认为个人因素、既往的健康行为经验、自我效能、行为相关情感等均是影响患者健康行为的有效因素，个体或群体为了达到更健康的状态会尝试新的方法。该理论已被证实可改善手术后患者的遵医行为，提高个体预防恶性肿瘤的健康行为，促进老年心脏康复运动的依从性等。

（4）赋能理论：赋能即"赋予能力，帮助自己"。WHO将"赋能"定义为：个体获得与其健康相关的信息和资源，参与决策的制订和实施，并努力改变影响健康的因素。该理论强调"以患者为中心"，认为患者有责任对自己的健康状况负责，而教育者仅是引导者和信息提供者，与患者是合作关系。基于赋能理论制订健康教育计划，包括5个步骤：①引导患者找出并确立目前存在的健康问题；②鼓励患者表达自我情感；③引导患者自主设立目标；④根据患者存在的问题和自主设立的目标制订相应计划；⑤计划实施后进行效果评价。赋能理论已经被证实在心脑血管疾病、糖尿病、恶性肿瘤的预防与康复中可以提高患者的健康行为依从性，从而改善健康结局。

2．传染病的预防控制策略　常见的策略包括以下几种。

（1）预防为主：传染病的预防应在疫情尚未出现时，针对可能发生传染病的易感人群或传播途径采取措施。传染病的预防主要包括3个方面：①加强人群免疫；②改善卫生条件，保护水源、提供安全的饮用水，加强食品卫生监督和管理；③加强健康教育，改变人们的不良卫生习惯和行为。

（2）加强传染病监测：监测内容包括传染病发病和死亡情况，病原体类型和特性，人群免疫水平及人口资料等。同时开展对流行因素和流行规律的研究，并评价防疫措施的效果。

（3）建立传染病预警制度：国务院卫生行政部门和省、自治区、直辖市人民政府根据传染病发生、流行趋势的预测，及时发出传染病预警，予以公布。县级以上地方人民政府应当制定传染病预防、控制预案，报上一级人民政府备案。

（4）加强传染病预防控制管理：制定严格的标准和管理规范，加强对病原生物学实验室、传染病菌种和毒种库等的监督和管理；加强对血液及血液制品、生物制品及相关的生物标本等的管理；加强对从事传染病相关工作人员的培训。

（5）传染病的全球化控制：继1980年全球宣布消灭天花后，1988年WHO启动了全球消灭脊髓灰质炎行动。经过十几年的努力，全球脊髓灰质炎病例数下降了99.8%。中国在2000年也正式被WHO列入无脊髓灰质炎野毒株感染国家。WHO自2007年颁布管理全球卫生应急措施的《国际卫生条例》以来，已宣布了六次公共卫生应急事件，分别为2009年的甲型H1N1流感、2014年的脊髓灰质炎疫情、2014年西非的埃博拉疫情、2015—2016年的"寨卡"疫情、2018年开始的刚果（金）埃博拉疫情和2020年的新型冠状病毒感染疫情。

3．慢性病预防控制策略　《中国居民营养与慢性病状况报告（2020）》显示，2019年我国因慢性病导致的死亡人数占总死亡人数的88.5%，其中心脑血管病、癌症、慢性呼吸系统疾病死亡比例为 80.7%。联合国关于慢性病防治措施的指导原则表明：吸烟、饮酒、不健康饮食、静坐生活方式是最常见的慢性病共同危险因素。通过健康教育和健康促进，指导人们养成良好的行为生活方式，可有效预防和控制高血压、糖尿病、恶性肿瘤等慢性病的发生，对提升我国居民健康水平具有极为重要的意义。

（1）合理膳食：饮食不合理是仅次于吸烟的重要可控的癌症相关因素，蔬菜和水果摄入不足与直肠癌、胃癌、食管癌的发生有关。对于高血压患者，限制钠盐摄入量，通过水果、蔬菜适当增加钾和镁离子的摄入，可起到预防与降低血压的作用。

（2）戒烟限酒：流行病学研究表明，吸烟可导致肺癌、喉癌、口腔癌、心脑血管疾病、慢性阻塞性肺病等多种疾病的发生，帮助吸烟者戒烟、创造不利于吸烟的环境是人群控烟的主要措施，也是慢性病一级预防的重要方面。

酒的主要成分是乙醇和水（占总量的 98%），饮用后在肝内经乙醇脱氢酶将乙醇转化为乙醛，再进一步氧化，由乙醛转化为乙酸，最终氧化为二氧化碳和水被人体吸收。若饮酒过量，乙醇进入肝后得不到充分的氧化，多余的乙醇则随血液进入其他器官而产生毒性作用。研究发现，每天摄入 80 g 酒精并持续数月，可引发脂肪肝或酒精性肝炎；持续大量饮酒达 15 年以上的人群，70% 可发生肝硬化。

（3）控制体重：肥胖是一种慢性疾病，WHO 提出该病是人类目前面临的最易被忽视、但发病率却在急剧上升的一种疾病。全球每年约有 280 万成人死于肥胖或超重。研究表明，肥胖是高血压、2 型糖尿病、心血管疾病、脑卒中和多种肿瘤的危险因素，故被列为导致疾病负担的十大危险因素之一。而减轻体重可显著改善胰岛素抵抗和炎症反应，进而降低 2 型糖尿病的发病风险，改善患者的血糖和血脂谱，延缓动脉粥样硬化的进展，减少心血管不良事件的发生。

（4）适度的体力活动：体力活动（physical activity）泛指一切与身体动作有关的活动，可看作是比锻炼更为宽泛的概念。坚持长期进行体力活动，可预防和控制高血压，并增加热量的消耗，减少体内脂肪蓄积，使体重降低，缓解精神紧张，减少高血压发生的概率，改善心血管系统的功能状态。规律的运动还可增加胰岛素的敏感性，有助于控制血糖，且对糖尿病高危人群同样具有显著的预防效果。

（5）保持良好心态：人的心理状态和情绪与血压水平密切相关。紧张的生活和工作节奏、长期焦虑、烦恼等不良情绪以及无规律的生活等都会影响机体的内分泌功能，增加糖尿病的患病风险。此外，稳定情绪和保持平和的心态，尽量降低社会环境不良因素造成的恶性刺激，对于预防和遏制高血压及恶性肿瘤等慢性病的发生发展具有非常重要的意义。

（6）控制感染：感染因素与癌症关系密切，例如感染乙肝病毒可使肝癌危险性增加 40 倍。对中国人群环境和行为危险因素归因的最新调查发现：慢性感染是导致中国患者癌症发病和死亡的首要原因。在我国，乙型 / 丙型肝炎病毒、幽门螺杆菌、人乳头瘤病毒（human papilloma virus，HPV）和 EB 病毒是最常见的感染致癌因子。

（7）消除职业危害：职业危害是指在生产劳动过程及其环境中产生或存在的，对职业人群的健康、安全和作业能力可能造成不良影响的一切要素或条件的总称。2001 年我国颁布了《职业病防治法》，并将石棉所致肺癌及间皮瘤、联苯胺所致膀胱癌、苯所致白血病、氯甲醚所致肺癌、砷所致肺癌及皮肤癌、氯乙烯所致肝血管肉瘤和焦炉工人肺癌、铬酸盐制造业工人的肺癌 8 种疾病明确为职业性恶性肿瘤。

（二）医学模式与疾病预防模式的转变

医学模式反映了人们在某个特定时期对健康和疾病现象的哲学认识。神灵主义医学模式产生于人类社会早期，当时由于对发生在人体的生育、疾病、死亡等重大事件无法理解，人们就通过求神、占卜、拜神等手段来解除病痛。18 世纪以后，由于微生物学、免疫学、病理学等的重大发现，使医学进入了生物医学时代。20 世纪 70 年代以后，人们越来越认识到社会心理因素与疾病的发生有关，特别是与慢性非传染性疾病的发生密切相关，必须从生物 - 心理 - 社会多方面、全方位、多层次地加以综合分析，将人作为一个整体看待，既要考虑人的生物属性，也要考虑人的社会属性和心理环境。

（三）社会大卫生观念

社会大卫生观念是相对于小卫生观念而言的。所谓小卫生观是指以医生独立行医为特征的卫生服务。而大卫生观认为，卫生工作不单纯是卫生部门的专业技术工作，还必须与社会经济同步发展，动员和依靠全社会的力量来推进。

1. 大卫生是具有大规模社会建制的卫生活动　防治疾病与社会进步和改革联系在一起，并且与人民利益息息相关。由于卫生知识的普及和卫生需求的提高，医疗卫生保障日益成为社会各系统广泛参与的自觉行为。

2. 大卫生是整体化医学指导下的卫生活动　医学及其预防保健体系将人特别是人群作为服务对象，融合自然科学和社会科学诸多学科领域，如生物医学、心理学、社会学、数学、工程技术学等，整合建立新的疾病预防学科群。整体化、系统化的医学进步，奠定了大卫生的理论基础。

3. 大卫生是具备福利和生产二重性的卫生活动　卫生事业的福利性体现在卫生事业必须满足整个社会和所有人群不断增长的包括预防、保健、医疗以及康复在内的医疗卫生需求。卫生事业又具有生产性，能增进和提高劳动生产率（因此卫生对劳动力的保护被称为"健康投资"），必须服从于总的经济发展目标和基本经济规律。卫生总费用所占 GDP 比例是一个国家整体对卫生领域投入高低的标准，不低于 5% 是世界卫生组织的基本要求。我国 2019 年卫生总费用占比为 6.6%，卫生总费用为 65195.9 亿元。必须将有限的卫生资源通过合理调配和使用，才能达到公平、公正、有效为健康服务的目标。

第二节　护理工作中的疾病预防

随着健康观的改变，在医疗护理活动中，对疾病的预防已贯穿于疾病的发生、发展和转归全过程。无论是针对患者个体的病情观察，还是针对健康群体的免疫接种，从健康促进、"三早"筛查到促进康复，都与护理工作息息相关。

一、个体预防和群体预防

疾病预防包括个体预防和群体预防，分别研究个体和群体的健康与疾病状况，以及预防疾病和增进健康的个体和群体效应。

（一）个体预防

个体预防（individual prevention）是指针对个体所采取的预防疾病的措施。早在远古时代，人们就已经认识到健康和疾病的发生与外界因素有密切关系，并创造了许多预防疾病和保障自身健康的方法。例如火的使用不仅缩短了人体消化食物的过程，还减少了中毒和胃肠道疾病的发生。东汉名医华佗创造出模仿动物动作的五禽戏来强身健体，近代巴斯德发明病原消毒法等，对预防和控制疾病发挥了巨大作用。人们越来越认识到，能否强化个人健康责任，是疾病预防能否发生效应的关键。

护理工作的一项重要内容是健康教育，即通过对个体进行健康相关的宣教，帮助其强化健康意识，建立良好的生活方式与行为习惯，这是疾病个体预防的重要方面。养成均衡饮食的习惯，限制高脂肪、高蛋白、高糖和高盐摄入，控制体重，不吃不洁净的食物；加强身体锻炼，保持稳定的生活规律；适量饮酒或不饮酒，避免吸烟，防止药物依赖和毒品；掌握自我保健知识，避免生活和生产中的意外伤害；克服性格弱点，提倡愉快、积极的情绪，提高对重大事件的耐受和排解能力，加强与社会人群的和谐交往。

周期性健康检查是疾病个体预防的另一重要形式，具有个体化倾向和时效性，将常见病、多发病和高危人群作为周期性健康检查的重点。在体检过程中，护理人员会协助个体获得健康相关因素的指标，例如测量身高、体重、血压、脉搏，留取血液标本送检等，通过周期性健康检查，可以根据个体的健康危险因素制订健康检查计划。

（二）群体预防

群体预防（colony prevention）是指对包括健康人在内的整个人群的疾病预防。群体预防主要通过改善社会环境、消除潜在危险因素等方式，达到保持健康、预防疾病的目标。

19 世纪末 20 世纪初以来，人类积累了战胜天花、霍乱、鼠疫、白喉等烈性传染病的经验，并掌握了一整套系统的群体预防的方法，在全球消灭天花和脊髓灰质炎后，又将麻疹、狂犬病、结核病、麻风病列为有望在全球消灭的传染病。尽管如此，加强群体预防，在人群中控制传染病的流行和传播，仍是我国现阶段卫生工作的重点。首先，传染病仍是危害我国人民健康的主要因素之一。在农村地区，传染病是致病和死亡的重要原因之一，如病毒性肝炎、肺结核、梅毒、细菌性和阿米巴痢疾、艾滋病、狂犬病等；同时，一些传染病与恶性肿瘤的发生相关，为社会和患者带来了巨大的损失和痛苦。其次，一些已被控制的传染病如结核病、血吸虫病、淋病、梅毒等近年来死灰复燃或卷土重来，发病率有抬头趋势。最后，近年又发现了一些新的人类传染病和病原体，如艾滋病及 HIV 病毒、埃博拉出血热及其病毒、疯牛病及其病毒、传染性非典型肺炎及新型冠状病毒、人感染高致病性禽流感及其病毒等。可见，传染病的预防仍然任重道远，群体预防在疾病预防中的作用还应该进一步深化。

建立适合所有人群的公共卫生政策是做好群体预防的关键。城乡社区卫生活动的开展是群体预防实施的重要保证，越来越多的预防、医疗、保健、康复、计划生育、健康教育等活动在社区内进行。以社区为单位的群体预防包括社区全部人群的预防和重点人群的预防，前者涵盖了社区中的健康人、患者、亚健康状态者及病原携带者，后者则主要包括儿童、老年人、妇女及其他高危人群。预防工作的社区化将极大地提高疾病预防的覆盖面和效益，在社区卫生服务机构，护理人员在免疫接种、疾病治疗、入户随访等工作中均扮演着重要的角色。

二、三级预防

我国古代"未病先防、已病防变、病后防复"的思想涵盖了预防、治疗和康复三个层面，最早体现了"三级预防"的理念。"三级预防"又称三水平预防，最早由 Leavell HR、Clark EG 在 1953 年提出这一概念，作为疾病预防的核心，将预防贯穿于个体和群体疾病发生前后的各个阶段。它是在对疾病的病因、自然进程和转归等了解的基础上分阶段、全方位进行的，重点强调在疾病发生和发展的每一阶段，都可以采取适当的措施来预防疾病的产生与恶化。每一种疾病都有其三级预防的措施，不同的疾病所采取的策略和措施是不同的；即使是同一种疾病，在不同的地区或不同的人群中所采取的策略和措施也是不同的。

（一）第一级预防

第一级预防（primary prevention）又称病因预防，指在疾病尚未发生时针对病因或危险因素等所采取的综合性预防措施，是预防疾病和消灭疾病的根本措施，也是最经济有效的预防措施。其目标是防止或减少疾病发生，即无病防病，是疾病预防的最高目标。WHO 提出的健康四大基石"合理膳食、适量运动、戒烟限酒、心理平衡"是一级预防的基本原则。其主要措施包括健康促进和健康保护。

1．健康促进　健康促进是一级预防的基础。通过创造促进健康的环境，使人们避免或减少暴露于各种行为、心理、社会环境的危险因素，从而改变机体的易感性，保护健康人免于发病。健康促进作为预防措施不是针对某个疾病，而是要避免产生和形成增加发病危险的因素，而这些因素广泛地存在于社会、经济和文化生活的方方面面。健康教育是通过信息传播和行为干预，帮助个人和群体掌握卫生保健知识、树立健康观念、自愿采纳有利于健康的行为和生活方式的教育活动与过程。不良行为与生活方式会给个人、群体乃至社会的健康带来直接或间接的危害，它对机体的影响具有潜袭性、累积性和广泛性的特点。通过信息传播和行为干预的措施，提高人群的自我保健意识和能力，消除或减轻影响健康的危险因素，不断改善不良行为与生活方式，全面增进健康素质，是护理人员在病因预防中的重要工作任务。

2．健康保护　健康保护是对于病因明确的疾病，或者具备特异预防手段的疾病所采取的措施。健康保护在预防和消除病因上起主要作用。

（1）针对病因的特异性预防：针对病因的特异性保护措施在预防疾病中发挥着决定性作用。根据传染病的疫情监测或人群免疫水平分析，有计划地进行预防接种，可使机体产生特异性免疫力，阻断传染病的传播，因此是社区护士的重要工作内容之一。

（2）特殊人群的重点预防：在对整个人群进行全面预防保健的基础上，应注重高危人群和高危环境在疾病预防中的重要地位。高危人群是指易受到致病因素危害导致发生某些疾病的特殊人群。老年人、妇女、儿童的预防保健是高危人群预防的重要组成部分，也是社区护理人员的重点工作内容之一。

一级预防的开展常采用双向策略，即把对整个人群的普遍预防和对高危人群的重点预防结合起来，两者相互补充，提高效率。前者称为全人群的预防策略，旨在降低整个人群对疾病危险因素的暴露水平，是通过健康促进实现的；后者称为高危人群的预防策略，旨在针对疾病高风险的个体采取预防干预措施，从而降低其将来发病的风险，是通过健康保护实现的。

知识链接

我国是有记载最早使用疫苗的国家

东晋葛洪所著的《肘后备急方》是我国第一部临床急救手册，其中的"治卒有猘犬凡所咬毒方"是关于预防狂犬病的办法，其中一个是"乃杀所咬之犬，取脑敷之，后不复发"。意思是，把咬人的狂犬杀了，把它的脑浆取出来敷在被咬的地方。这种方法是人们在长期实践中总结出来的，为了不患上某种同样的疫病，人们用捣碎、研磨等物理方法把发病个体的组织、脏器等制成"药物"，其作用相当于原始疫苗。1727 年，俞茂鲲《痘科金镜赋集解》记载，明隆庆年间（1567—1572 年），安徽太平县首创种痘法，以对抗天花。

（二）第二级预防

第二级预防（secondary prevention）又称临床前期预防，指在疾病的临床前期早期发现、早期诊断和早期治疗，也称为"三早"预防；对于传染病增加早期报告和早期隔离，为"五早"预防，目的是终止个体疾病的发展和恶化以及遏制群体疾病的蔓延。

人类面临的疾病威胁已经从以传染病为主转变为以慢性病为主，后者已成为人类死亡的主要原因。目前，全世界排名位居前十位的致死疾病依次为缺血性心脏病、脑卒中、呼吸道感染、慢性阻塞性肺疾病、肺癌、糖尿病、阿尔茨海默病、腹泻、肺结核和交通伤害。慢性病具有患者多、损害广、治愈率低等特点，而且病因机制不明者居多，因此完全做到一级预防尚有难度。慢性病的发生发展是多种致病因素长期作用的结果，早期发现、早期诊断和早期治疗较为可行，因此应以二级预防为重点。由于慢性病与传染病在病因、传播方式、发病机制、病程及预后等各方面都有所不同，慢性病的预防工作亦与传染病有所不同（表4-1）。掌握慢性病预防的这些特点，对于疾病预防的顺利开展非常有意义。

表4-1 传染病预防与慢性病预防的比较

内容	传染病预防	慢性病预防
病因	特定的生物学病因、潜伏期和传播途径	病因多样，病程起点不确定
病因预防	特异性预防措施有效，效果明确、可测量	综合性预防措施有效，直接效果不明确，需长时间观察
发病机制	单纯，容易阻断	复杂，不易阻断
病程	短，或治愈或死亡	长，甚至终身带病
传播	有传染性，群体预防效果佳	无传染性，以个体责任为主
预后	后遗症少	多器官多系统损害

实现疾病"早期发现、早期诊断"的主要方法是提高群众的防病意识，这也是护理人员工作的一部分，与之有关的护理实践可以在家庭、社区、医院等多个场所进行。通过卫生宣教教会群众对自身健康指标进行监测，使群众知晓常见慢性病的症状，并形成发现异常及时就医的意识。同时，要发展灵敏有效的诊断方法和技术，提高医务人员的诊断治疗水平，通过普查、筛查、定期健康检查、高危人群重点项目检查以及设立专门防治机构等方法来实现第二级预防。例如防治高血压、脑血管病和冠心病时，社区护理人员可以教会所辖社区群众在家中自行测量血压和记录的方法；对于已经诊断为高血压的患者，要进一步宣教血压控制的要点和早期识别高血压并发症，并重点登记脑卒中和急性心肌梗死患者的信息。

（三）第三级预防

第三级预防（tertiary prevention）又称临床预防，是对已病的患者进行适时、有效的处置，加速其生理、心理和社会康复，减少并发症和后遗症的发生，避免因病致残。第三级预防主要是对症治疗和康复治疗措施，也是临床护理人员工作的主要内容。例如对肝硬化患者的及时治疗，可阻止其恶变为肝癌；对高血压患者的规范化干预可减少心脑血管疾病的发生；中风后的早期康复指导和乳腺手术后的肢体运动等可降低肢体活动障碍及残障的发生。通过第三级预防，能够将患者健康问题的严重程度控制在最低限度。

综上所述，三级预防是预防疾病发生、控制疾病发展的基本措施，三级预防内容涉及预防、医疗、护理、康复等多个领域，需要多学科协同完成。若同时提供第一、二、三级预防服务，可产生更理想的综合预防效应，节省卫生资源。

随堂测

三、公共卫生事件的监测和应对

公共卫生事件（public health events）是重大的社会问题，关系到公众的健康水平和生活质量。突发公共卫生事件（public health emergency）是突然发生、造成或者可能造成社会公众健康严重损害的重大传染病疫情、群体性不明原因疾病、重大食物和职业中毒以及其他严重影响公众健康的事件。突发公共卫生事件直接影响公众的健康、经济的发展和社会的安定，已日益成为社会普遍关注的热点问题。

（一）公共卫生监测

公共卫生监测是指有计划、连续和系统地收集疾病或其他公共卫生事件的资料，经过综合、分析、解释后，及时将信息发送或反馈给相关的机构和人员，用于计划、实施和评估公共卫生实践的过程。其基本过程包括收集资料、分析和评价资料、反馈信息和利用信息。

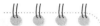

（二）突发公共卫生事件的主要危害

突发公共卫生事件不仅给人民的健康和生命造成重大损失，对经济和社会发展也具有重要影响。其主要表现在以下几个方面。

1．人群健康和生命严重受损　每次严重的突发公共卫生事件都会造成大规模的人群疾患、伤残或死亡。

2．心理伤害　突发公共卫生事件所产生的不良影响强烈刺激着社会公众的心理，必然会有许多人产生焦虑、神经症、应激障碍等精神神经症状。如 1988 年上海的甲型肝炎流行，曾造成当地和周边地区人群的恐慌。

3．严重的经济损失　一是治疗及相关成本；二是政府、社会和个人防疫与救援投入的直接成本；三是事件导致的经济活动量下降而造成的经济损失；四是事件发生出现的不稳定造成交易成本上升产生的损失。据专家估计，2003 年我国传染性非典型肺炎流行至少造成数千亿元的损失。

4．国家或地区形象受损及政治影响　突发公共卫生事件的频繁发生或处理不当，可能对国家和地区的形象产生很大的不良影响，也会使医疗卫生等有关单位和部门产生严重的公众信任危机。

（三）突发公共卫生事件应急处理

引起突发公共卫生事件的原因大致可分为 3 种：①病原生物因素：包括病毒、细菌、真菌、寄生虫等，如 2003 年发生的 SARS 和其后发生的人感染高致病性禽流感；②食物中毒或有毒有害因素污染：如 2018 年桂林帝禾国际大酒店的晚宴食物中毒事件；③放射性元素：如 2011 年 3 月日本地震引发的福岛核电站核泄漏事件。《突发公共卫生事件应急条例》对突发公共卫生事件的应对措施、应急报告、医疗卫生机构责任等都做了详细的规定。国家制定了《国家突发公共卫生事件预案》，各地区也分别制定了相应的突发公共卫生事件应急预案。

1．各级人民政府的应急反应措施　包括以下 9 个方面：①组织协调有关部门参与突发公共卫生事件的处理；②根据突发公共卫生事件处理需要，调集本行政区域内各类人员、物资、交通工具和相关设施、设备参加应急处理工作；③划定控制区域、宣布疫区范围；④采取疫情控制措施，如限制或者停止集会及影剧院演出、停工、停业、停课等；⑤管理流动人口，对传染病患者、疑似患者采取就地隔离、就地观察、就地治疗的措施；⑥实施交通卫生检疫，在交通站点和出入境口岸对交通工具及其乘运人员和物资、宿主动物进行检疫查验；⑦按照有关规定做好信息发布工作，正确引导舆论，注重社会效果；⑧开展群防群治，做好疫情信息的收集、报告、人员分散隔离及公共卫生措施的实施工作；⑨维护社会稳定，组织有关部门保障商品供应，平抑物价，防止哄抢。

2．卫生行政部门的应急反应措施　主要包括：①组织医疗机构、疾病预防控制机构和卫生监督机构开展突发公共卫生事件的调查与处理；②组织突发公共卫生事件专家咨询委员会对突发公共卫生事件进行评估，提出启动突发公共卫生事件应急处理的级别；③根据需要组织开展应急疫苗接种、预防服药；④对本行政区域内的应急处理工作进行督察和指导；⑤发布信息与通报；⑥制订技术标准和规范；⑦有针对性地开展卫生知识宣教，提高公众健康意识和自我防护能力，消除公众心理障碍；⑧组织专家对突发公共卫生事件的处理情况进行综合评估。

3．医疗机构的应急反应措施　主要包括：①开展患者接诊、收治和转运工作；②协助疾控机构人员开展标本的采集、流行病学调查工作；③做好医院内现场控制、消毒隔离、个人防护、医疗垃圾和污水处理等工作，防止院内交叉感染和污染；④做好传染病和中毒患者的报告；⑤对群体性不明原因疾病和新发传染病做好病例分析与总结；⑥开展科研与国际交流，加快病源查询和病因诊断。

4．疾病预防控制机构的应急反应措施　主要包括：①突发公共卫生事件信息报告；②开展流行病学调查；③实验室检测，查找致病原因；④开展科研与国际交流，加快病源查询和病因诊断；⑤协助卫生行政部门制订全国新发现的突发传染病、不明原因的群体性疾病、重大中毒事件的技术标准和规范；⑥对所负责的疾病预防控制机构专业技术人员进行培训。

（四）医护人员在突发公共卫生事件中的作用

医护人员作为公众健康问题的"守门人"，在突发公共卫生事件发生时，多数患者会选择到医疗机构就医，因此医护人员在应对突发公共卫生事件中有着不可替代的作用。

1．突发公共卫生事件风险管理　在疾病预防控制机构和其他专业机构的指导下，需要协助开展突发公共卫生事件风险排查、收集和提供风险信息，参与风险评估和应急预案制（修）订。

2．突发公共卫生事件的发现、登记　医疗机构是监测突发公共卫生事件的哨点。如果在短时间内发现3例以上症状相似的不明原因疾病的病例，经过初步了解发现病例间存在内在关联，需要考虑存在不明原因疾病的突发，如怀疑为突发公共卫生事件时，按要求填写《突发公共卫生事件相关信息报告卡》。如果临床医生未报病，护理人员需要及时提醒医生报病。

3．突发公共卫生事件报告　发现不明原因疾病暴发信息时，应按有关要求于2 h内报告。具备网络直报条件的机构，在规定时间内进行突发公共卫生事件相关信息的网络直报；不具备网络直报条件的，按相关要求通过电话、传真等方式进行报告，同时向辖区县级疾病预防控制机构报《突发公共卫生事件相关信息报告卡》。

4．突发公共卫生事件的处理

（1）患者医疗救治和管理：按照有关规范要求，对突发公共卫生事件伤者与患者进行急救，及时转诊，书写医学记录及其他有关资料并妥善保管。

（2）突发事件的密切接触者和健康危害暴露人员的管理：协助开展传染病接触者或其他健康危害暴露人员的追踪、查找，对集中或居家医学观察者提供必要的基本医疗和预防服务。

（3）流行病学调查：协助对本辖区突发公共卫生事件开展流行病学调查，收集和提供患者、密切接触者、其他健康危害暴露人员的相关信息。

（4）疫点疫区感染防控：做好医疗机构内现场的消毒隔离、个人防护、医疗垃圾和污水的处理工作。协助对被污染的场所进行卫生处理，开展杀虫、灭鼠等工作。

（5）应急接种和预防性服药：协助开展应急接种、预防性服药、应急药品和防护用品分发等工作，并提供指导。

（6）宣传教育：根据辖区传染病和突发公共卫生事件的性质和特点，开展相关知识技能和法律法规的宣传教育。

第三节　卫生保健

案例 4-2

2019年年底暴发的新型冠状病毒感染（COVID-19）对人民群众生命健康和社会经济造成了破坏性的影响，世界卫生组织国际卫生条例应急委员会于2020年1月30日宣布该疫情为"国际关注的紧急公共卫生外部标志"，这标志着COVID-19已经成为全球性公共卫生事件。

请回答：

1．基层医疗卫生机构在新冠疫情期间发挥着哪些重要作用？

2．新冠疫情的发生对全球公共卫生体系造成了哪些新的挑战？

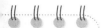

卫生保健（health care）是指疾病出现之前采取的有利于保持健康的措施和行为的总和。在医疗体系中，护理人员作为卫生保健工作中的主力军，在救治患者、防治疾病、人人享有健康方面承担着重要任务。因此，护士必须了解有关的医疗卫生政策，明确护理专业在整个医疗卫生保健体系中的作用。

一、卫生保健的主要形式

（一）自我保健

自我保健指个体在日常生活中采取有利于自我身心健康的活动，是最充分、最经济、最简便、效果最显著的保健形式。每年的 7 月 24 日是"国际自我保健日"。

（二）家庭保健

家庭保健是一种以家庭为中心的健康促进途径，作为开展社会卫生保健的最优规模单位，家庭结构、功能和关系处于完好状态有利于增进成员的健康。

（三）社区保健

社区保健是以基层卫生机构为主体，全科医师为骨干，以人的健康为中心、家庭为单位、社区为范围、需求为导向的有效、经济、方便、综合、连续的基层卫生服务。

（四）社会保健

社会保健又称国家保健，即国家和地方政府根据各地区社会经济发展情况，组织制定合理可行的卫生发展计划、政策和法律，综合协调社会各部门、各阶层力量，为解决个人、家庭和社区重点保健问题提供强大的社会支持。

（五）国际保健

"人人享有卫生保健"是卫生保健的全球战略目标，也是世界各国都应遵循的长期可持续发展的战略目标。

二、世界卫生组织卫生保健的战略

1977 年 5 月，世界卫生组织（WHO）在瑞士日内瓦召开第 30 届世界卫生大会，提出了"2000 年人人享有卫生保健"（Health For AU in 2000，HFA/2000）的全球战略目标。2003 年 5 月，第 56 届世界卫生大会要求各成员国采取一系列行动加强初级卫生保健，努力实现人人享有卫生保健。2018 年，世界卫生组织在其成立 70 周年之际，确定世界卫生日的主题为"全民健康覆盖，每一个人，每一个地方"。全民健康覆盖是实现"人人享有卫生保健"、促进全球健康公平的有效途径。

（一）人人享有卫生保健的含义

主要集中在以下 5 个方面：①人们在工作和生活场所都能保持健康；②人们将运用更有效的办法来预防疾病，减轻不可避免的疾病或伤残带来的痛苦，并且通过更好的途径进入成年、老年，健康地度过一生；③在全体社会成员中均匀地分配一切卫生资源；④所有个人和家庭，通过自身充分地参与，将享受到初级卫生保健；⑤人们将认识到疾病不是不可避免的，人类有能力摆脱某些可以避免的疾病。

（二）21 世纪人人享有卫生保健的总目标

总目标包括：①使全体人民增加期望寿命和提高生活质量；②在国家之间和国家内部改进健康的公平程度；③使全体人民利用可持续发展的卫生系统提供服务。"21 世纪人人享有卫生保健"是"2000 年人人享有卫生保健"的延伸和发展。

（三）21 世纪人人享有卫生保健的进一步发展

2015 年 8 月 2 日，联合国 193 个会员国的代表就 2015 年后发展议程达成一致，这份题为《变革我们的世界——2030 年可持续发展议程》的文件，标志着人类社会第一次就发展的概念达成了共识，具有划时代的意义。这个划时代的、事关全人类福祉的"议程"在 2015 年 9 月 25 日召开的联合国峰会上正式获得批准，并于 2016 年 1 月 1 日起正式生效，旨在呼吁各国积极采取行动，为今后 15 年实现 17 项可持续发展目标而努力。

议程中关于卫生健康领域的相关目标是："确保健康的生活方式，促进各年龄段人群的福祉"，具体承诺如下：①到 2030 年，全球孕产妇每 10 万例活产的死亡数降至 70 以下。②到 2030 年，消除新生儿和 5 岁以下儿童可预防的死亡，各国争取将新生儿每 1000 例活产的死亡数至少降至 12，5 岁以下儿童每 1000 例活产的死亡数至少降至 25。③到 2030 年，消除艾滋病、结核病、疟疾和被忽视的热带疾病等流行病，抗击肝炎、水传播疾病和其他传染病。④到 2030 年，通过预防、治疗及促进身心健康，将非传染性疾病导致的过早死亡减少 1/3。⑤加强对滥用药物包括滥用麻醉药品和有害使用酒精的预防和治疗。⑥到 2030 年，全球公路交通事故造成的死伤人数减半。⑦到 2030 年，确保普及性健康和生殖健康保健服务，包括计划生育、信息获取和教育，将生殖健康纳入国家战略和方案。⑧实现全民健康保障，包括提供金融风险保护，人人享有优质的基本保健服务，人人获得安全、有效、优质和负担得起的基本药品和疫苗。⑨到 2030 年，大幅减少危险化学品以及空气、水和土壤污染导致的死亡和患者数。⑩酌情在所有国家加强执行《世界卫生组织烟草控制框架公约》。⑪支持研发主要影响发展中国家的传染和非传染性疾病的疫苗和药品，提供负担得起的基本药品和疫苗。⑫大幅加强发展中国家，尤其是最不发达国家和小岛屿发展中国家的卫生筹资，增加其卫生工作者的招聘、培养、培训和留用。⑬加强各国，特别是发展中国家的早期预警、减少风险，以及管理国家和全球健康风险的能力。

为进一步促进全球卫生保健的发展，2021 年 5 月 24 日至 6 月 1 日召开的世界卫生组织第 74 届大会中特别规划当前的战略目标是：①通过提供政治领导和与各国政府、联合国机构、国际融资机构以及全球、区域和国家各级发展伙伴在初级卫生保健方面建立战略伙伴关系来重振初级卫生保健；②展示一种新的工作方式，通过一个灵活的综合平台将实现"三个十亿"目标的战略重点联系起来；③通过"一站式"机制因地制宜地落实初级卫生保健，为会员国实施初级卫生保健提供支持，并将初级卫生保健业务框架付诸实践；④创造相关的全球公共卫生产品，包括进一步就初级卫生保健业务框架及其相关监测和衡量指导以及国家案例研究汇编开展工作。

▌▌知识链接 ▶

"三个十亿目标"

2018 年 5 月 21 日，第 71 届世界卫生大会在联合国驻日内瓦办事处万国宫会议大厅开幕。来自世界卫生组织 194 个会员国和观察员国的卫生部长及其他各界代表汇聚一堂，共同讨论世界卫生事业系列问题。此次世界卫生大会将讨论一系列事关全球卫生事业的重大问题，包括讨论、审议《世界卫生组织 2019—2023 年第十三个工作总规划》。该总规划是世界卫生组织协调各国在加速推动实现可持续发展总目标下，应对世界卫生领域的各种挑战，实施各项具体卫生目标的 5 年期战略计划。该总规划的核心是实现"三个十亿"目标，即全民健康覆盖受益人口新增 10 亿人、面对突发卫生事件受到更好保护的人口新增 10 亿人、健康和福祉得到改善的人口新增 10 亿人。

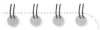

三、中国卫生保健体系

新中国成立以来，我国卫生保健体系建立并逐渐完善，现已形成组织结构合理、服务网络完善、保障功能健全的多系统、分工协作、高度集中的体系，承担着保障国民健康促进和疾病防治的重要任务，包括卫生服务、卫生保障、卫生监督与执法三大体系。

（一）卫生服务体系（health service system）

卫生服务体系是指以医疗、预防、保健为主要功能的各级各类医疗卫生服务机构所组成的整体，是提供各种卫生服务的载体。我国医疗卫生服务体系的总体布局如图4-1。

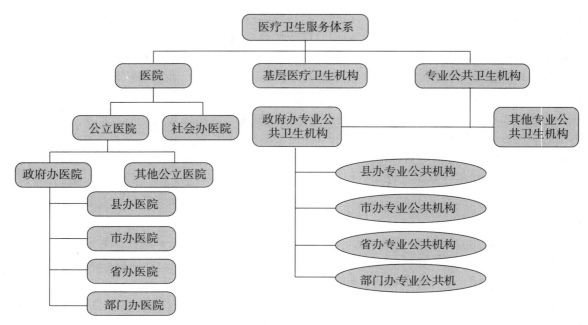

图 4-1　我国医疗卫生服务体系

1. 医院　医院是我国医疗服务体系的主体，坚持维护公益性，充分发挥提供基本医疗服务、急危重症和疑难病症诊疗等方面的骨干作用，承担医疗卫生机构人才培养、医学科研、医疗教学等任务，承担法定和政府指定的公共卫生服务、突发事件紧急医疗救援、援外、国防卫生动员、支农、支边和支援社区等任务。

2. 基层医疗卫生机构　基层医疗卫生机构主要包括乡镇卫生院、社区卫生服务中心（站）、村卫生室、医务室、门诊部（所）和军队基层卫生机构等，主要职责是提供预防、保健、健康教育、计划生育等基本公共卫生服务和常见病、多发病的诊疗服务以及部分疾病的康复、护理服务，向医院转诊超出自身服务能力的常见病、多发病及危急和疑难重症患者。

3. 专业公共卫生机构　专业公共卫生机构是向辖区内提供专业公共卫生服务（主要包括疾病预防控制、健康教育、妇幼保健、精神卫生、急救、采供血、综合监督执法、食品安全风险监测评估与标准管理、计划生育、出生缺陷防治等），并承担相应管理工作的机构。主要包括疾病预防控制机构、综合监督执法机构、妇幼保健计划生育服务机构、急救中心（站）、血站等，原则上由政府举办。

（二）卫生保障体系（medical care system）

卫生保障体系作为社会保障体系的重要组成部分，是反映一个国家和社会发展的重要标志。卫生保障体系与卫生服务体系相互作用，共同承担保护人类健康的职能，主要包括以下两部分。

1. 卫生资源分配　卫生资源分配是指政府或市场如何使卫生资源公平且有效地在不同的

领域、地区、部门、项目、人群中分配，从而实现卫生资源的社会和经济效益最大化。卫生资源的公平配置应包括卫生资源的增量与卫生资源的存量调整两个方面。

2．卫生保障制度　卫生保障制度的核心是医疗保险，我国现行的医疗保险包括基本医疗保险体系、医疗救助体系和补充性医疗保障体系。2021 年 2 月 25 日中共中央、国务院发布《关于深化医疗保障制度改革的意见》，指出到 2030 年，全面建成以基本医疗保险为主体，医疗救助为托底，补充医疗保险、商业健康保险、慈善捐赠、医疗互助共同发展的医疗保障制度体系。

（三）卫生监督与执法体系

卫生监督与执法体系由国家、省、市、县级的卫生监督所（或局）组成，是公共卫生体系的重要组成部分，是执行国家卫生法律法规，维护公共卫生秩序和医疗服务秩序，保护人民群众健康，促进经济社会协调发展的重要保证。

四、中国卫生保健战略

2016 年 10 月 25 日，中共中央、国务院发布了《"健康中国 2030"规划纲要》（以下简称《纲要》），这是今后 15 年推进健康中国建设的行动纲领，其对全面建成小康社会、加快推进社会主义现代化具有重大意义，同时，这也是我国积极参与全球健康治理、履行我国对联合国"2030 可持续发展议程"承诺的重要举措。

（一）《纲要》战略主题

共建共享（建设健康中国的基本路径）、全民健康（建设健康中国的根本目的）。

（二）健康中国"三步走"的战略目标

第一步：2020 年，建立覆盖城乡居民的中国特色社会基本医疗卫生制度，健康素养水平持续提高，健康服务体系完善高效，人人享有基本医疗卫生服务和基本体育健身服务，基本形成内涵丰富、结构合理的健康产业体系，主要健康指标居于中高收入国家前列。

第二步：2030 年，促进全民健康的制度体系更加完善，健康领域发展更加协调，健康生活方式得到普及，健康服务质量和健康保障水平不断提高，健康产业繁荣发展，基本实现健康公平，主要健康指标进入高收入国家行列战略目标。

第三步：2050 年，建成与社会主义现代化国家相适应的健康国家的长远目标。

（三）《纲要》到 2030 年的具体目标

主要包括：①人民健康水平持续提升；② 2030 年人均寿命达到 79 岁，人均健康预期寿命显著提高；③主要健康危险因素得到有效控制；④健康服务能力大幅提升；⑤健康产业规模显著扩大；⑥促进健康的制度体系更加完善。

随堂测

五、护理学会卫生保健链

自 20 世纪 80 年代起，世界许多国家开展了卫生保健服务体制的改革，将医疗卫生服务推向市场，提高卫生保健服务的利用度和医疗护理服务质量。目前护理人员在卫生保健服务体制改革中承担着日益重要的责任，护理学会作为政府部门连接护理工作者之间的桥梁和纽带，在促进全球民众健康卫生保健链中发挥着不可替代的作用。

（一）国际护士会

国际护士会（International Council of Nurses，ICN）成立于 1899 年，是由 130 多个国家的护士协会（NNAs）组成的联合会，是世界上第一个也是覆盖范围最广的国际卫生专业人员组织，代表着全世界 2000 多万名护士。

1．国际护士会的创立与发展　19 世纪后期，随着南丁格尔在圣·托马斯医院举办护士学校的成功，世界各国参加护理工作的妇女越来越多，但护士这个职业在社会上却得不到承认。1887 年，毕业于英国皇家医院护士学校的芬威克倡议并组织成立了世界上第一个护士团体——英国皇家护士协会。1893 年，芬威克代表英国皇家护士协会到美国参加在芝加哥世界博览会上的"世界妇女代表大会"，见到了著名的国际妇女会的创始人、主席 May Wright Sewall 夫人，并谈论了入会的相关事宜。1899 年，在芬威克、赖威尼尔·多克和阿格妮丝·卡尔的领导下成立了由 7 个国家（美国、英国、加拿大、新西兰、芬兰、德国、丹麦）的代表组成的国际护士会，并推选芬威克任主席。1900 年 7 月改名为"国际护士会"，并决定每次大会召开时由当任会长为下一届提出一个誓词。1901 年第一次国际护士代表大会在美国召开，此后除世界大战外，每隔 2 ~ 4 年就要在不同的国家召开一次理事会或代表大会。

2．国际护士会的主要职能 国际护士会致力于为所有人提供高质量的护理服务，在全球范围内制定健全的卫生政策，提高护理知识水平，在世界范围内建立受人尊敬的护理专业和使人满意的护理队伍，其主要职能如下：①提高护理教育水平，培养合格的护士；②协助各国护士发展其全国性的护理组织；③充当各国护士的代言人；④改善护士的福利状况及社会地位。

（二）中华护理学会

中华护理学会（Chinese Nursing Association，CAN）是我国自然科学团体中成立最早的学术组织之一，是党和政府联系护理科技工作的桥梁和纽带，也是凝聚中国 400 余万护士的唯一的全国性护理学会。

知识链接

国际护士会历年护士节主题

2001 年：护士无论何时何地永远为你服务：联合反对暴力

2002 年：护士无论何时何地永远为你服务：关爱家庭

2003 年：护士在照顾全民健康中要防治艾滋病

2004 年：护士与贫困者共同抗贫穷

2005 年：为了患者的安全，护士要抵制假冒伪劣药品

2006 年：科学合理分配，确保生命安全

2007 年：营造优良执业环境，提供优质护理服务

2008 年：提高社区护理品质，引领初级卫生保健

2009 年：提供高品质的产品，服务社区：护士创新领导关怀

2010 年：优质护理，服务社区：护士引领长期护理

2011 年：缩小差距：增加收入和公平

2012 年：缩小差距：从护理实证到临床应用

2013 年：缩小差距：千年发展目标

2014 年：变革的力量，重要的健康资源

2015 年：变革的力量，高效护理与医疗成本

2016 年：变革的力量，提高健康系统的适应性

2017 年：护理：引领之声——实现可持续发展目标

2018 年：护士，引领之声——健康是人的权利

2019 年：发展护理服务，人人享有健康

2020 年：护士：引领之声——护理世界健康

2021 年：护士：引领之声，未来健康照护愿景

2022 年：护士：引领之声——加大护理投入，尊重护士权益，守护全球健康

1．中华护理学会的创立与发展　1900年后，美、英、法等国所属的教会医院迅速发展，外籍护士来华者剧增。1907年，受美国基督教卫理公会妇女部派遣，信宝珠女士（Miss Cora Simpson）来华并在福州基督教协和医院从事护理指导工作，她认为中国应向欧美国家学习，成立护士组织以训练和培养中国护士，统一全国护理教育标准，提高护理服务水平。于是，英国长老会派遣来华担任该组织出版委员会编辑兼秘书的高士兰医生，倡议在中国成立护士会组织并得到支持，于1908年11月通过将《博医会报》寄发各地医院广泛宣传此事。

1909年8月19日，由7名外籍护士和2名外籍医生于江西牯岭创建了第一个全国性护理组织，定名"中国中部看护联合会"。1912年，中国护士会成立教育委员会，其参考美国护理经验，制定了一系列有关护士教育的规定，使我国近代护理开始向系统化、理论化以及初步规范化发展迈出了第一步。1914年6月，中国护士会在上海召开第一届会员代表大会。1922年，中国护士会加入国际护士会，国际护士会接纳中国护士会为第11个会员国。中国护士会在国际上取得了应有的地位。1928年，汉口第九届会员代表大会结束了近20年外籍护士任会长的历史，由"中国护士之母"伍哲英女士开始了护理管理与领导工作，这标志着中国护理队伍与护理事业的发展初具规模。1964年，学会在北京召开学术年会及第18届全国会员代表大会，大会决议将"中华护士学会"改名"中华护理学会"。2013年5月8日，中华护理学会获准重新加入国际护士会。

2．中华护理学会的主要职能　中华护理学会致力于为广大护士群体服务，其主要职能如下：①组织广大护理工作者开展学术交流和科技项目论证、鉴定；②编辑出版专业的科技期刊和书籍；③普及、推广护理科技知识与先进技术；④开展对会员的继续教育；对国家重要的护理技术政策、法规发挥咨询作用；⑤协助政府工作并向政府有关部门反映会员的意见和要求，维护会员的权利，为会员服务。

（三）各省级护理学会

1．各省级护理学会的发展历程　在中华护士会的带领下，北京、上海、湖南、福州等地于1923年率先建立中华护士分会，后改名为中华护理学会分会，之后多省分别建立护理学会，并设有专业委员会、工作委员会。

2．各省级护理学会在我国卫生保健中承上启下的作用　各省级护理学会在准确理解中华护理学会及当地政府关于目前卫生保健的章程、宗旨及各项方针政策的基础上，对下级发挥自身的辐射带动功能，创造性地将上级学会的宗旨、思想、方针、目标等转化为可操作性的具体行为，影响和带动省属各地、市、州护理学会，使护士在我国各项卫生保健战略目标的实现过程中发挥越来越重要的作用。

小　结

随着时代的发展和社会的进步，人类卫生保健事业也发生着日新月异的变化。卫生保健作为疾病预防的先导，主要包括自我保健、家庭保健、社区保健、社会保健、国际保健五种形式。初级卫生保健是实现"2000年人人享有卫生保健"的关键，"2030可持续发展议程"与《"健康中国2030"规划纲要》是实现"人人享有卫生保健"的重要举措。同时，各级护士学会也在卫生保健中承担着重要责任，未来护士角色形象会以更理想的模式展现在社会公众之中。

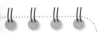

思考题

1. 为促进我国全民健康，国务院发布《"健康中国2030"规划纲要》，其主要特点是什么？

2. 小李从某医科大学护理系毕业，就职于社区卫生服务中心，在促进我国基层卫生保健工作中，她扮演着什么样的角色？

3. 王某，38岁，身高170 cm，体重110 kg，每天1包烟，晚餐150 g白酒，口味偏重，喜食油炸烟熏类食物。因头晕就诊，测血压150/95 mmHg，医生建议其先改变生活方式。

请思考：

（1）王某的健康存在哪些异常？

（2）如果不进行疾病预防，王某可能会罹患哪些疾病？

（3）请为王某设计一套合适的疾病预防措施。

（赵 鑫 朱丽丽）

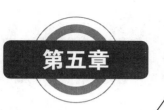

第五章　护理程序

导学目标

通过本章内容的学习，学生应能够：

◆ **基本目标**

1．解释

（1）护理程序、护理评估、护理诊断、合作性问题的概念。

（2）护理程序的步骤及各阶段主要护理工作。

（3）护理评估的主要内容和资料的来源。

（4）护理诊断的组成、类型与书写要求。

（5）护理目标的种类与陈述方式。

（6）三种护理记录方式的记录要点。

2．说明

（1）护理诊断排序的原则。

（2）制订护理目标和护理措施的注意事项。

3．比较

（1）主观资料和客观资料的划分，说出它们的不同点。

（2）护理诊断、合作性问题及医疗诊断的区别。

4．应用

应用护理程序，指导临床护理工作，针对具体病例，能够提出护理诊断，并制订护理计划。

◆ **发展目标**

能够运用护理程序的思维方式开展护理研究。

◆ **思政目标**

坚持系统观念，以护理程序为工作框架，为服务对象提供科学、系统的优质护理。

案例 5-1A

患者，男性，农民，75岁，反复咳嗽、咳痰伴胸闷、喘息，活动后加重20余年。社区医疗诊断："慢性支气管炎"。为进一步诊治，在家人陪同下坐轮椅入院。急诊以"慢性阻塞性肺疾病"收入呼吸科。

案例 5-1A（续）

请回答：

如果你是一名呼吸科护士，针对患者入院时的情况，应采取怎样的处理措施？步骤是什么？

第一节　概　述

护理程序（nursing process）即护士在为护理对象提供护理照顾时所应用的工作程序，是一种系统地解决问题的方法，是以增进和恢复人类健康为目标所进行的一系列护理活动，包括评估、诊断、计划、实施、评价5个步骤。护士以护理程序作为指导性框架，通过一系列有目的、有计划的步骤和行动，按护理问题的轻重缓急，为护理对象提供生理、心理、社会、文化及精神等方面的整体护理，使其达到最佳健康状态。

护理程序的提出与运用是现代护理学发展的必然结果。护理程序的提出明确了护理工作的范畴和护士的角色职能，规定了护理专业的标准，规范了护士的专业行为，真正体现了护理工作的科学性、专业性和独立性。

一、护理程序的概念及步骤

（一）护理程序的概念

护理程序是一种科学的、有计划的、系统的护理工作方法，是护士以满足护理对象的身心需要，恢复或增进护理对象的健康为目标，以护理理论及护理相关理论为指导，实施的有计划、系统、连续、全面的护理实践模式。它反映了护理工作过程的综合性、动态性、决策性和反馈性。其中综合性体现在护士需要运用多学科的知识和技能来处理护理对象的健康问题及其反应；动态性体现在护理措施应根据护理对象各个阶段的不同护理问题而变化；决策性是指护士需要从为护理对象解决问题的诸多措施中选择一组最佳措施；反馈性体现在护理程序是一个系统的解决问题的程序，护理措施执行后的结果又可反过来影响和决定下一步的决策和护理措施。可见，按护理程序进行工作可为护理对象提供主动的、系统的、全面的护理。

（二）护理程序的步骤

护理程序包括5个基本步骤：评估、诊断、计划、实施和评价，这5个步骤是相互连续且相互关联的。例如，当护理对象入院后，护士要对护理对象的生理、心理、社会等各方面的状况和功能进行评估，根据评估收集的资料确定护理对象存在哪些方面的护理问题，即做出护理诊断，围绕护理诊断，制订护理计划，包括具体的护理措施和预期达到的目标，之后按计划为护理对象提供护理服务，即实施护理计划，并对计划实施后的效果及护理对象的反应进行评价。护理程序的步骤及其护理工作的主要内容见表5-1。

表5-1　护理程序的步骤及其护理工作的主要内容

护理程序	主要护理工作内容
1. 评估	收集、整理、分析资料
2. 诊断	确定护理问题
3. 计划	排列护理诊断顺序，确定预期目标，制订护理措施，护理计划成文

护理程序	主要护理工作内容
4. 实施	实施前的准备，实施，记录
5. 评价	收集资料，护理对象反应与预期目标比较，分析预期目标未实现的原因，修订护理计划

二、护理程序的发展历史

护理程序是护理实践发展到现代的一种有效的规范化工作方法。早期的护理工作主要是依从性地处理一些杂务，如打扫患者的休养环境，负责管理患者药物、营养及辅助性医技工作等。随着社会的发展，杂务也越来越多，杂务成了各项工作的纽带，处理杂务的工作难度日益加大，面对日趋广泛、复杂的现代护理工作，传统的依赖性工作方式显然不合适，为了提高工作效率，充分发挥护理工作的纽带作用，在此背景下，护理程序应运而生。

"护理程序"一词最早由美国护理学家赫尔（Lydia Hall）于 1955 年提出，赫尔认为护理工作是"按程序进行的工作"，应以患者为中心实施护理。1961 年，奥兰多（Orlando）等对护理程序进行了进一步阐述，提出"护理程序是由一系列步骤组成的"，包括评估、计划和评价3 个步骤。1967 年，尤拉（Yura）、渥斯（Walsh）出版了第一本权威性的教科书《护理程序》，在书中进一步将护理程序发展成为 4 个步骤：评估、计划、实施和评价，在第一步评估中包括护理评估、护理诊断两部分。

1973 年，北美护理诊断协会（North America Nursing Diagnosis Association，NANDA）成立，在协会的第一次会议后，许多护理专家建议将护理诊断作为护理程序的一个独立的步骤，从而将护理程序正式发展为五个步骤：评估、诊断、计划、实施和评价。

1975 年，由于社区护理和家访护理任务增多，美国护理同行在实践中逐渐建立起一种简化了的护理程序运作系统，即奥马哈系统（Omaha System），它是一种标准化的护理实践分类系统，由问题分类系统、干预系统及结局评价系统 3 部分组成。问题分类系统由环境、社会心理、生理及健康相关行为 4 大领域组成；干预系统有 4 种干预方式，共 76 个干预方向；结局评价系统采用 Likert 5 分法对患者护理问题的改善程度从认知、行为、状况 3 个方面进行评价。

1977 年，NANDA 协会将护理程序列为护理实践标准，从而使护理程序在临床护理实践中得以广泛地应用。护理程序的运用规范了护士的专业行为，使护理工作由被动转为主动，充分调动了护士的积极性和创造性，为向护理对象提供优质、高效、系统的整体护理奠定了基础。

近年来，在得到美国护士协会（ANA）认可的标准化护理语言中，NNN 链接是将北美护理诊断（Nursing Diagnosis，ND）、护理措施分类（Nursing Interventions Classification，NIC）和护理结局分类（Nursing Outcomes Classification，NOC）链接起来使用的方法。具体步骤是首先从护理诊断中选出适合患者的护理诊断，然后用护理结局分类找出符合其目前考虑状况的目标或结局，最后用护理措施分类找出适合患者的最可能达成目标的护理措施，实施护理措施后，再根据其结局补充或剔除相应的护理诊断或措施。

在临床护理实践工作中，为促进护理措施的实施，改善临床整体护理实施不佳的状况，护理工作人员依托医院信息化建设的平台，开始研建和使用护理程序的信息化体系，实践整体护理理念，从评估、诊断、实施、评价等方面完成护理程序信息化建设，开发了易于护士操作的临床信息系统平台及精准、全面的护理文书、电子档案体系，提高了临床护士的护理水平与工作效率。

标准化护理语言概述及分类

"标准化护理语言"是目前被国际护理学界普遍采纳和使用的语言，是一种护理人员间沟通的通用语言。人们对标准化护理语言有相同的解读与理解，可以实现跨单位、跨地域、跨系统间的沟通，还可以规范护理实践，量化护理服务，体现护理的价值，实现护理数据共享。国外已获得美国护士协会（American Nurses Association，ANA）认可的标准化语言有 12 种，其中有 7 个护理专用术语系统，分别为临床护理分类（Clinical Care Classification，CCC）、奥马哈系统（Omaha System）、国际北美护理诊断协会分类（North American Nursing Diagnosis Association-International Taxonomy，NANDA Ⅰ）、护理措施分类系统（Nursing Interventions Classification，NIC）、护理结局分类系统（Nursing Outcome Classification，NOC）、国际护理实践分类（International Classification of Nursing Practice，ICNP）和围术期护理数据集（Perioperative Nursing Data Set，PNDS）。

三、护理程序的相关理论

护理程序是一般系统论、控制论、信息论等理论在护理领域的具体应用，其中一般系统论是护理程序构建的最重要的指导理论。依据一般系统论的观点，护理服务的对象——人，是一个开放的系统，由生理、心理、社会文化等部分组成，人的内部各系统之间相互作用和影响；同时人又是自然、社会环境中的一部分，人与外部环境中的多个系统相互联系和作用。护理的目的就是促进人体内环境的稳定以及人与外环境之间相互适应与平衡。由于人是一个整体的、开放的系统，处于不断的动态变化中，以满足护理对象身心需要、恢复和促进健康为目标的护理程序，同样也是一个整体、开放、动态的系统。在护理程序系统中，其输入部分是护理对象的健康状况、护士的知识与技能水平、医疗设施情况等，经过评估、诊断、计划、实施等系统内的处理和转换过程，输出部分是实施护理计划后护理对象达到的身心状况和健康水平，经过与预期目标进行比较，评价健康目标实现的程度，并进行信息反馈。如果没有实现或未完全达到，则应进一步收集资料，根据当前情况制订及实施新的护理计划，直至达到预期目标。

控制论由美国数学家维纳（Wiener）等于 1948 年提出，主要研究系统的状态、功能、行为方式及变动趋势，控制系统的稳定，揭示不同系统的共同控制规律，使系统按预定目标运行的技术科学。黑箱是控制论的一个重要概念，所谓黑箱方法是指不打开黑箱，也不考察系统内部结构，只通过对系统外部考察来分析系统内部的机构和机制。在护理程序中，护理对象相当于打不开的"黑箱"系统，通过观察其外部功能、行为是否达到预期目标，进行系统反馈，控制调节系统的再输入，指导系统输出功能及行为达到预期目标。

信息论由美国学者申农（Shannon）于 1948 年创立，申农被称为"信息论之父"。人们通常将申农于 1948 年 10 月发表于《贝尔系统技术学报》上的论文《A Mathematical Theory of Communication》（通信的数学理论）作为现代信息论研究的开端。主要研究信息的输入 – 存储 – 处理 – 输出信息 – 反馈 – 输入，是专门研究信息的有效处理和可靠传输的一般规律的科学。

除上述理论外，在护理程序的实施过程中，还应用了人类基本需要层次理论、成长与发展理论、应激与适应理论、沟通理论等其他理论。如人类基本需要层次理论为收集和整理护理对象的资料、评估护理对象健康状况及需要、排列护理诊断的轻重缓急顺序提供理论依据；成长与发展理论也有助于护士更好地理解护理对象不同阶段个体健康状况与发展需求，识别护理对象现存或潜在的健康需求。

随堂测

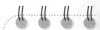

科研小提示

目前，护理程序作为一种科学的工作方法，除了作为临床护理的工作框架外，在护理教学中也发挥着作用。鲍利红等人撰写的《护理程序式教学对提高护生健康教育能力的探讨》一文中，通过对护生进行对照试验来证实护理程序在教学方面具有应用价值。文中指出，护理程序融入健康教育，提高了临床护理实习生实施健康教育的积极性和健康教育能力，有利于带教教师对护生的健康教育能力的培养。

第二节 护理评估

案例 5-1B

护士 A 接诊后，随即对患者进行入院评估，了解患者的发病情况：患者 10 天前受凉出现咳嗽、咳痰伴胸闷、喘息等症状加重，咳大量白色泡沫状痰和黄绿色黏痰，痰不易咳出，自行服药效果不明显，喘息逐渐加重。此次发病以来食欲差、乏力、睡眠差。

请回答：

对于新入院的患者，护理评估的内容包括什么？

护理评估（nursing assessment）是护理程序的第一步，也是非常关键的一步，它是护理诊断确定、预期目标设定、护理措施制订与实施以及护理效果评价的基础。评估时收集到的资料是否全面、正确，将直接影响护理诊断、护理计划的准确性。美国护士协会（American Nurses Association，ANA）在 1980 年确定的护理实践标准中，也特别强调了评估的重要性："评估阶段为实施高质量的个体化护理提供坚实的基础，因此需要有准确、完整的评估来推进人类反应的诊断与治疗"。

一、护理评估的概念

护理评估是护士运用观察、交谈及体格检查等方法，有组织、有系统地收集护理对象的资料，并对资料进行整理、分析的过程。评估是护理程序的起点，同时又贯穿于护理过程的始终，它是一个连续的、动态的过程。评估在护士与患者第一次见面时就已开始，直到患者出院或护理照顾结束时才停止。除在入院时护士对患者进行较为系统、全面的综合评估外，之后护士与患者的每次接触都是一次评估的机会，护士随时收集有关患者反应和病情变化的资料，以便于及时发现问题，修改和补充护理计划。

二、护理评估的内容

（一）护理评估的内容

从整体护理的思想出发，所收集的资料不仅涉及身体状况，还应包括心理、社会、文化、经济等方面。

1. 一般资料 包括姓名、性别、年龄、民族、职业、婚姻状况、文化程度、家庭住址、通讯方式等。

2．目前健康状况 包括此次发病情况、目前主要的不适主诉及饮食、营养、排泄、睡眠、自理、活动等方面的改变。

3．既往健康状况 包括既往患病史、创伤史、住院史、手术史、过敏史、烟酒嗜好。女性患者还应了解月经史和生育史。

4．家族史 家庭成员中有无相关疾病的家族遗传史。

5．健康评估的情况 包括身高、体重、生命体征、各系统的生理功能及认知感受形态。

6．检查和治疗的情况 包括近期进行的实验室及其他检查结果，目前的治疗和用药情况。

7．心理状况 包括对疾病的认识和态度、康复的信心，病后精神、行为及情绪的变化，以及人格类型、应对能力等。

8．社会情况 包括职业及工作情况、目前享受的医疗保险待遇、经济状况、家庭成员对患者的态度及其对疾病的了解、社会支持系统等。

（二）资料的类型

根据资料的性质不同，可分为两种。

1．主观资料（subjective data） 是指护理对象对自己健康状况的认知和体验，是护理对象对其所经历、所感觉、所担心内容的诉说，多是患者的主诉，如"我上楼梯时感到心慌乏力""我夜间经常失眠""我常常觉得恶心、想吐"等。一般来说，主观资料无法直接观察或被测量到。

2．客观资料（objective data） 是护士或其他人员通过观察、体检或借助于医疗仪器和实验室检查而获得的资料信息，如发绀、颈静脉怒张、肠鸣音亢进、血压 120/80 mmHg 等。

主观资料和客观资料从不同角度反映护理对象的健康情况，护士收集资料时应注意主观资料和客观资料的互相核实，如护士看到患者眉头紧锁、表情不愉快，可通过询问明确原因；如产妇主诉"我的乳汁分泌挺正常"，但护士通过观察发现婴儿经常因饥饿而哭闹，说明产妇对"乳汁分泌"的主观认知存在错误。可见，通过主、客观资料的比对、核实，有利于护士更准确地评价护理对象的健康状况，判断存在的护理问题。

（三）资料的来源

1．护理对象本人 是健康资料的直接来源和主要来源，包括护理对象的主诉、症状及体征。

2．家属和关系亲密的其他人员 如朋友、同事、邻居、保姆等。当护理对象处于病情危重、言语障碍、意识不清、智力不全、精神障碍等情况时，家属等就可能成为患者健康资料的重要来源。但无论护理对象处于什么状态，家属、关系亲密的朋友等都是资料的提供者，护士要重视从不同角度收集资料，以便更准确、全面地评估患者。

3．其他医务人员 如医师、医技人员、理疗师、营养师、心理医生以及其他护理人员等共同或曾经参与照护护理对象的人员。

4．病历及各种健康记录 如病历首程、体格检查结果、儿童疫苗接种卡等。

5．医疗、护理文献 如专业期刊、参考书等，可为护理对象的病情判断、治疗和护理等提供理论依据。

（四）资料收集的方法

1．交谈 是获取护理对象情况最常用的方法。护士通过与患者、患者家属有目的地交谈，不仅可以获得有关患者健康状况的资料和信息，同时也有利于建立良好的护患关系，为患者提供信息、心理方面的支持。交谈的方式可分为正式交谈和非正式交谈。正式交谈是指事先通知患者，有目的、有计划地交谈，如入院评估时的交谈、手术前谈话等。非正式交谈是指护士在日常护理工作中与患者的自然交谈，在非正式交谈过程中，患者可能认为是一种闲谈，比较放松而愿意说出内心的真实想法和感受。正式和非正式交谈都需要护士具备熟练的沟通技巧。在交谈前，尤其是正式交谈前要做好准备，拟好交谈提纲，选择恰当的时机和地点；交谈过程中，要灵活运用沟通技巧，控制好谈话的内容，引导谈话方向，防止偏离主题。

2．观察法 是护士运用感官系统有目的地收集护理对象的健康信息的方法。观察法通常与交谈或身体评估同时进行，也可单独进行。主要包括视觉、触觉、听觉、嗅觉等，如通过视觉观察患者的精神状态、营养发育状况、皮肤、黏膜、毛发、四肢活动能力、进食情况、卫生情况等；通过察觉患者所发出的各种声音来判断，包括呼吸的声音、咳嗽的声音、哭声、笑声、叹息声以及患者活动时发出的各种声音。

3．健康评估 是护士运用视、触、叩、听、嗅等体格检查方法对护理对象的生命体征及各系统进行检查，以收集护理对象身体健康状况的客观资料。另外，还可以运用各种心理测量及评定量表对护理对象进行心理社会评估。

4．查阅 包括查阅患者的医疗病历、护理病历、实验室及其他检查结果等。

（五）资料的记录

资料收集过程中，应注意及时记录，记录的资料应能准确反映护理对象的实际情况。记录资料时应注意：①主观资料：应客观地记录护理对象的主诉，不能带有护士的主观判断和结论，尤其是心理社会方面的资料，最好记录护理对象的原话，如"患者主诉每日排便 1 次"，不能记录成"患者排便正常"；②客观资料：应使用医学术语，语言简洁、清晰，避免使用模糊不清、难以衡量或需要进一步解释的词，最好记录实际的数值，如患者血压 145/85 mmHg、体温 38.8℃，不能记录成"患者血压偏高、体温过高"等。

三、护理评估的步骤

（一）收集资料

收集资料是护理评估的第一步，也是护理程序实施的起始。资料收集的目的包括以下两种。

1．为确定护理诊断、制订护理计划提供依据 护士通过对收集的资料进行整理、分析，可判断患者目前存在的护理问题，并以此为基础制订合理的护理目标和有效的护理计划。

2．建立患者健康状况的基础资料 护士通过对患者的评估，尤其是入院时进行的完整的综合评估所获得的资料，可以较为全面地了解患者的健康状况，这些资料构成了患者的基础资料。之后收集的资料可以与基础资料进行比较，以了解患者健康状况的变化，判断护理照顾的效果。此外，患者的基础资料也可以为医生、营养师等其他保健人员提供有效的信息。

（二）整理资料

评估所得的资料涉及各个方面，内容庞杂，需要采用恰当的方法对其进行整理分类。在整理过程中，针对有疑问的资料还需要进一步核实、澄清，以便于护士能够清晰且迅速地发现护理对象存在的问题。

1．整理分类 将资料进行分类可以帮助护士发现资料有无遗漏，也有助于护士尽快明确相应的护理诊断。资料可以采用不同的方法进行分类，如可按马斯洛（Maslow）的人类基本需要层次论、罗伊（Roy）的适应模式、NANDA 提出的 9 种人类反应型态、戈登（Gordon）的 11 种功能性健康型态、NANDA 提出的护理诊断等进行分类。

（1）按马斯洛基本需要层次论分类

1）生理的需要：如体温 38℃，心率 100 次 / 分，主诉腹痛、呼吸困难等。

2）安全的需要：如手术前精神紧张、对医院环境不熟悉、夜间感到害怕、烦躁不安、容易跌倒等。

3）爱和归属的需要：如想家、想孩子、想妈妈、希望有人探视等。

4）自尊与被尊重的需要：如怕被别人看不起、希望被告知病情等。

5）自我实现的需要：如担心因住院影响学习、工作或无法照顾家庭等。

（2）按戈登的 11 种功能性健康型态分类：此种分类方法与临床实际联系紧密，通俗易懂，护士容易掌握，因而临床应用较广泛。1982 年，戈登将人类的功能分为 11 种型态。

1）健康感知/健康管理型态：指护理对象对自己健康状态的认知和对维持健康方法的掌握，如疾病起因、保持健康行为等。

2）营养/代谢型态：如营养、液体的摄入、饮食种类等。

3）排泄型态，即排便、排尿情况：如每日排便和排尿的次数、量、性状，有无便秘、腹泻、尿失禁、尿潴留、尿路感染等。

4）活动/运动型态：包括护理对象运动活动能力，如肢体活动有无障碍、日常活动情况等。

5）睡眠/休息型态：包括护理对象睡眠、休息情况，如是否常有疲乏感、精神是否放松等。

6）认知/感知型态：指护理对象的认知能力及感官功能状况，如有无听觉、视觉、触觉、温度觉、痛觉等障碍。

7）自我认识/自我概念型态：护理对象自我评价如何，如自我形象、是否有自尊、对自我价值与情绪状态的评价等。

8）角色/关系型态：护理对象的人际关系及从事的角色任务完成情况，如同事关系、婚姻关系、家庭关系等。

9）性/生殖形态：指护理对象的性生活能力、生育能力等，如月经状况、性功能等。

10）应对/应激耐受型态：指护理对象的压力程度，对生活事件的应激能力、应对方式等。

11）价值/信念型态：指护理对象的信仰、价值观、人生观等。

2．核实资料　护士所做判断的准确性取决于所用资料的有效性，即资料的真实可信程度。为保证收集到的资料真实、准确，需要对资料进行核实。针对资料中一些不明确的信息，需要进一步补充收集。

（1）核实主观资料：主观资料是患者的主诉，每个患者对身体异常或不适的认识与耐受性不同，因此需要将主观资料与客观资料进行对比，以核实主观资料。如患者感觉全身发热，可以参考体温测量结果加以证实。

（2）明确内容含糊的资料：收集的资料如有内容不够完整或不够确切，应进一步取证和补充，以保证资料的完整性及准确性。如患者主诉"胸闷、胸痛"，但这项资料不明确，护士需要进一步询问患者胸闷、胸痛的部位、性质、发作时间、持续时间及可能的诱发因素和缓解方式。

3．分析资料　对资料进行分析的目的主要是为护理程序的下一步——"护理诊断"做准备。资料分析的具体内容包括以下方面。

（1）与正常值比较，找出异常：资料收集的主要目的在于发现护理对象的健康问题。因此，分析资料时，护士首先应将所收集的资料与正常值、正常现象进行比较和综合分析，以找出患者存在的异常情况。在资料比较时，应注意个体差异，尤其是患者既往的基础资料。

（2）找出相关因素和危险因素：通过与正常值进行比较，发现异常后，护士应进一步找出引起异常问题的相关因素，如护士发现患者存在失眠、不易入睡的问题之后，需要进一步寻找引起失眠的原因。至于危险因素，常常是指那些目前还处在正常范围，但存在着某些促使其向异常转化的因素，即危险因素。护士应评估患者存在的危险因素，及时采取预防措施，以避免损害护理对象的健康。如长期卧床的患者容易出现压疮，长期卧床就是一个危险因素，护士需要注意预防患者皮肤出现压疮。

随堂测

住院期间患者发生跌倒的风险较高，及时发现患者存在的跌倒风险、采取预防措施及健康宣教至关重要。因此跌倒风险评估是护理评估中不可或缺的内容。杨娟等《眼科住院患者跌倒风险评估量表的构建及初步验证》的研究为临床眼科护理工作者对入院患者进行规范、有效的跌倒评估提供了评估工具。提示我们可根据不同科室疾病特点开发个性化的跌倒风险评估量表，为护士及早采取预防措施提供参考。

第三节 护理诊断

案例 5-1C

护士评估补充资料如下：患者咳嗽、咳痰伴胸闷、喘息等症状加重，咳大量白色泡沫状痰和黄绿色黏痰，痰不易咳出，自行服药效果不明显，喘息逐渐加重，食欲差，体重下降，夜尿增多，睡眠时间 2～3 h，二便无明显异常。患者既往无手术史，无过敏史，否认高血压、糖尿病，吸烟史 30 余年。患者情绪不稳定，烦躁不安，担心治疗费用过高，盼望病情好转后带药出院。查体：T 36.2℃，P 80 次 / 分，R 20 次 / 分，BP 110/89 mmHg。

请回答：

1. 根据以上资料，该患者目前主要的护理问题是什么？请列出护理诊断。
2. 哪些问题需要优先解决？如何为患者拟订解决方案（护理计划）？

护理诊断（nursing diagnosis）是护理程序的第二个步骤，是在评估的基础上对所收集的健康资料进行分析，从而确定护理对象的护理问题及其相关因素或危险因素。

一、护理诊断的概念和发展

护理诊断是关于个人、家庭、社区对现存的或潜在的健康问题或生命过程的反应的一种临床判断，是护士为达到预期结果选择护理措施的基础。

护理诊断首次出现于 20 世纪 50 年代，1973 年北美护理诊断协会（NANDA）第一次会议正式将护理诊断纳入护理程序。目前全球使用较为广泛的护理诊断的定义是由北美护理诊断协会于 1990 年提出并在工作会议上通过的。NANDA 一直致力于护理诊断的确定、修订、发展和分类工作。2021—2023 年版新增 46 个护理诊断（含更新 17 个护理诊断名称）、修订 67 个护理诊断，共收录 267 个护理诊断。

二、护理诊断的分类及组成

（一）护理诊断的分类

护理诊断分为现存的、"有……危险"的护理诊断、健康的护理诊断 3 种类型。

1. 现存的护理诊断（actual nursing diagnosis） 现存的护理诊断指个人、家庭或社区目前已经存在的健康问题或生命过程的反应。在陈述问题时，通常将"现存的"三字省略，如体温过高、便秘、疼痛等。

2．"有……危险"的护理诊断（"risk for..." nursing diagnosis） 有……危险的护理诊断也称为潜在的护理诊断（potential nursing diagnosis），是对易感的个体或群体可能出现的健康问题或反应的描述；是指护理对象现在尚未发生，但由于有危险因素存在，若不采取措施加以预防，将很有可能发生的护理问题。在陈述问题时，可用"有……的危险"来进行描述，如有跌倒的危险、有窒息的危险。

3．健康的护理诊断（wellness nursing diagnosis） 健康的护理诊断是某个体、家庭或社区具有达到更高健康水平潜能的临床判断，如有精神健康增强的潜力、婴幼儿有行为能力增强的潜力等。这一类诊断于1994年才被NANDA认可，目前国内外仍在探索中。

（二）护理诊断的组成

护理诊断由四部分组成：名称、定义、诊断依据和相关因素（根据NANDA出版的护理诊断）。

1．名称（title） 名称是对护理对象的健康状态或疾病产生的反应的概括性描述。一般常用"改变、受损、缺陷、无效或低效"等特定用语来描述健康状态的变化，如健康维护能力改变、皮肤完整性受损、进食自理能力缺陷、清理呼吸道无效、低效性呼吸型态、体温过高等。

2．定义（definition） 定义是对护理诊断的一种清晰、精确的描述，并以此与其他相似诊断相鉴别。每个护理诊断都有自己准确的定义，即使有些诊断从名称上看很相似，但仍可从它们各自的定义上看出彼此的差别。如"活动无耐力"与"疲乏"从名称上看有些相似，但从定义上看，两者侧重点有所不同。"活动无耐力"是指个体处于在生理上或心理上都无足够的能量来耐受或完成必需的或希望进行的日常活动的状态，而"疲乏"是指一种无法抵御的、持续的精疲力竭感，以及在正常水平下体力及脑力的下降。

3．诊断依据（evidences of diagnosis） 诊断依据是做出临床判断的依据，是护理对象所具有的一组症状和体征，以及有关病史，也可以是危险因素。护士在确定某个护理诊断时，不能主观臆断，一定要参照诊断依据。明确诊断依据是正确做出护理诊断的前提。诊断依据可分为3种。

（1）必要依据：是提出某一护理诊断时所必须具备的依据。

（2）主要依据：是确定某一护理诊断时通常需要存在的依据。

（3）次要依据：是对提出某一护理诊断有支持作用，但不一定存在的依据。例如："体温过高"的主要依据是体温高于正常范围；次要依据是皮肤发红，触之有热感，呼吸加快，心动过速，惊厥等。

4．相关因素（related factors） 相关因素是指促成护理诊断成立和持续的原因或处境，即影响个体健康状况的直接因素、促发因素或危险因素。一个护理诊断的提出，其相关因素可以来自一个方面，也可以来自多个方面，如一位患者的睡眠型态紊乱可由于术后疼痛、24 h连续输液、病房环境嘈杂等多种因素共同引起，确定相关因素有利于制订有针对性的护理措施。护理诊断相关因素的来源包括以下4个方面。

（1）病理生理方面：指与病理、生理改变有关的因素，如"体温过高：与肺部感染有关""体液过多：与肾功能不全有关"等。

（2）治疗方面：指与实施治疗措施有关的因素，包括药物、手术、诊断性检查、治疗性肢体制动等，如"有皮肤完整性受损的危险：与术后制动有关"等。

（3）情境方面：指环境、情境、生活方式、行为、人际关系、适应等方面的因素，如"便秘：与不良饮食行为有关"。

（4）成长发展或年龄方面：指在生长发育过程中与年龄有关的因素，包括认知、生理、心理、社会、情感等方面的发展状况，如老年人发生便秘，可能与活动少、肠蠕动减慢有关。

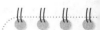

（三）护理诊断的陈述

1．陈述内容 护理诊断的陈述内容一般包括以下3部分。

（1）问题（problem，P）：即护理诊断的名称，分为现存的和潜在的。现存的指目前已经存在的健康问题；潜在的指目前虽然没有发生健康问题，但却存在导致健康问题发生的危险因素。

（2）症状或体征（signs or symptoms，S）：指确定护理问题的诊断依据，即有关的症状或体征。

（3）相关因素（etiology，E）：指导致健康问题发生的直接因素、促发因素或危险因素。相关因素的描述用"与……有关"来连接，而不能用"由……引起或所致"进行陈述。

2．陈述方式 护理诊断的陈述方式主要有以下3种。

（1）三部分陈述法：即PSE公式。现存的护理诊断采用三部分方式陈述。具体格式为"健康问题（P）：症状或体征（S）：相关因素（E）"，如"体温过高：T 39.2℃：与肺部感染有关"。

（2）两部分陈述法：即PE公式。现存的护理诊断可省略"症状和体征"，采用这种方式陈述；潜在的护理诊断，因问题尚未发生，没有症状或体征（S），因此，只能采用这种方式陈述。具体格式为"健康问题（P）：相关因素（E）"，如"有皮肤完整性受损的危险：与长期卧床、尿失禁有关"。

（3）一部分陈述法：即P公式。用于健康的护理诊断。对健康的护理诊断来说，相关因素是不必要的，因此，采用这种陈述方式。如"实施健康教育方案有效"。

三、书写护理诊断的注意事项

1．尽量使用统一的护理诊断名称 护理诊断书写时应尽量使用NANDA认可的护理诊断名称，这样有利于护士之间的交流与探讨，也有利于与国际接轨。如果遇到一些特殊问题，在NANDA认可的护理诊断中无法找到与之对应的名称，可以护理问题的方式提出。

2．要按规范的格式书写护理诊断 现存的护理诊断可按PSE和PE公式书写，潜在的护理诊断按PE公式书写。要注意相关因素的陈述方式，应使用"与……有关"的格式。

3．一个护理诊断应针对患者的一个健康问题 一个患者可同时有多个护理诊断，随着患者的病情变化，护理诊断的种类和数量会发生变化。考虑护理对象的整体性，在列出护理诊断和寻找相关因素时，均应考虑患者生理、心理、社会等各方面。

4．每个护理诊断的相关因素应尽量明确 相关因素是导致护理问题产生的原因或促进因素，是护理计划中制订措施的关键。相同的护理诊断，会因相关因素的不同而采取不同的护理措施，如清理呼吸道无效，可能与分泌物过于黏稠有关，也可能与腹部术后伤口疼痛有关，两者的护理措施是不一样的。因此，每个护理诊断的相关因素应尽量全面、明确，有助于制订有针对性的护理措施。同时，如果有些问题确实在现有资料中找不到明确的相关因素，也可以写成"与未知因素有关"，提示护士需要进一步收集资料，明确相关因素。

5．应避免将临床表现与相关因素混淆 如"睡眠型态紊乱：与易醒和多梦有关"，易醒、多梦是睡眠型态紊乱的临床表现，而非相关因素。

6．不要与护理措施混淆 护理诊断描述的是患者的反应，而不是护士为患者实施的护理措施。例如："为患者定期翻身：与皮肤长期受压有关"，其中"为患者定期翻身"是护理措施，而不是护理诊断名称。

7．护理诊断"知识缺乏"书写的特殊性 不使用"与……有关"的陈述方式，而是采用"知识缺乏：缺乏……方面的知识"，如"知识缺乏：缺乏糖尿病饮食管理方面的知识"。

8．注意区别 护理诊断既不是医疗诊断，也不是合作性问题，要注意三者的区别。

四、护理诊断与医疗诊断、合作性问题的区别

（一）护理诊断与医疗诊断

明确护理诊断和医疗诊断的不同，对区分护理和医疗专业各自的工作范畴及各自应负的法律责任有重要作用。护理诊断是由护士对患者的健康问题做出的诊断和处理，是在护理职责范围内进行的，是对个人、家庭和社区现存的或潜在的健康问题或生命过程的反应的一种临床判断。医疗诊断是由医生对个体的健康状态和疾病本质做出的一种临床判断，由医生进行判断和处理，是在医疗职责范围内进行的。两者关注的问题、侧重点不同。如乳腺癌是医生给出的医疗诊断，医生关注的是乳腺癌的进一步诊断和治疗；而护士关心的是患者对乳腺癌的反应，如患者可能出现恐惧、知识缺乏、预感性悲哀等护理诊断。有关护理诊断和医疗诊断的具体区别见表 5-2。

表5-2　医疗诊断与护理诊断的区别

项目	护理诊断	医疗诊断
诊断对象	对个体、家庭或社区的健康问题或生命过程反应的一种临床判断	对个体病理生理变化的一种临床判断
描述内容	描述患者对健康问题的反应	描述的是一种疾病
决策者	在护理职责范围内由护士进行	在医疗职责范围内由医生进行
适用范围	适用于个体、家庭、社区的健康问题	适用于个体的疾病
数量	往往有多个	一般情况下只有一个
是否变化	随着病程进展而发生动态变化	一旦确诊则不会变化

（二）护理诊断与合作性问题

合作性问题（collaborative problem）由 Lynda Juall Carpenito 于 1983 年提出。Lynda 把护士需要参与解决的问题分为两大类，一类是经护士直接采取措施就可以解决的，属于护理诊断；另一类是要与其他健康保健人员尤其是医生共同合作解决的，这部分属于合作性问题，又称为潜在并发症（potential complication，PC）。对合作性问题来说，护士主要承担病情监测的职责，护士通过病情监测及时发现护理对象的病情变化和并发症发生的表现。要注意的是，并非所有并发症都是合作性问题，有些可通过护理措施预防和处理，则属于护理诊断，只有护士不能预防和独立处理而需要与其他医务人员合作才能解决的并发症才是合作性问题。如长期卧床容易导致压疮的发生，由于压疮是护士可以预防和独立处理的问题，因此属于护理诊断；而冠心病的患者容易发生心律失常，心律失常是护士不能预防和独立处理的并发症，因此属于合作性问题。两者的陈述方式分别为："有皮肤完整性受损的危险：与长期卧床有关""潜在并发症：心律失常"或"PC：心律失常"。可见，护理诊断与合作性问题的陈述方式、护士所承担的责任并不同，同时护理措施的侧重点、护理的预期目标等也不同，护理诊断与合作性问题的具体区别见表 5-3。

表5-3　护理诊断与合作性问题的区别

项目	护理诊断	合作性问题
措施决定	护士	医护合作（执行医嘱）
措施原则	减轻、消除、预防	监护，以发现问题，为诊断、治疗提供依据
陈述方式举例	体温过高：与肺部感染有关	潜在并发症：心律失常
预期目标	需要确定预期目标，作为评价护理效果的标准	不需要确定预期目标，因为不是护理职责范围内能达到的结果

第四节　护理计划

护理计划（nursing planning）是护理程序的第 3 个步骤，是护士在护理评估基础上，明确护理诊断后，运用护理学及相关专业的知识，针对护理对象的健康问题设计的护理照护的计划，以满足患者恢复和增进健康的需要。

一、护理问题的种类与护理计划的过程

（一）护理问题的种类

根据护理问题的优先顺序，可以将护理诊断分为首优问题、中优问题和次优问题 3 类。由于一个患者往往同时存在多个护理诊断，所以在计划阶段，护士需要明确各护理诊断的先后次序，以保证护理工作高效、有序地进行。护士可根据患者的病情需要、护理问题对个体健康的影响程度，考虑问题的轻、重、缓、急，一般把威胁性最大的、最急的、最重的问题排在首位，其他依次排列。

1．首优问题（high-priority problem） 是指那些直接威胁生命、需要马上采取行动去解决的问题，或者是患者要求首先解决的问题。如昏迷患者的"清理呼吸道无效""气体交换受损""不能维持自主呼吸"以及脱水患者的"体液不足"等问题。在紧急状态下，急危重患者可能同时存在多个首优问题，需要立即处理，否则会危及患者的生命。

2．中优问题（medium-priority problem） 是指那些虽不直接威胁生命，但会给护理对象的身心造成痛苦，导致其身体上的不健康或情绪变化的问题。如急性疼痛、体温过高、排便失禁、皮肤完整性受损、有受伤的危险、恐惧、焦虑等。这些问题虽然没有直接威胁患者的生命，但会直接影响患者对生理、安全需要的满足，因此护士应积极采取措施，帮助患者解决问题。

3．次优问题（low-priority problem） 是指与此次发病关系不大，不属于此次发病所反映的问题。次优问题多是个体在应对个体发展、生活变化时所遇到的问题，如社交孤立、角色冲突、营养失调：高于机体需要量、家庭作用改变等。这些问题虽然不如生理和安全需要问题那么迫切，但也并非不重要，因其涉及患者心理、社会、行为、人格等方面的健康，同样也需要护士给予帮助。

（二）护理计划的过程

护理计划的制订过程包括三方面内容：排列护理诊断的顺序、确定护理目标、制订护理措施。

1．护理诊断的顺序 护士在具体排列护理诊断的优先顺序时，还需要注意以下问题。

（1）按照马斯洛（Maslow）的人类基本需要层次论进行排序：优先解决生理需要方面的问题。以需要层次论作为指导原则，决定护理诊断优先顺序时，可按照以下步骤进行：先列出患者存在的所有护理诊断，将每一项护理诊断归入 5 个需要层次中，然后根据层次由低到高，列出护理诊断的先后顺序。在各需要层次中，生理需要处于最低层，也是要优先满足的层次。因此，对生理功能的平衡状态威胁最大，或影响了生理需要满足的护理诊断常作为需要优先解决的护理问题，如与空气有关的"低效性呼吸型态""气体交换不足"，与食物有关的"营养失调：低于机体需要量"，与水有关的"体液不足""体液过多"，与温度有关的"体温过高"，与排泄有关的"尿失禁""尿潴留"，与休息有关的"睡眠型态紊乱"，与避免疼痛的需求有关的"疼痛"等。

（2）排序时应考虑患者的需求：Maslow 的人类基本需要层次论为护理诊断的排序提供了

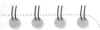

一个普遍原则。但人是具有个体差异的，尤其是在高层次需要的满足方面，不同患者对其重要性的认知可能不同。因此，在排序时，护士也需要考虑患者的需求。在与治疗、护理原则无冲突的情况下，尊重患者的选择，鼓励患者参与护理过程，优先解决患者认为最重要的问题。

（3）排序时应分析和判断护理诊断之间的关系：排列护理诊断的先后顺序时，也需要分析护理诊断之间是否存在相互关系，以及关系的性质。按照解决问题的方式，先解决问题产生的原因或影响问题解决的因素，再考虑由此而产生的结果或受影响的问题。如一个患者同时存在"焦虑"和"知识缺乏"两个问题，如果患者的焦虑是由于知识缺乏引起的，那"知识缺乏"问题的解决就有助于"焦虑"的缓解；但如果焦虑到一定程度，影响患者对知识的学习与掌握，那就需要先降低患者的焦虑程度，再给患者提供知识。

（4）护理诊断的先后顺序不是固定不变的：护理诊断的顺序会随着疾病的进展、病情及患者反应的变化而发生变化。如急性心肌梗死患者会出现"活动无耐力"的护理诊断，在心肌梗死的急性期，这个问题与"疼痛""心输出量减少""潜在并发症：心室颤动"等严重威胁患者生命的问题相比，属于中优问题，则排在这些护理诊断之后；但随着病情的好转，患者度过急性期后，"疼痛"的症状已经得到缓解，"潜在并发症：心室颤动"的发生率也降低了，如何恢复活动耐力就成为护理的重点，这时护理诊断"活动无耐力"的排序也就上升了。

（5）"有……危险"的护理诊断和潜在并发症：这些预计可能发生的问题，有时也可排在现存的护理诊断前面。"有……危险"的护理诊断和潜在并发症，虽然是目前没有发生的，但并不意味着这两类问题不重要。如接受化疗的白血病患者"有感染的危险"的护理诊断和术后患者"PC：出血"的潜在并发症的预防就十分重要，可能严重危害患者的健康，在诊断排序时，应优先考虑。

（6）护理诊断的排序：护理诊断的排序并不意味着只有前一个护理诊断完全解决之后，才能开始解决下一个护理诊断。在临床工作中，护士可以同时解决几个问题，但其护理重点及主要精力要放在需要优先解决的问题上。在排序中也要注意从护理的角度判断问题的主次，如安全性、可利用的资源、患者的合作态度等有时也会影响解决问题的顺序。

2．确定护理目标 护理目标（又称预期结果）是患者接受护理照顾后期望能够达到的健康状态，包括其在行为、功能、认知及情感方面出现的改变。护理目标应是可测量、可观察的，也是患者能够达到的行为目标。

（1）目标的陈述方式：护理目标是患者接受护理措施后，期望发生的一种行为变化。陈述方式为：时间状语＋主语＋条件状语＋谓语＋行为标准。

举例见表 5-4。

表5-4　护理目标的陈述方式

时间状语	主语	条件状语	谓语	行为标准
2 周内	患者	借助拐杖	能行走	400 米
出院前	患者		学会注射	胰岛素

1）时间状语：是患者达到某行为目标所需要的时间，其限定了对该目标进行评价的时间，以督促护士积极采取有效的护理措施尽快解决患者的健康问题。

2）主语：是指患者、患者身体的一部分或其生理功能，如患者、患者下肢、体温等，如主语为患者，在目标陈述中省略主语。

3）条件状语：是指患者完成某行为目标所必须具备的条件状况，行为目标陈述时不一定都有条件状语。

4）谓语：是指患者将来能够完成的行为，常选用一些行为动词来表达，如能够做到、表达、叙述、描述、说明、保持、显示、维持、提出、增加、减少、站立、行走、使用、学会等。

5）行为标准：是指患者进行该项行为时，能够达到的程度，包括距离、速度、次数、时间等。

（2）目标的种类：按实现目标所需的时间长短，可将护理目标分为两类。

1）短期目标（short-term goal）：是指在相对较短的时间内（通常指几天或几个小时，一般是1周以内）能够达到的目标，适合于住院时间较短、病情变化较快的患者，如"1小时后患者自述胸痛消失""2天后患者可复述糖尿病饮食管理的要点"等。

2）长期目标（long-term goal）：是指经过相对较长的时间（通常指1周以上，也可达数周或数月）才能达到的目标，适合住院时间较长、病情迁延、病程较长的患者。如"半年内患者体重减轻10 kg"。短期目标和长期目标是一个相对的概念，在时间上并没有明确的界限。有时候长期目标是由一系列相同的或渐进的短期目标组成的。如"患者半年内体重减轻10 kg"，即可通过一系列相同的短期目标来实现，即"每周体重减轻0.5 kg"；"患者7天后能够自己注射胰岛素"，则可由一系列渐进的短期目标来实现，即"1天后患者能够说出胰岛素注射的重要性""3天后患者能够说出胰岛素注射的要点""5天后患者能够在护士的协助下注射胰岛素""7天后患者能够自己注射胰岛素"。

（3）确定目标的注意事项：确定护理目标是护理计划中的重要组成部分。护理目标的确定可为护理措施提供方向，指导护士应用科学的护理措施和方法调动患者或家属积极参与，共同达到预期目标；同时为评价护理措施的效果提供标准和依据。确定护理目标时，需要注意以下问题。

1）护理目标的主语是患者或患者身体的一部分：护理目标是患者接受护理服务后期望发生的改变，其主体应该是患者，而非护士；目标应该陈述患者将要做什么、如何做、何时做、做到什么程度，而不是护士要采取什么措施。如："每2小时使用止痛药一次，使患者疼痛缓解"的描述不正确，应该修改为"2小时后患者主诉疼痛缓解"。

2）护理目标应具体、可测量、可评价：确定护理目标时，应尽量具体，避免使用含糊不清、不明确的词句，如"运动频率增加""体重增加"等描述方式都不够明确，也不宜具体测量和评价，应修改为"每周运动3～5次""每周体重增加0.5 kg"。

3）一个目标中只能出现一个行为动词：一个目标应只针对患者的一项行为改变，如果一个目标涉及多项行为改变，那在评价时将无法进行。如"出院前患者学会自测血压和血糖"，就出现两个行为内容"学会自测血压"和"学会自测血糖"，若患者只完成了一项行为目标，就无法判断该护理目标是否实现。对于这种情况，可以设几个目标，每个目标只有一个行为动词和行为。

4）目标应切实可行，必须是患者所能达到的：护士确定目标时，应全面考虑患者的病情、智力水平、经济状况、家庭支持、社会服务保障等因素，同时也要考虑医院的条件、设施、护士的知识水平和业务能力等，以为患者确定切实可行的预期目标。如要求"急性心肌梗死患者1周内慢跑1000米"是不切实际的。

5）目标应在护理范畴内：是护士通过实施护理措施所能达到的。如"有感染的危险：与化疗导致白细胞下降有关"，目标是"1周后白细胞上升至8×10^9/L"，这个目标通过护理措施很难实现，因其超出了护理的工作范围。

6）目标应由护士和患者共同确定：护士应鼓励、引导患者参与护理目标的确定，尊重患者的意愿与选择，一方面有利于调动患者的主观能动性，另一方面也有利于与患者达成共识，保证目标的切实可行性。

7）预期目标应有时限性：护理目标应注明具体时间，如几小时内、几天内、几周内、住院期间、出院前、出院2周后，为评价护理效果提供时间依据。

8）潜在并发症的目标：潜在并发症是合作性问题，护士的主要任务在于监测并发症的发生与发展。与护理诊断的目标书写不同，潜在并发症的目标可以这样叙述：护士能及时发现并发症的发生并积极配合抢救。

3. 制订护理措施 护理措施是护士为实现预期目标而实施的具体护理活动。护士根据患者目前存在的护理诊断和相应的护理目标，采取有针对性的措施，以帮助患者解决目前存在的问题或预防可能出现的问题。

（1）护理措施的种类：根据护理措施是否能由护士独立完成，以及多大程度上由护士完成，可将护理措施分为独立性护理措施、依赖性护理措施和合作性护理措施 3 类。

1）独立性护理措施：是指那些不依赖于医嘱，护士能够独立提出和采取的措施，如为患者定期翻身、协助患者取半坐卧位、进行口腔护理等。独立性护理措施包括以下方面。

①协助患者完成日常生活活动，如协助进食、洗漱、如厕等。

②治疗性护理措施，如雾化吸入、吸氧、吸痰、鼻饲、导尿及各种引流管道等的护理。

③危险问题的预防，如跌倒的预防、压疮的预防。

④密切观察病情变化，及时发现并发症的发生。

⑤注意患者的心理社会反应，提供心理支持。

⑥对患者和家属进行健康教育等。

2）依赖性护理措施：是指护士执行医嘱的护理活动，如遵医嘱给药。要注意的是，护士并不是盲目地执行医嘱，应运用思考与知识来判别医嘱是否正确。

3）合作性护理措施：是指护士与其他医务人员相互合作采取的措施，如与营养师共同为糖尿病患者制订饮食计划。

（2）制订护理措施时的注意事项

1）护理措施应具有科学性：护理措施是护士在护理学和相关学科知识指导下，根据患者的情况而制订的，每项措施都应具有一定的科学依据。护士应以循证护理为基础，运用最新的科学证据，结合个人技能和临床经验以及护理对象的实际情况，选择并制订恰当的护理措施。

2）护理措施应有针对性：护理措施要与护理诊断和护理目标相一致，针对护理诊断中的相关因素和患者的其他情况，制订相应的措施，以实现预期目标。

3）护理措施应切实可行：护理措施的制订应考虑患者、护士、环境等各方面因素，以保证措施是切实可行的。具体需要考虑的内容包括：①患者方面：如病情、年龄、性别、体力、愿望、家庭状况、经济状况及社会文化背景等；②护士方面：如知识水平、专业技能、人员构成等；③环境方面，包括医院现有的条件、设施等。

4）护理措施应具体、明确：护士更易准确地执行具体、明确的护理措施。一项完整的护理措施应写明日期、执行者、执行时间、地点、内容、方法等具体项目。

5）护理措施应能保证患者的安全：护士在制订护理措施时，应始终把保证患者的安全放在首要位置。如在协助冠心病患者下地活动时，必须逐渐增加活动的时间和强度，避免过度活动使之不能耐受而发生危险。

6）护理措施要与其他医务人员的措施相一致：患者在医院内会同时接受医生、护士和其他医务人员的服务，护士制订措施时应注意不能与其他医务人员的措施相矛盾，否则容易使患者产生困惑。

二、护理计划成文

护理计划成文是将护理诊断、护理目标及护理措施书写在护理病历的表格中。各个医疗机构护理计划的书写格式不尽相同，但一般都有护理诊断、预期目标、护理措施和评价 4 个栏目。在实际工作过程中，也有部分医院采用标准护理计划的方式，即事先制订出各科室常见病、多发病的护理计划，包括某病常见的护理诊断、预期目标及护理措施。在护理具体患者时，以此为标准，从中挑选出适合该患者的部分。标准护理计划中未包括的内容，可在写有"其他"的位置上进行补充。随着计算机在病历管理中的应用，护理计划记录也逐渐趋向计算机化，将标准护理计划制作成软件输入计算机后，护士可以随时调阅标准护理计划，根据患者的情况进行一定修改后，制订出具有针对性的个体化护理计划。

知识链接

临床护理决策

临床护理决策（clinical nursing decision-making）是对临床护理工作中不确定的问题，通过一些定量分析方法，从众多备选方案中选定最优方案的过程。临床护理决策可以分为确定型、风险型、不确定型3种，临床护理决策的模式可以分为护理对象决策模式，即护士提供方案，患者选择；护士决策模式，即护士替患者决策；共同决策模式，即护士提供信息，护患双方共同决策。随着信息技术的不断发展，计算机化的临床决策支持系统（clinical decision support system，CDSS）出现并逐渐成熟。CDSS指任何旨在直接帮助临床决策的电子系统，以构建的医学知识库、模型库、方法库和数据库为基础，利用数据挖掘技术和联机分析技术对临床数据进行综合分析处理，并输出决策结果来辅助决策者进行科学决策，有效解决了医护人员知识的局限性，减少了决策失误，提高了医疗服务质量。

第五节　护理实施

案例 5-1D

经过1周治疗，患者自述胸闷减轻，能自行排痰，睡眠改善，但患者还存在担忧，担心病情会反复，难以痊愈。
1. 以DAR表格方法进行护理记录。
2. 该患者还有哪些预期目标未完全实现？该如何去做？

实施（implementation）是护理程序的第4个步骤，是为达到护理目标而将护理计划中的内容付诸行动的过程，通过按计划执行各种护理措施，以解决患者现存的和潜在的护理问题。实施通常发生在护理计划形成之后，但对急诊患者或病情发生突然变化的患者应先采取紧急措施，然后再书写完整的计划。

实施的具体过程包括实施前的准备、实施和实施后的记录3部分。

一、实施前的准备

护士在执行护理计划、实施具体的护理措施前，应思考以下问题，并做好相应的准备工作，以保证护理计划的有序和顺利实施。具体如下。

（一）做什么（what）

回顾已制订好的护理计划，检查计划内容是否合适、科学、安全、符合护理对象目前的实际情况。实施时，每次接触护理对象，护士可能要执行多个措施，这些措施可能来自同一个护理诊断，也可能来自不同的护理诊断，护士需要确定好每次接触患者时需要实施的具体措施和各项措施的顺序。如到患者床旁，先评估患者前一晚的睡眠情况、查看受压部位的皮肤情况，然后给患者翻身、整理床单位。

（二）谁去做（who）

确定要做什么之后，护士需要确定各项护理措施由哪些人完成，需要多少人一起完成，有些护理措施是护士自己做，有些需要其他护士辅助执行，有些需要与其他医务人员共同完成，有些需要护理对象及其家属参与或直接完成。

（三）怎么做（how）

实施时将采取哪些技术和技巧？实施时需要哪些仪器、设备？护士对这些技术，对实施所需的仪器、设备是否已经非常熟悉？是否需要对技术和设备再熟悉和再练习，以保证实施过程的顺利进行？

（四）何时做（when）

根据护理对象的具体情况、健康状态，选择执行护理措施的时间。

二、具体实施的方法

护士在做好充分的准备工作之后，就可以将各项护理措施付诸实践。在实施过程中，护士需要综合运用各项操作技能、合作沟通技能、观察应变技能等，以执行各项护理措施，帮助患者解决现存的和潜在的护理问题。在实施过程中，护士要注意保证患者的安全；执行医嘱时，避免机械执行，对于有疑问的医嘱应该在澄清后执行；要鼓励患者积极、主动地参与护理活动，加强与患者的沟通交流，与患者建立良好的护患关系，获得患者对护理活动的理解与合作，以提高护理活动的效率。护士在执行护理措施的同时，也要进一步观察患者的病情变化及其对护理措施的反应，为修正护理计划提供资料，同时根据病情灵活实施计划。

随堂测

三、实施后的记录

护理记录是整个护理病历的一部分，是护士在实施护理措施之后，对其执行的护理措施、执行过程中观察到的问题、患者的反应和护理效果进行的完整、准确的文字记录。完整的护理记录可反映护理活动的全过程，有利于了解患者的身心状况，是评价护理服务质量的重要依据，也可为护理科研与护理教学提供资料。护理记录应及时准确、简明扼要、客观翔实、完整有序、重点突出。护理记录常采用的格式包括以下 3 种。

（一）以问题为中心的记录（SOAPIE）

该方法是早期以解决问题的理论为框架制订的护理记录格式，包括 6 方面内容。

1．S（subject）主观资料 来自患者主诉，是患者对自己病症、疾病的认识，对治疗的态度及对预后的担忧等。

2．O（object）客观资料 能够观察、测量的现象、行为、体征及检查结果等。

3．A（assessment）评估 护士收集、分析患者的主、客观资料，依此提出护理诊断。

4．P（plan）计划 根据评估的结果制订与护理问题相对应的护理计划。

5．I（intervention）措施 执行护理计划，实施护理措施。

6．E（evaluation）评价 评价护理计划的实施情况、患者对治疗与护理的反应、目标是否达到、问题是否得以解决。

（二）要点记录格式（DAR）

该方法是 20 世纪 80 年代中期为简化护理记录项目内容发展而来的记录格式，这种格式强调重点记录和记录格式的规范。其中 DAR 包括 3 方面内容：① D（data）资料：记录护士提出护理诊断的主、客观资料；② A（action）行动：护士依据计划采取的护理活动；③ R（response）反应：患者对护理措施实施后的反应。

（三）问题 – 干预 – 结果记录格式（PIO）

该方法是 1990 年以后推行的一种最为广泛的护理记录格式。

1．P（problem）问题　描述有关患者的健康问题，可包括名称、主要症状和体征（诊断依据）及相关因素。

2．I（intervention）措施　记录护士针对患者的问题，以护理计划为指导，执行了什么护理措施。

3．O（outcome）结果　指执行措施后患者的反应，用于评价预期目标，是否达到目标，患者问题是否得以解决。评价的时间一般应根据病情需要或常规时间来确定，要求及时评价，以反馈执行措施后的效果。

第六节　护理评价

评价（evaluation）是护理程序的最后一步，是将患者的健康状态与预定目标进行比较并做出判断的过程。评价是护理计划实施的反馈过程，是一种有计划、有目的和不断进行的活动，贯穿于护理过程的始终，并非要到患者出院时才进行评价。

一、评价的过程

（一）明确护理评价的标准

护理评价的标准也就是计划阶段所确定的预期护理目标。护理目标对评价的作用有以下两个方面。

1．确定评价阶段所需收集资料的类型。

2．提供判断护理对象健康资料的标准。

因此，护士需要根据预期目标，明确护理评价时所应收集资料的类型和内容。

（二）收集评价所需的资料

为评价护理目标是否达成，护士应收集实施护理措施后护理对象各方面的资料并进行分析。收集资料的方法与评估时收集资料的方法相同，但评价是将资料与预期目标进行比较，确定护理目标的实现情况。

（三）评价预期目标是否实现并分析未完全实现的原因

将收集的资料与预期目标进行比较，并判断预期目标是否已经达成。目标实现的程度可分为 3 种。

1．预期目标完全实现　护理问题已解决。

2．预期目标部分实现　护理问题部分解决。

3．预期目标未实现　护理问题未解决或进一步恶化。

4．如果出现目标部分实现或者未实现的情况，需要在评价的基础上，对目标未完全实现的原因进行探讨，可以从以下几方面进行分析。

（1）所收集的资料是否准确、全面？

（2）护理诊断是否正确？

（3）护理目标是否正确？

（4）护理措施是否适当？执行是否有效？

（5）护理对象是否配合？

（6）患者病情是否有所改变或是否有新问题发生？

（四）调整护理计划

护理计划不是一成不变的，需根据患者情况的变化而变化。根据评价的结果，需要对护理计划进行修订。对护理计划的调整一般有以下 3 种情况。

1. 停止 对于已经解决的护理问题，也就是目标完全实现的护理问题，应停止该诊断及其相应的护理措施。

2. 继续 对于尚未解决但目标已部分实现的护理问题，根据原因分析的结果，若能说明原有计划仍有效且是最佳的护理方案，则应继续执行该护理计划。

3. 修订 对于尚未解决的护理问题，也就是预期目标没有实现或部分实现，若分析结果表明原因，原护理计划存在不恰当的地方，则应对护理诊断、护理目标和护理措施中不适当的地方进行修改后再实施。如果在评价过程中，发现护理对象出现了新的问题，则应增加新的护理诊断并制订对应的护理目标和护理措施。由以上护理评价的过程可见，评价虽然是护理程序的最后一步，但并不是护理程序的结束；相反，通过评价发现新的问题，制订新的护理计划或对原计划进行修订后，再进入护理程序的下一个循环，从而循环往复，以达到促进个体、家庭和社区恢复健康、保持健康的目的。

二、评价的目的和意义

护理评价的目的和意义包括以下几方面。

（一）了解护理对象

目前的健康状况评价实际是再次的评估，通过护理评价，可以了解护理对象的健康状况、生理、心理和行为反应是否向有利于健康的方向发展。

（二）检验护理效果

通过护理评价，可以了解实施各项护理措施后，护理对象的护理问题是否得以解决，是否达到了预期的护理目标。

（三）改进护理工作

通过护理评价，可以了解在护理工作方式、方法上是否存在需要改进之处，以达到不断改进护理服务内容和方法，提高护理质量的目的。

（四）积累护理经验

通过护理评价，可以了解护理诊断的正确性、护理目标的可行性、护理计划和护理措施的有效性，从而为今后类似护理问题的解决积累经验，也为护理研究和护理教育提供资料。

知识链接

三维质量结构模式

三维质量结构模式是由美国学者 Donabedian 于 1966 年提出的，其从结构（structure）、过程（process）、结果（outcome）3 个方面来评价医疗服务质量。国内有学者也称其为"要素 / 结构质量 – 环节 / 过程质量 – 终末 / 结果质量模式"。要素质量指护理条件，例如器械的环境、管理制度和知识技术等。环节质量指具体护理内容，如规范护理行为和质量控制。结果质量则指整个护理过程所产生的结局变化，主要评估患者情绪，改善生活质量情况，总结讨论、护理质量完善。此模式主要用于指标的构建。它在国外护理质量评价指标体系的构建中已成熟化。国内已通过运用此理论模式构建了多个科室或单病种的护理质量评价指标体系。

随堂测

小 结

护理程序是护士通过多学科模式评估服务对象的健康状况，明确健康问题的身心反应，并以此为依据，制订服务对象的护理计划，采取适当的护理措施以解决健康问题的过程，其目的是帮助服务对象满足各种需要，恢复或达到最佳健康状态。护理程序是一个系统而科学的工作方法。包括5个步骤：评估、诊断、计划、实施和评价。护理程序是在多学科理论成果基础上发展而成的，包括系统论、控制论、需要理论、压力与适应理论、成长与发展理论、信息论等。这些理论为护理程序提供理论支持的同时，也在护理实践中发挥指导作用。

①护理评估是护理程序的第一步，是系统而有计划地收集资料、整理资料和分析资料的过程。评估的全面、准确直接影响护理诊断的准确性和护理计划的实施。②护理诊断是护士的临床判断过程，分为现存的、有危险的、健康的护理诊断3种类型。护理诊断有4个组成部分：名称、定义、诊断依据和相关因素。护理诊断的陈述方式包括PSE、PE、P。③护理计划是综合运用多学科知识对患者的健康问题进行排列优先顺序、确定护理目标、制订护理措施、护理计划成文的过程。④护理实施是将护理计划付诸实践的过程，需要护士具备丰富的专业知识、熟练的操作技能和良好的人际沟通能力。⑤护理评价是护理程序的最后一步，评价目标是否实现，在评价的基础上重审护理计划是停止、继续、取消还是修订。

思考题

1. 请举例说明护理诊断的不同类型。

2. 请说明在确定护理目标和制订护理措施时应注意的问题。

3. 患儿，男，13岁，3周前因受凉感冒后痊愈。1周前出现眼睑水肿和双下肢水肿，尿量有所减少，尿色加深，泡沫增多。无尿频、尿急、尿痛情况。查体：体温36.7 ℃，脉搏75次/分，血压130/85 mmHg，呼吸17次/分。尿常规：尿红细胞70～80/HP，白细胞2～4/HP，蛋白质150 mg/dl。

请分析：

（1）对患者目前的健康状况还应进行哪些方面的评估？

（2）请列出该患者目前可能的护理诊断。

4. 患者，男，50岁，因急性上呼吸道感染、咳脓痰就诊入院。患者烟龄30年。神志恍惚、疲乏、不能平卧，睡眠昼夜颠倒、呼吸急促，痰液黏稠，不易咳出。

请分析：

（1）目前患者主要的护理诊断是什么？

（2）急需解决的护理问题是什么？

（3）如何对护理问题进行排序？

（封桂英 琚新梅）

护理哲学

第六章

导学目标

通过本章内容的学习，学生应能够：

◆ **基本目标**

1. 解释哲学、护理哲学、哲学思维、评判性思维的概念。
2. 说明护理哲学和护理科学的关系。
3. 比较护理学科中的"道"和"术"。
4. 应用评判性思维能力解决临床实践问题。

◆ **发展目标**

1. 综合运用护理学科中的"道"与"术"解决临床护理实践问题。
2. 将护理哲学思想与临床护理实践建立联系。

◆ **思政目标**

培养学生以人为本、敬佑生命、仁心博爱的家国情怀和学生理性质疑、开拓创新的科学思维。

哲学是对自然知识、社会知识和思维知识的概括和总结，是系统化和理论化的世界观，反映个体看待世界的角度，隐含着价值和信仰体系。护理学已被公认为是一门专业和一个学术学科。作为学科，首先要有可识别的哲学观点或者概念性框架，用于界定什么是护理、什么是护理学。对护理的哲学探究有利于解释护理的内在意义。本章将对科学和哲学的概念进行阐述，探讨哲学思维在护理实践中的应用方法。

第一节 概 述

一、护理哲学的定义

护理哲学（philosophy of nursing）是护士对护理专业的信念及其所认同的价值观，其中，信念是指通过自身判断后所确信的观念；价值观是个人拥有的判断是非和价值的观念。个体的信念和价值观都是个体在社会化过程中通过与社会及其重要关系人的互动而逐步形成的，是个体社会化的产物。护士的信念与价值观影响护士的护理判断及护理决策，指导护士与服务对象的互动行为，从而影响护士的专业护理行为。

二、护理哲学的形成和发展

（一）禁欲主义阶段（1850—1920 年）

禁欲主义强调自律和自我否认，崇尚奉献和自我牺牲。南丁格尔的护理哲学是这个时期的代表，她将自己的一生奉献给了护理事业，开创了现代护理。中国护理也深受此哲学理念的影响，突出表现在强调护士的责任与义务，认为护士在工作中应不计较个人得失，工作任劳任怨，全心全意奉献自己。这一护理理念虽然在一定程度上增强了护士为护理事业做贡献的决心，但却忽视了护士对自身权益的维护，在一定程度上影响了护理专业的发展。

（二）浪漫主义阶段（1921—1940 年）

浪漫主义强调自我感觉、冒险及浪漫的人生态度，通过艺术、文学、诗歌、建筑等方式将浪漫主义色彩融入现实生活中。护士被美化为白衣天使，手持明灯的南丁格尔塑像是护士美丽的化身。该阶段护理哲学理念认为护士是柔韧与美丽的化身，是医生的助手，护士不应该有决策权、自主权和独立行为。受此理念的影响，护理教育的课程设置完全按照医学模式进行，护士的价值体系及独立决策能力受到限制。

（三）实用主义阶段（1940—1960 年）

该阶段起源于 19 世纪后期的美国。实用主义者认为人是衡量天下所有事物的主体，真理是能行得通的办法。实用主义的价值观是立足现实，以能否在现实中应用及其所获得的结果作为评价事物的最终标准。该哲学思潮对护理理念具有很大的影响。在第二次世界大战时期，由于有大批伤病员需要照顾，护士面临人手严重不足的问题。为了解决现实问题，护理重点是完成工作任务，注重服务效率，强调对疾病的诊断及治疗。在实用主义理念的指导下，护理界推出了许多实用性措施：①设计短期护理教育课程，培训护士助理，让护士助理或护理员到临床一线，缓解护士人手不足的情况；②实施功能制护理或小组护理的分工方式，突击完成护理的常规治疗性任务，节省护理人力、物力；③护理工作以疾病为中心，以完成疾病常规护理为工作内容。这些以任务为中心的实用性措施的实施，缓解了当时护士严重不足的状况，完成了繁重的护理工作。

（四）人本存在主义（1960 年至今）

人本存在主义是当代西方影响最大的哲学思潮之一。其代表人物有美国著名心理学家亚伯拉罕·马斯洛（Abraham Maslow）和美国心理学家卡尔·兰塞姆·罗杰斯（Carl Ranson Rogers）。人本存在主义主张每个人都有自己的独特性及完整性，强调人的主观能动性、选择权及自主权，关心人的存在、价值、理想、自由、个性、尊严、创造性及生活质量。在此哲学思潮的影响下，护理理念关注如何更好地满足服务对象作为一个整体的需要。护理工作的重心由疾病护理转变为以服务对象为中心甚至以人的健康为中心的护理。护理活动更注重人的整体性及自主性。在护理中，考虑人的身体、社会、心理及精神文化等各个方面的需要，尊重服务对象的权益，重视其感受，维护其自尊与隐私。护理界也开始反思护理作为一门专业的独特性及自主性，认为护理作为一门专业，护士不应只发挥依赖功能，机械地执行医嘱，而应充分利用其独特的知识与技能，发挥自己在保健服务体系中的作用。此外，护士维护自身权益的意识逐渐萌芽，在争取护理专业的地位、工作环境与待遇等方面也开始了行动，这些都有力地促进了护理学科的发展。

三、护理哲学与护理科学的关系

（一）护理哲学与护理科学的区别

护理科学（nursing science）是实质性的、特定学科的知识，侧重于护理概念框架和护理理论中阐述的关于人类以及宇宙健康过程的知识。护理科学知识着重于人类在健康和疾病方面的反应，并涉及生物、行为、社会和文化等领域。护理科学的目标是表现护理的本质，并利用其来服务人类健康。护理科学为人们提供了描述、解释和预测结果的知识，为未来的实质性护理知识的产生指明了方向，也为护理工作的各个方面提供了科学依据。

护理哲学是划定护理工作的性质、范围和最终目标的根本。哲学可以回答科学无法回答的问题，或者解决随着科学的进步而出现的问题。例如，"转基因技术、遗传诊断技术是否违反自然规律""人们为什么要禁止克隆人"等医药技术带来的复杂问题，仅仅靠科学是不能回答的，需要包含哲学在内的多学科共同应对，以寻求最佳的方案。

（二）护理哲学与护理科学的联系

护理哲学为护理工作开辟了更广泛的思考和行动的可能性，对护理科学的发展有特殊意义。当代护理实践面临着有关本体论、认识论和伦理学领域的多种哲学问题，这些问题根植于护理实践的组织和实现方式，与每个护士息息相关。在过去的 50 年里，护理教育和护理实践取得了相当大的进展，但是关于护理工作的范畴、性质、护士资格等问题的争论仍然存在。如果护理要作为一门有价值的学科生存和发展，护士在个人和专业层面的哲学思考是必需的。护士的工作对象是人，护士的工作内容是人的生存问题，是生与死的问题。人们面临着多种伦理问题，因此必须意识到人们所做的事情以及为什么这样做。个人和职业价值的澄清有助于在专业实践中确定"什么"和"为什么"。

如果没有哲学或反思性的思考和逻辑分析，科学知识和技术进步的有效性可能会被滥用或误导。科学提供事实和技术来帮助护士控制或改变人类的生理反应，但并没有告诉我们在复杂的情况下应该如何选择。作为实践科学的一部分，事实知识的构成及其在具体环境中的应用才需要哲学，而分析是所有科学的共同特征。因此，无论是科学、美学、个人还是伦理方面，哲学不仅在创造方面起着基础作用，而且在提供护理的知识应用方面也起着基础作用。另外，所有的护理理论和研究都来自哲学，或产生哲学。哲学对于护理专业和护理学科的发展是必要的。如果护士学会通过深入思考自己的实践所包含的内容以及如何将思想付诸行动来挑战自己的知识、论点和信念，他们就能明确学科的理念，这对护理学作为一门学科的生存至关重要。

第二节　护理中的哲学思想

案例 6-1

儿科护士小李值夜班时，突然冲进来一个抱着孩子的家属，她大声喊着："快给我们看看，要不行了！"小李一看，孩子面色青紫，呼吸困难，口鼻内有很多黏稠的痰液。她赶紧呼叫值班医生，并立即把孩子放在抢救台上，紧急清理呼吸道，但是小儿吸痰管效率低，很难清除干净口鼻内的大量痰液，孩子的面色越来越难看，嘴巴极力地张着。眼见吸痰不能解决问题，小李果断地用自己的嘴包住患儿的口鼻，用力将痰液吸出来，在吸出几大口痰液后，堵塞的气道终于通畅，孩子哭了出来。

请回答：

该案例在哪些方面体现了护士的评判性思维能力？

随着生物－心理－社会医学模式的提出，医学开始从更多维度探寻疾病和健康的相关问题，开始强调人的整体性，医学不仅仅是对疾病的治疗（cure），更需要对患者的关怀和照料

（care）。医学活动是人类最重要的社会活动，道德因素在医学活动中的重要性历来被人们所重视，医道和医术是医学活动中相辅相成、不可或缺的两个方面。"道"是中国古典哲学的一个重要概念。古汉语对"道"的解释有 3 种：一是指道路；二是指抽象规律，包括人类社会的法则，《左传》有"天道远，人道迩"之说，《周易》中讲"形而上者谓之道，形而下者谓之器"；三是指宇宙本源，万物之本，即老子所说的道："道可道，非恒道。名可名，非恒名"（《道德经》）。医道是一种不计个人得失、竭尽全力救治患者的至高境界。"术"是技艺、技术、方法、解决问题的流程策略等。"道"是无形的价值理念，"术"是有形的方法策略。作为医学从业者，不仅要掌握医术，更要把握医道。道无术不行，术无道不远。

一、护理学科中的"道"

护理学是医学专业类的一级学科。护理学既是一门科学，又是一门艺术。护理学科中的"道"，既指护理实践中的理论、规律和原则，又指护理学提倡的价值理念，是热爱生命、尊重保护个人权益、以人为本的医学道德观和价值观。护理实践中的理论、规律等在专业课的学习中会逐步展开，此处仅介绍护理学科提倡的价值之道。

> **知识链接**
>
> ### 护理在 21 世纪卫生领域的重要作用
>
> 世界卫生组织（WHO）在《2020 年世界护理状况》中指出：①护士在实现全民健康覆盖过程中发挥了重要作用：包括在初级卫生机构提供各种各样的基本护理服务，如伤口护理、疫苗接种和健康促进等；通过护士主导专业护理服务、传染性疾病和非传染性疾病的预防和管理、戒烟、精神卫生促进等；为生命全程提供护理服务，包括孕产妇保健、新生儿保健、儿童保健、学校卫生、生殖健康、老年护理；②护士在应对突发事件、流行病和灾害中的重要作用：护士参与处理临床紧急情况（如事故或心脏病发作）、预防和应对流行病暴发以及应对灾害和人道主义危机；③护士在实现人口健康和福祉以及在实现可持续发展目标方面发挥了至关重要的作用，包括有关教育、性别平等、体面工作和包容性经济增长的具体目标中都体现了护理队伍的价值。

（一）敬畏生命

敬畏生命是 20 世纪伟大的哲学家、思想家、医学博士、神学博士、诺贝尔和平奖获得者阿尔贝特·史怀哲创立的生命伦理学的重要思想。"善是保存生命，促进生命，使可发展的生命实现最高的价值，……这是必然的、普遍的伦理原则"，这句话是对史怀哲敬畏生命思想的阐述。生命是指包括人、动物和植物在内的一切生命现象，"敬畏"一词具有崇敬和畏惧之意，表达了对生命的态度。敬畏生命是一种心理特征和行为方式，是最基本和最深刻的道德追求。敬畏生命，也就是体认生命的尊严与可贵，并珍视生命，在生命之前保持谦恭与畏敬之意。将"生的意志"看作神圣的东西，予以肯定、尊重，并且应当深惧对生命的破坏与压迫。"生的意志"不仅存在于人，也存在于一切生命。敬畏生命的人才能在能力范围之内做出帮助和拯救其他生命的事情，并以此作为幸福之源。

我国传统医学认为，医学的目的就是仁爱救人，首先就是要尊重人的生命。医学经典《黄帝内经》记载"天覆地载，莫贵于人"，要求在诊治患者之时，"如履薄冰、如临深渊"，因为人命至重。生命是神圣的，人的生命只有一次。作为医学工作者，要保持对生命的敬畏感。唯有坚

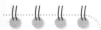

信生命的神圣，保持敬畏，才能在现代科学技术日益发展的今天，在面对患者时，认真思索、谨慎实践，不僭越伦理规范，不违背自然规律，正确对待人的生命和其他物种生命的关系。

护理贯穿了人从出生到死亡的全部过程，护士在护理实践的过程中，要重视人、关心人、要尊重人的人格尊严，尊重人的自主性、隐私权和选择权，满足人的需求，守护人的生命和健康。护士需要充分认识到生命的价值和意义，要能够正确地认识和对待死亡，同时要理解他人及万物的生命和自我的生命具有同等重要的意义，尊重自己的生存权和发展权，只有在对自己生命保持敬畏和尊重的基础上，才能更好地敬畏他人及万物的生命，彻底地理解患者的病痛和需要，承担对于社会及自然发展的责任。

（二）仁心博爱

自古以来，医学就被认为是一项人学，医学的真谛是人文关怀。医者有仁人之心，强调品德修养是中国传统医学的重要内容，传统儒家思想更强调慎独和推己及人。仁爱不仅是行医的指导思想，也是评价医生的一项重要标准，护理更是如此。"帮助与照护"一直是护理的本质内涵，护理就是一个求真、求善、求美的职业。南丁格尔的《护理札记》中处处都体现着对患者无微不至的关怀与照顾，她认为护理工作是精细艺术中最精细者，其中一个原因就是护士必须具有一颗同情的心和一双愿意工作的手。韩启德院士在《医学是什么》一书中强调"患者是渴望得到精神上的慰藉的"，患者最需要的永远是关爱和照顾，而护理本就是最有温度的职业，是最能体现对患者人文关怀的职业。

善，是护理学科的底色，是护理学的天然属性。作为护士，首先要有一颗善良的仁爱之心，有了仁爱之心，就有了责任。"所谓大医，都是始于心诚，而成于精湛"。仁爱是根本，责任是由爱而生的繁花，促使护士能够在工作中坚守慎独精神、不断创新、精益求精，追求卓越的护理质量。有了仁爱之心，才会有理解和同理心。理解是与患者进行有效沟通的基础，同理心是一种人格力量，能够使护士真正了解患者的需要，理解患者的痛苦，这是建立和谐的治疗性护患关系的基础。有了仁爱之心，才能真正做到"甘于奉献，大爱无疆"。医护职业的特性意味着对人类的奉献。习近平总书记指出，新冠肺炎疫情发生后，广大护士义无反顾、逆行出征，白衣执甲、不负重托，英勇无畏地冲向国内外疫情防控斗争第一线，为打赢中国疫情防控阻击战、保障各国人民生命安全和身体健康做出了重要贡献，用实际行动践行了敬佑生命、救死扶伤、甘于奉献、大爱无疆的崇高精神。广大护理人员在疫情中用大爱谱写出南丁格尔精神的时代华章。

护理之仁爱，是为博爱。博爱是对全人类的最无私的爱，是视患者的生命高于一切，并且要对待所有患者一视同仁，平等相待，无论贫富贵贱。护士的爱，是每天不断地付出时间、精力、爱心、耐心和同情心，是对患者的生理、心理、家庭等方面的恰如其分地关心和照护。特鲁多医生的墓志铭上那句"有时是治愈，常常是帮助，总是去安慰"最能体现护理的价值，护理是为患者提供帮助和安慰的职业，是时刻关怀、同情与移情。

（三）恪守使命

现代临床医学之父威廉·奥斯勒认为，"医学是艺术，非交易；是使命，非行业"。1996年，来自14个国家的医学家重申医学目的："医学是预防疾病和损伤，促进和维护健康；接触由疾病引起的疼痛和不幸，照顾和治愈有病的人，照料不能治愈的人，避免早死，追求安详死亡。"护理学的任务是"促进健康，预防疾病，恢复健康，减轻痛苦"，这也是护理的使命。医护工作者是人民健康的守护者，应遵循患者至上的原则，弘扬人道主义职业精神，恪守救死扶伤的社会责任，自觉维护医护职业的真诚与高尚，努力担当社会赋予的增进人类健康的神圣职责。在护理专业学生进入医学殿堂的那一刻，就要牢记并践行南丁格尔誓言，全心全意为患者谋福利。

2020年，一场突如其来的新冠肺炎疫情肆虐中华大地，广大医护工作者不忘初心，牢记使命，义无反顾地逆行出征，顽强拼搏，把人民生命安全和身体健康放在首位，忘我奋斗，成为战胜疫情的中坚力量，用实际行动捍卫了南丁格尔誓言，体现了恪守使命、无私奉献的崇高精神。

知识链接

南丁格尔誓言

南丁格尔誓言从诞生到现在虽然已经过去100余年，但其对我国现代护理行业依然具有十分广泛的影响。誓言中所体现的思想以及逻辑内涵对现代护理行业依然具有十分重要的现实指导意义。其具体内容如下："余谨以至诚，于上帝及会众面前宣誓：终身纯洁，忠贞职守。勿为有损之事，勿取服或故用有害之药。尽力提高护理之标准，慎守患者家务及秘密，竭诚协助医生之诊治，务谋病者之福利。谨誓！"

二、护理学科中的"术"

护理学科中的"术"是指护理从业者需要具备的基本知识和技能。学校是护士学习护理知识和技能的主要场所，其中对哲学思维能力的训练是护理教育者尤其需要重视的内容。哲学思维能力对护理理论、护理实践和护理研究的发展都起着重要的作用。在护理实践中运用哲学思维，可以帮助护士在复杂的临床情境中做出科学的、合理的决策，提供更高质量的护理服务，可以说哲学思维是护理人员提高护理实践能力和促进学科发展的思想基础。哲学思维方式有多种表现形式，比如辩证思维、逆向思维、系统思维、创新思维、实践思维、求实思维等，本章主要介绍评判性思维。

（一）护理哲学思维

1. 概念 哲学思维（philosophical thinking）是指人们认识、改造客观世界时所运用的具有哲学特征的思维方法，是通过反思和分析来寻求问题答案的过程。目前对哲学思维尚未有明确的概念和分类，但一般认为哲学思维的主要特点是质疑、批判、反思、理性、系统等。哲学思维是护理人员提高护理质量的基础，是进行临床决策的必要条件。

2. 哲学思维的特征

（1）超经验性：哲学思维以高度的抽象性、概括性和逻辑性，冷静地审视客观世界和人类经验中的一切行为。哲学思维反对经验主义、反对照搬权威。哲学思维的目的不在于获得具体知识、解决具体问题，而在于提供理性的思维模式、培养和锻炼人的思辨能力，从而使人们树立正确的人生观和价值观，掌握认识世界、改造世界的正确方法，在社会实践中产生巨大的推动力。

（2）辩证性：辩证性是哲学思维的本质特点，辩证思维是马克思主义哲学的根本方法，是以联系和发展的眼光来认识和分析问题。辩证法认为世间万物都处在一个普遍联系和不断发展变化的矛盾统一体中，任何事物都不是静止的、孤立的，因此要用联系和发展的眼光来认识和分析问题，反对片面性和绝对化。在临床护理实践中，辩证思维无处不在。患者的护理问题复杂多变，护士需要善于发现关键问题，找出主要矛盾，避免"头痛医头，脚痛医脚"；要把人看作一个由生理、心理、社会等各个方面组成的有机的统一整体。

（3）反思性：哲学思维本质上是一种不盲从权威的批判性的反思。在考虑任何思想或观点时，要对其进行过滤、分析和评价，而不是盲目接受，最重要的是质疑。解决问题的第一步是提出问题，通过系统地提出问题来理解和寻求最佳答案。哲学上的质疑是打开新问题的大门，有着特定的目的和系统，而不是随机的怀疑。批判性的思考极大地促进了学科的发展。护

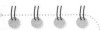

生在学校教育中学习了非常多的护理常规，比如小儿静脉输液部位首选头皮静脉、判断胃管在胃内的 3 种方法等，这些是否是最好的方法？为什么？有没有更好的方法？有了评判性思维和质疑的精神，而不是习惯性地认为所有事情是理所当然的，就会促使护士积极地寻求更好的答案，从而不断地提高护理质量。

（4）实践性：马克思主义哲学认为实践是检验真理的唯一标准，这是由真理的本性和实践的特点所决定的。实践是认知的基础和再提升，认知对实践又有指导作用。在临床护理实践中，会遇到许多不同于从书本中所学到的变化，对这些变化的理解、认识是从实践中获得、总结和提炼的，通过不断地"认识 – 实践 – 再认识"的过程，最终会促使护理专业知识体系得到更深入的发展。

（二）哲学思维实例：评判性思维

当今护士面临着具有更高健康需求的患者、复杂多变的临床问题、动态和高科技的环境，需要很强的评估、分析、综合、推理、判断能力，以做出复杂、高效的决策，提供安全有效的护理。美国护理大联盟（National League for Nursing，NLN）在护理本科认证指南中将评判性思维能力作为衡量护理教育质量的重要标准，评判性思维被认为是护士应具备的核心能力之一。我国护理界在 20 世纪末开始引入评判性思维，2010 年教育部高等学校护理学专业教学指导委员会护理学本科专业规范（初稿）要求：本科护理学专业毕业生"具有初步运用评判性思维和临床决策的能力"。

1. 评判性思维的定义　评判性思维（critical thinking）也称"批判性思维"。"critical"源于希腊文"kriticos"，原意是提问、理解和分析某物的意义，即具有辨明和判断的能力。评判性思维是指个体在复杂的情境中，在反思的基础上灵活运用已有的知识和经验进行分析、推理并做出合理的判断。1990 年，美国哲学协会（American Philosophy Association，APA）发表专家共识，将评判性思维定义为"建立在对证据、概念、方法、标准或关系进行解释、分析、评价和推理基础之上的一种有目的的、自我调控的判断过程。"

在护理实践中，评判性思维是护士在面临复杂的临床护理问题时，所进行的有目的、有意义的自我调控性判断、反思、推理、决策的过程，通过评估和确定患者的健康需求，在循证的基础上选择最有利于患者临床结局的护理实践的思维过程。1995—1998 年，来自护理专业领域的学者采用德尔菲法，对 55 位国际护理专家进行了五轮问答，得到了护理专业评判性思维的一致定义。专家小组一致认为护理评判性思维是职业责任和优质护理的基本组成部分，确认和定义了护理评判性思维的 10 个心智习性（自信、语境视角、创造性、灵活性、好奇心、理智的完整性、直觉、思想开放、坚持不懈和反省）和 7 种技能（实践分析、应用标准、鉴别、寻找信息、逻辑推理、预测和知识转化的认知技能）。

> **知识链接**
>
> **几个关于护理实践中的评判性思维的概念**
>
> 护理学科的评判性思维是关于护理问题不同解决方法的思考及反思过程，侧重于决定相关信息的可信度及采取何种措施方面。
>
> ——Kataoko-Yahiro，1994
>
> 评判性思维是收集资料，创造性地提出护理诊断和干预措施，从而使护理计划个体化和精确化的逻辑思维过程。
>
> ——Babara L. Adams，1999
>
> 评判性思维是对护理问题进行解释、分析和推理以找到解决方案，并对最终结果进行评价和反思的过程。
>
> ——Lakhanigam，2010

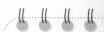

2．评判性思维的特征

（1）主动性：评判性思维是积极主动地进行自主思维的过程，是一种自主自律的思维过程，而不是被动地接受或者盲从。主动思考是评判性思维的关键。

（2）独立性：独立思考是评判性思维的根本特征。独立思考意味着不迷信权威，不唯书，能够排除外界的影响和干扰，自主地做出理性的决策。护士不应停留在学校所教的内容上，而是对所学知识持"开放和质疑的态度"，不断发现问题，提出问题，通过科学的方法寻求证据，甄别证据，做出独立客观的判断和决策。

（3）创新性：评判性思维是对思维的再思维过程，是对已有的概念、规律和原则通过不断提出问题、解决问题的过程，从而产生创造性的想法和见解，推动新理论、新技术和新知识的不断发展。创新是评判性思维的落脚点。

（4）全面性：评判性思维是对思维的全面审查，是对所研究的事物进行多角度、全方位和连续性的分析研究的过程。

（5）反思性：评判性思维需要不断对自己的想法进行反思和检视，从而不断完善和提升自己。

（6）科学性：评判性思维不是简单否定，而是在开放、尊重、宽容基础上的思维模式，是在掌握充分证据的前提下理性的分析、判断和总结的过程，具有很强的科学性。

3．评判性思维在护理实践中的运用

（1）评判性思维与临床护理实践：随着医学的发展和科技的进步，人们对健康的需求不断提高，护理责任也越来越大，评判性思维能力变得越来越重要。在临床护理实践中，护士不能仅仅简单地遵循惯例，执行医嘱，而是需要科学客观地审视所有的想法和护理行为，坚持应用评判性思维分析和解决问题，进行有效的临床决策。护士运用评判性思维是一个持续的过程，需要思维开放、不断探究和坚持不懈，仔细观察每个患者的情况，明确患者的问题，收集相关信息，并分析和评估信息，考虑在每个临床情况下什么是最重要的，积极探索替代方案，做出最明智的决定。总之，评判性思维是一种思考问题的方式，总是问"为什么""我错过了什么""我对这个患者的情况到底了解多少"以及"我有哪些选择"。比如在为患者提供清洁卫生护理时，要考虑这样做的最终目的是什么，查询有关舒适护理的文献，探索舒适的标准是什么，不同背景的人如何看待舒适，以及促进舒适的因素有哪些。这样的思考和探寻过程可以使护士更好地预测患者的需求，更快识别舒适相关问题，并提供适当的护理。

护理程序可以作为评判性思维过程的框架。护理程序的各个阶段都需要应用评判性思维。在护理程序的评价阶段，护士要进行资料的收集、整理、分析，根据自己的专业知识、经验、技能和标准等，确定资料的完整性，区分相关资料与无关资料、重要资料与不重要资料。护理诊断阶段需要护士运用评判性思维和临床经验做出准确的判断，确定患者实际的、潜在的健康问题。然后基于评判性思维过程制订科学的护理计划，确保护理资源的有效利用以及获得最佳的护理效果。护理实施阶段，在采取任何护理行动之前，护士都应该评估护理措施的预期结果和安全性，明确患者是否有新的问题，是否需要调整护理计划。护理评价阶段要确定护理措施是否达到预期结果，必要时要重审护理计划。所有这些都需要评判性思维技巧的应用。

（2）评判性思维与护理教育：对学生评判性思维能力的培养和评估已经成为护理教育的核心内容和教育目标之一。1992 年，美国护理大联盟（The National League of Nurses，NLN）要求护理教育项目将培养评判性思维能力作为核心内容，评判性思维能力被纳入学士学位护理教育项目的认证标准。英国护士及助产士理事会（Nursing and Midwifery Council，NMC）将评判性思维能力列为本科护理课程设置的重要指标。韩国、日本等国家将评判性思维能力作为衡量护理教育质量的重要标准之一。我国教育部也要求护理学专业本科毕业生应具有初步运用评判性思维和临床决策的能力。

1）教学过程中培养学生的评判性思维能力：首先护理教育者应该将对评判性思维能力的培养纳入自己的教学理念中，传统的以教师为主导的课堂教学模式不利于培养评判性思维，护理教育者要重新思考教学过程中师生双方的角色。教师不仅是内容的传授者，而且是学习的促进者，教师在教学过程中要展示评判性思维的过程和解决问题的能力，学生在进行教学内容的互动时也要展示评判性思维的过程，以便教师及时发现问题并提出建设性的意见。师生双方是平等的合作关系，教师应创造有利于培养学生评判性思维能力的教学环境，鼓励学生积极参与教学全过程，鼓励学生不断思考、质疑、自由表达自己的意见，在不贬低学生的情况下客观地探讨学生的错误，促进学生提高承担风险的能力；教师要帮助学生成为主动学习者，成为自己知识的主动创造者。

2）促进学生评判性思维能力的教学方法：促进学生评判性思维能力的教学方法有很多，各种教学方法的共性特征是以学生为中心，学生必须是积极主动的参与者，而不是被动的知识接受者。比如以下教学方法：①案例教学：包括以案例为基础的模拟教学、临床会议、个案分析等，这些方法通常要求学生解决特定场景或案例中的问题，小组环境中的协作和学习也有助于护理学生更好地理解教学内容；②提问：可以采用苏格拉底式提问法，提出多个问题而不是一个问题，或者从低级别的问题问到高级别的问题，开放式问题可以鼓励学生思考可能的答案并做出回应；③反思日记：反思日记教学法对于培养学生的评判性思维能力有积极的影响，学生采用叙述的方式记录经历或过程，可以使教育者深入了解学生的困难和想法，给出适当的策略或建议；④概念地图：概念地图是信息的可视化表示形式，能帮助学生理解、思考和发现概念之间的关系，以最有意义的方式重新组织课程材料，有助于知识的内化。

（3）评判性思维与护理研究

1）评判性思维在护理研究中的应用：护理研究过程是系统地、逻辑性地解决问题的方法，是对评判性思维的严格、规范的使用过程。研究人员需要发展评判性思维技能，这将有助于使研究问题更加精确，还有助于产生新的研究假设，更好地促进护理研究的开展。

2）评判性思维在护理研究成果转化中的应用：评判性思维的应用体现在将现有的科学研究证据应用于决策的行为模式，一般经典的量性护理研究是在特定的可控环境下进行的，实际工作环境要更为复杂多变，因此在利用护理研究证据的时候，必须要有评判性思维能力。因此，评判性思维能力对于发展循证护理实践是至关重要的，有评判性思维的护士更有可能合理地解释现有的研究证据，并在评判性解释的基础上，做出最适用于特定环境的判断和决策。

3）关于评判性思维的评价方法的研究：目前，由于对评判性思维的定义尚未达成共识，评判性思维能力的测量工具也没有统一，常用的已达 20 多种。以下是常用的适用于护理评判性思维能力测量的工具：①怀森和格拉斯的评判性思维鉴定量表（Watson-Glaser Critical Thinking Appraisal，WGCTA）：该量表被广泛用于教育学、心理学研究，在护理领域的文献中也有较多应用。量表包含 80 个条目，分为推理、识别假设、演绎、阐明、评价争论 5 个维度，每个维度包含 16 个条目。该量表具有普适性，不特定于任何领域，另外该量表不测定评判性思维的情感维度。②加利福尼亚评判性思维技能测验（California Critical Thinking Skill Test，CCTST）：该工具应用广泛，是基于美国哲学学会的专家共识设计的，旨在测量大学生评判性思维的工具，共 34 个条目，分为分析、评价、推理、归纳、演绎 5 个维度。③加利福尼亚评判性思维心智评估量表（California Critical Thinking Disposition Inventory Test，CCTDIT）：同样是适用于大学生的评价工具，共 75 个条目，分为寻找真相、开放思想、分析、系统化、自信心、求知欲、认知成熟度 7 个维度。护理研究者在选择评判性思维工具的时候，要考虑工具中对评判性思维的定义、适用人群、工具的理论基础和参考标准、敏感性和信效度。目前很多测量工具缺乏对护理学科的特异性，尤其是缺乏对护理评判性思维的非认知部分方面，因此有必要构建适用于护理领域的特异性的评判性思维工具。

随堂测

小　结

　　护理哲学是对护理职业价值观、道德观、信念、信仰以及职业动机的高度概括。敬畏生命、仁心博爱和恪守使命是现代护理学科的"道"，在护理实践中运用哲学思维方式解决问题可视为护理学科的"术"的表现之一。作为护士，既要遵循护理之道，又要精通护理之术。

思考题

　　第48届南丁格尔奖获得者成守珍：2020年，面对新冠肺炎疫情，"南粤巾帼十杰"之一、护理专家成守珍三度请缨奔赴武汉抗疫一线，带领队员日夜奋战，面对千难万险的救治任务，争分夺秒，快速组建2个隔离病区、建立高级生命支持单元、收满危重症患者，开展系列生命救援，被队员们称为"定海神针"，为武汉抗疫工作做出了突出贡献。成守珍主任自武汉归来后，再度请缨远赴塞尔维亚抗疫，她说："呼吸重症护理是我的专业，当党和国家需要我出征援塞时，我职责所在，责无旁贷。"成守珍担任医疗队临时党支部副书记，与专家组成员共同战"疫"1个多月，深入疫情最严重的地区了解疫情防控、对关键技术问题进行解答，分享中国抗疫经验，帮助塞尔维亚成为重症率、死亡率最低的欧洲国家之一，并被塞尔维亚国防部授予保卫国家荣誉勋章。

　　请回答：

　　成守珍的事迹体现了护理学科中的什么哲学思想？

（王　艳　刘　齐）

护理理论概述

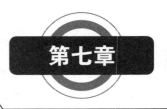

导学目标

通过本章内容的学习，学生应能够：

◆ **基本目标**
1. 描述护理理论的概念和基本要素。
2. 简要说明护理理论的发展历史。
3. 描述护理理论的分类。
4. 描述护理理论在临床实践中的应用。

◆ **发展目标**
1. 分析护理理论在临床实践中的作用。
2. 能够运用护理理论指导临床实践发展与创新。

◆ **思政目标**
坚持科学发展观，培养学生在实践中的理论探索与创新精神。

任何一门专业或学科的形成和发展都离不开自身知识体系的架构和完善。理论是用来解释该专业或学科范围内的现象，构建该专业或学科知识体系的基础。没有理论指导的实践是空洞的，而没有实践支持的理论是盲目的。现代护理学经过长期的发展，除了引进其他学科的理论外，也在努力建立自己的理论体系，以便能够科学和系统地解释学科领域内的现象、事实和关系，提供护理干预措施的框架和预测护理活动的结果。

第一节　护理理论基本概念

护理理论是对护理领域内现象的认识和系统描述，对护理实践和护理学科的发展起着非常重要的作用。护士要了解护理理论的基本概念，以便建立自己的护理学知识体系，更好地为临床实践服务。下面将介绍护理理论中涉及的一些基本概念。

一、理论概述

理论（theory）是指描述两个或多个相对具体和特异的概念之间关系的命题，是对事物本质的认识和抽象性的概括。理论旨在解释或描述一些现象。从理论可以推导出问题或假设，并进行检验和验证。理论涉及以下要素。

（一）概念

概念（concept）是对单一或一组现象的简洁描述，是人们对周围环境中的某种物体所形成的印象，是人们对客观事物属性及其本质的理性认识。概念是人类思维形式最基本的组成单位，是构成命题、推理的要素。概念为人类认识事物及相互交流提供了途径。人们通过感觉对客观事物产生认识，再通过知觉对客观事物产生总体的印象，进而形成概念。概念是人们对周围世界的认识成果的总结与概括，而后形成理论。因此，概念又是构成理论的基本要素，例如构成护理理论的基本概念包括人、环境、健康、护理等。

根据概念所代表的事物在现实世界中能被观察的程度，可以将概念分为 3 类：①经验性概念：指那些可以通过感官观察或体验到的事物，如血压计、电风扇等；②推理性概念：指那些可以间接观察到的事物，如体温、血压等；③抽象性概念：指不能被观察到的事物，如期待、适应等。

概念有 2 个基本的逻辑特征，即内涵和外延。概念的内涵是指概念所反映的事物的特性或本质；概念的外延是指反映概念中特性或本质的一类事物。例如商品这个概念的内涵是为交换而生产的产品；外延是指古今中外的、各种性质和用途的、在人们之间进行交换的产品。

（二）命题

命题（proposition）是关于一个概念或两个或多个概念之间关系的陈述。非关系性的命题是对一个概念的描述或定义。陈述一个概念的意义的非关系性命题称为构成性定义；陈述一个概念如何被观察或测量的非关系性命题称为操作性定义。关系性命题用于陈述两个或多个概念之间的关系或联系。

（三）定义

定义（definition）是对概念的内涵和外延所做的简要而准确的概括。理论中涉及的每个概念都有明确的定义。理论中概念的定义可以分为理论性定义和操作性定义两类。理论性定义是指概念的内在含义；操作性定义是指为测量概念所需要进行的活动的描述，是用可观察、可测量、可操作的特征来界定概念的含义。比如疼痛的理论性定义为"主观感受到的不愉快的体验"，操作性定义为"应用 0 ～ 10 级数字评分法所测定的疼痛程度"。

（四）现象

现象（phenomenon）是指客观世界中能为人们所感知的任何事件或事物，可观察或体验到的事实的反映。在特定的学科领域，一个学科范围内的现象反映的是这个学科的知识范畴与领域。现象是用来描述或说明一些事件、过程、情境、观点的术语。例如，人们常说看到、听到、闻到某些事物，这说明现象是由可感知的事实来说明或描述的。护理理论的研究对象是护理现象，目的是通过研究揭示护理现象的本质，总结客观规律，指导护理实践。

（五）假设

假设（assumption）是指科学研究中对客观事物的假定说明。提出者认为这些假设是事实。假设对任何学科都是重要的，因为它为学科的理论提供了基础。

二、护理理论的概念与意义

护理理论（nursing theory）是对护理现象及本质的系统性及抽象性的概括，用以描述、解释、预测和控制护理现象。护理理论提供了一种通过研究检验知识的方法，可以扩展护理学科的知识基础，也有助于护士更好地认识护理现象，指导护理实践，在不断变化的社会中满足患者的健康护理需求。

（一）护理理论确定护理学科的性质和范畴

在护理理论出现之前，护理工作很大程度上被归入医学范畴。护理实践通常是由他人规定的，并以传统的、仪式性的任务为重点，很少考虑工作的合理性。护理理论家最初的工作旨在澄清复杂的知识和互动领域，这些领域将专业护理实践与单纯的任务操作区分开来。护理概念模式和护理理论的出现，向护士传达了一种专业信念，提供了一个道德和伦理结构来指导护理行动，并促进其对护理及护理实践的系统思考。

（二）护理理论促进护理学科知识和护理专业的发展

护理理论为护理知识的发展提供了组织和结构，为收集数据，描述、解释和预测护理实践提供了一种系统的、科学的手段和护理研究的方向，为构建护理学科知识体系创造了条件，同时增强了护理专业的独立性和护理工作的自主性。

（三）护理理论为护理实践指明了方向

护理理论不仅指出了护理实践的重点，而且说明了护理实践的具体目标和结果，从而使护理实践更有目的性。护理理论通过设定专业界限将其与其他职业区分开来。在护理工作中使用一种理论，可以使护理工作更加协调，更少出现碎片化。护理理论还可以帮助确定护理实践的标准。

知识链接

当代护理知识结构能级

美国著名的护理理论学家福斯特（Fawcett）认为护理是一门独特的学科，护理知识体系是一个具有不同结构能级的整体。明确护理知识的结构能级是非常重要的，可以对护理行为进行界定和规范。根据抽象水平由高到低的顺序，可以将护理知识体系分为 5 个部分：元范式（最抽象）、哲学、概念模式、理论和实证指标（最具体）（图 1）。

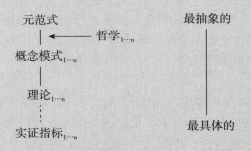

图 1　当代护理知识结构能级（**Fawcett & DeSanto-Madeya，2013**）

三、护理理论的分类

随着护理理论的不断发展，护理学者对护理现象和本质不断地探索，在实践的基础上构建和发展了许多护理理论，主要分类如下。

（一）按照理论的抽象程度和范围分类

按照理论的抽象程度和范围，护理理论可分为广域理论、中域理论、特定情境理论。

1. 广域理论（grand theory） 也称大理论。广域理论是对护理的本质、任务和目标三部分内容进行系统性、整体性的阐述。广域理论的发展有助于将护理学科与其他学科区分开来，刺激了护理知识的扩展，也为临床实践、护理教育提供了方向和指导。但广域理论较为抽象，缺乏操作性的定义，难以被实证研究验证。由于抽象，在区分广域理论和概念模式上存在困难，大多数护理概念模式（如奥瑞姆、罗伊和罗杰斯提出的护理概念）也被认为是广域理论。

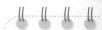

代表性的广域理论有奥瑞姆的自我护理理论、莱宁格（Leininger）的文化关怀多样性和普遍性理论、纽曼的健康扩展意识理论和帕斯（Parse）的人类适转理论。

2．中域理论（middle range theory）　中域理论的抽象程度介于广域理论和特定情境理论之间。中域理论由具有操作性定义的相对具体的概念和可以经检验验证的相对具体的命题组成。重点是阐述一些具体的现象或概念，以及各个现象之间的相互关系，更多是反映多种情境下的护理现象，更适合直接指导护理实践，因此中域理论发展迅速。其代表理论有凯瑟琳·科尔卡巴（Katharine Kolcaba）的舒适理论、乔治·艾克斯（Georgene G. Eakes）的慢性悲伤理论等。

3．特定情境理论（situation-specific theory）　也称为实践理论（practice theory）、微观理论（microtheory）。实践理论比中域理论更具体，所涉及的概念少，关注更具体、更容易进行操作性定义的现象，反映的是临床护理实践中的某一特定护理现象，局限于某一特定人群或某个特殊的护理领域，对护理实践有直接的指导作用。护士开发和使用的实践理论的例子有产后抑郁理论、肿瘤疼痛管理理论等。

（二）按目标导向分类

理论旨在描述、解释、预测或控制某种现象。按照理论的目标将理论分为 4 类。

1．描述性理论（descriptive theory）　又称因素分离理论（factor-isolating theory），是描述现象、事物、事件、情境和命名概念、属性和维度的理论。描述性理论识别和描述了现象的主要概念，但并不解释这些概念是如何或为什么相关的。描述性理论的目的是提供关于现象的观察和意义。它是由描述性研究技术产生和检验的，包括概念分析、案例研究、文献回顾、现象学、人种学和基础理论等。比如用来描述临终关怀护士对患者痛苦的反应的理论模型、描述护士用来识别谵妄的临床推理过程的理论等。佩普劳（Peplau）的人际关系理论也被认为是描述性理论，该理论描述了护士的 7 种临床角色，分别为陌生人角色、资源提供者、教育者、咨询者、代言人、领导者和技术专家；同时该理论还描述了护患关系的 4 个阶段：认识、确认、拓展、解决。

2．解释性理论（explanatory theory）　又称因素关联理论（factor-relating theory），是指将概念相互联系起来，描述和说明概念或命题之间的相互关系。解释性理论旨在告诉人们这些概念是如何或为什么相关的，并可能涉及因果关系和相关关系或调节相互作用的规则。华生的人性关怀理论被认为是一种解释性理论，该理论解释了护士应该如何在压力过大和要求苛刻的工作场所保持情感敏感性和关怀态度，认为护理是护士、患者和所有卫生工作者之间的责任。

3．预测性理论（predictive theory）　又称情境相关理论（situation-relating theory），用来陈述概念之间的关系，并且能够描述未来的结果。比如费伦 - 林奇（Fearon-Lynch）等发展的解释糖尿病患者自我管理的中域理论、史密斯（Smith）等发展的预测护理有效性的理论。

4．规定性理论（prescriptive theory）　又称情境生成理论（situation-producing theory），是能对护理实践领域中所采取的护理措施可能产生的结果加以预测和判断的理论。规定性理论应该阐明有关的干预措施和它们的组成成分，接受这些干预和措施的护理对象的类型，在什么样的条件下可以应用这些干预和措施以及应用后的结果等。比如奥威尔 - 诺瓦克（Auvil-Novak）的关于外科手术后疼痛的同步治疗干预的中域理论，该理论使用了一种时间依赖性的疼痛评估方法，并提供了有针对性的护理干预措施来解决术后疼痛。

（三）根据理论的来源分类

理论的来源是指理论最初所来源的学科。

1．护理学独特的专业理论　指护理学独有的理论。很多学者认为，护理学作为一门专业，需要拥有本专业独特的理论和知识体系。比如南丁格尔的护理理论、奥瑞姆的自我护理理论等，很多中域理论和特定情境理论都是护理学专业理论。

2．借用、共享或源自其他学科的理论　因为护理学是自然科学和社会科学相融合的一门学科，护理学中使用的许多理论都是借用、共享或源自其他学科发展的理论，比如社会科学、行为科学、生物医学、伦理学、行政和管理科学、信息学以及学习理论等方面的理论和概念。这些理论被频繁且广泛地用作护理研究的理论基础。比如塞尔耶（Selye）的压力模型、皮亚杰（Piaget）的认知发展理论、一般系统理论、问题解决理论和马斯洛（Maslow）的基本需要层次论等。

（四）按照理论内容的着重点不同分类

1．以需要及问题为中心的理论　以服务对象的健康需要和健康问题为中心，研究护士如何帮助服务对象解决问题，满足其健康需要。其代表理论有南丁格尔环境学说、韩德森的护理功能模式、华生的关怀理论等。

2．以护患关系为中心的理论　以护理现象中的护患沟通、护患关系为重点，着重阐述护士如何通过人际沟通建立良好的护患关系，以满足服务对象的需要。其代表理论有佩普劳的人际关系模式、奥兰多的护理过程学说、威登贝克的临床护理帮助艺术学说、金的互动系统结构及达标理论等。

3．以系统为中心的理论　以一般系统论为中心，认为人是一个开放系统，人的健康不仅受到外在环境因素的影响，也受到内环境失衡的影响。因此护理应从系统和整体的角度来考虑，以满足服务对象的整体需求。其代表理论有罗伊的适应模式、纽曼的系统模式等。

4．以能量源为中心的护理理论　认为人是一个能量源或能量系统，人在与外界环境不断交换的过程中保持自己的能量稳定或健康。其代表理论有罗杰斯的整体人科学模式、纽曼的健康意识理论等。

四、护理理论的核心概念（护理学元范式）

护理理论中涉及 4 个核心概念，分别是人、环境、健康、护理。这 4 个概念被认为是反映护理学核心现象的概念，也被称为护理学元范式（meta-paradigm）。这 4 个核心概念最早是由美国著名的护理理论家和教育家杰奎琳·福斯特（Jacqueline Fawcett）教授在 1978 年提出来的，后来又经过了不断定义和解读，逐渐被广大护理学者所接受，几乎所有的广域理论都应用了这 4 个概念作为理论的框架。

（一）人（person/human beings）

人是最基本的一个概念，是核心和基础，其他概念都是围绕人来定义和规定的。人是由生理、心理、社会、精神、文化等方面组成的一个统一的整体，是不断与其他系统进行着物质、能量、信息交换的开放系统，基本目标是保持机体的平衡，包括机体内部各次系统间及机体与环境间的平衡。护理理论中的人是指护理的服务对象，包括患者及健康人群，从婴幼儿到老年人，涉及个人、家庭、社区和社会 4 个层面。护理的最终目标不仅是维持和促进个体高水平的健康，而且更重要的是要面向家庭、面向社区，最终提高整个人类的健康水平。

（二）环境（environment）

环境是影响机体生存和发展的所有内在和外在因素的总和，包括"社会环境和自然环境，涉及护理活动发生的场所，如家居环境以及卫生保健服务机构，直至整个社会。也可以表述为包括所有与人的健康相关的地方、区域、国家和世界范围内的文化、社会、政治和经济条件。人类的健康与环境相互依存，相互影响。一方面，人们不断地适应环境、改造环境、促进健康的发展；另一方面，环境又不断地影响着人们的健康。医护人员需要在以治疗为目的的前提下创造适合患者身心健康恢复的治疗性环境。环境是一个有边界的开放系统，与人进行着物质、能力和信息的交换。

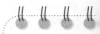

（三）健康（health）

健康是护理活动的最终目标。健康不仅仅是没有疾病或缺陷，而且是包含身体健康、精神健康、完好的社会适应状态以及道德健康等方面的多维概念。健康是一个不断变化的动态过程。不同的护理理论对健康有不同的定义。

（四）护理（nursing）

护理是指护士、护理活动以及护理活动的结果。护理活动被认为是护士与护理对象之间的互动过程，包括评估、诊断、计划、干预和评价过程。护士通过专业的健康照顾，满足不同人的健康需求，帮助人们维持健康、恢复健康或达到最佳的健康状态。护理是一门科学，也是一门艺术。

随堂测

很多广域理论学家都对这 4 个基本概念进行了定义和描述，以不同的方式对其进行概念化，形成了多种多样的护理理论。

第二节　护理理论的形成与发展

护理学作为一门专业或学科的关键是具有独特的理论体系。除了应用一些来自其他学科，如社会学、心理学和医学科学的理论外，护理专业必须发展自身独特的、科学的护理理论，构建护理学知识体系。护理理论形成于 20 世纪 50 年代，在其发展过程中经历了很多重要事件，这些事件对护理理论的发展产生了很大的影响。护理理论的发展经历了以下几个阶段。

一、护理理论酝酿阶段（从南丁格尔时期到 20 世纪 50 年代）

大多数护理学者认为南丁格尔是第一位现代护理理论家。南丁格尔是第一个界定护理目标和护理实践领域的人，认为护理意味着对他人的健康负责，提出了公共卫生的护理思想，重视患者的生理及心理护理，并发展了护理环境学说。克里米亚战争后，她在伦敦建立了第一所护士学校。南丁格尔认为对护士进行正式培训是必要的，不仅要教她们做什么，还要教她们如何做。在 1859 年出版的《护理札记》中，南丁格尔提出了护理实践的基本前提，她关注健康与环境的关系以及护士在这种关系中的作用。但是此时的护理尚未形成系统的理论体系，护理知识的主要内容和护理教学的重点是护士在日常临床工作中执行的任务，护理重点是执行医嘱和实施各种护理操作。南丁格尔之后，护理学科的发展主要体现在护理教育的发展上，尤其是进入 20 世纪之后，美国工业革命的发展使越来越多的女性获得了教育和就业的机会。1924 年，耶鲁大学成立护理学院，开设了以大学为基础的 4 年制护理本科教育，这意味着护理教育逐渐从职业培训转向专业高等教育，护士的培训不再是单纯的技术操作培训，开始出现理论知识的教育。到 1950 年，欧美各国基本上形成了由基础教育、研究生教育和继续教育三部分所组成的护理教育体系。20 世纪四五十年代，护理界开始意识到科研的重要性，只有通过科学的护理研究才能建立护理独特的知识体系。1952 年，美国第一本护理研究性杂志《护理研究》创刊，护理高等教育的课程中增加了统计学和护理科研等科目。美国护士协会（ANA）开始鼓励护士接受研究生教育。

在这一时期并没有形成比较清晰的护理理论体系，但是护理教育和护理研究的发展为护理理论的诞生奠定了基础。

二、护理理论的萌芽阶段（20 世纪 50 年代—60 年代中期）

护理学能否被称为专业或学科，关键取决于是否有其独特的护理理论体系。但直到 20 世纪 50 年代，护理实践知识还主要应用来自社会学、生物学、心理学和医学的理论，护理专业必须发展独特、科学、可靠的理论知识体系。1952 年，佩普劳（Peplau）在其著作中描述了护士和患者之间的人际关系过程，创建了人际间关系概念模式，掀起了一场护理理论的革命，佩普劳被认为是第一位当代护理理论家。在 20 世纪 50 年代末和 60 年代，陆续出现了一批护理理论家，比如阿卜杜拉（Abdellah）、金（King）、维登巴赫（Wiedenbach）和罗杰斯（Rogers）等，按照如今的定义，这些护理科学家的理论并非都能被视为理论。20 世纪 50年代的理论工作集中在护士做什么，而不是为什么做，而且此时开发的概念框架更多的是作为课程开发的基础，而不是作为实践的指导。20 世纪 50 年代创刊了《护理研究》杂志，为护理理论的发展及其测试提供了一个平台。此期发展起来的护理理论，比如 1955 年亨德森（Henderson）创建的护理需求理论，将护士的角色概念化，为协助生病或健康的人满足 14 种基本需求。1960 年，阿卜杜拉发表了《21 个护理问题的类型》，将护理工作的重点从以疾病为中心转向以患者为中心。1962 年，奥兰多（Orlando）发展了协商式护理过程学说，强调了患者和护士之间的互动关系，并将护理的专业功能定义为发现和满足患者的直接需要。

这一时期的护理理论家着重对护士的角色、护理实践的本质以及护理理论的性质进行探讨。理论发展的方法结合了对护理实践的直接观察、借鉴现有社会科学和其他生命科学的理论等。主要是定义什么是护理，描述护理服务的社会目的，解释护士如何发挥作用来实现这些目的，并确定影响疾病和健康的因素等。

三、护理理论的创建阶段（20 世纪 60 年代中期—80 年代）

到 20 世纪 60 年代中期，护理专业已经被认为是一门科学学科，是以患者为中心的具有理论基础的实践活动。美国护士协会（ANA）在 1965 年提出要发展护理理论，并举行了几次护理理论会议，这些会议以护理科学和理论发展为中心，讨论了如何将其他学科知识应用于护理学，人们努力确定理论的含义，确定理论的结构成分，并澄清理论的分析和评价方法。美国护理大联盟 1972 年通过了一项认证标准，要求护理课程必须有理论基础，成立了护理理论会议小组和护理理论智囊团，考虑将理论应用于实践。护理理论家陆续发表了很多护理概念模式，这个时期是广域护理理论发展的鼎盛时期。如 1967 年莱温的护理实践守恒模式、1968 年约翰逊的行为系统模式、1970 年罗杰斯的同源动态学原理和罗伊的适应模式、1971 年奥瑞姆的自理模式和金的互动结构和达标理论、1972 年纽曼的健康照顾系统模式、1979 年华生的关怀理论等。

在此期间，护理硕士教育项目稳步增长，在发展护理理论精神的倡导下，美国的护理博士学位教育也得到快速发展。1964 年美国加州大学旧金山分校开设了第一个护理博士学位项目，到 1970 年，已经有 20 个护理博士项目，培养了很多侧重于护理科研和护理理论研究的哲学博士，以及强调临床实践应用研究的护理学博士。护理研究生教育的增长使护士学者们能够在护理文献中交流对护理专业的看法，极大地促进了护理理论的进一步发展。有关如何评价、发展和应用护理理论的书籍陆续出版，研究生教育项目开设分析和应用理论的课程，研究人员将护理理论作为研究的概念框架。

四、护理理论的应用阶段（20 世纪 80 年代以后）

在 20 世纪 80 年代以后，人们的关注重点转向能为护理实践提供有意义的指导的理论，注重以实践为基础并与研究相联系的护理概念，研究重点从广域理论转向中域理论，以及理论在研究和实践中的应用，出现了大量的中域理论以及特定情境理论。美国护理理论学家福斯特阐述了护理学的元范式（人、环境、健康、护理），允许对理论内容进行比较分析，她对护理知识抽象层次的划分帮助护理科学家和从业人员区分广域理论、中域理论和特定情境理论。护理理论对护理专业的重要性已得到充分肯定，护理理论已从理论发展阶段转向理论应用阶段，人们对理论与实践之间的关系越来越感兴趣，也越来越强调理论与研究之间的关系。20 世纪 90

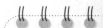

年代护理理论的特点是中域理论和特定情境理论的发展。这些理论不那么抽象，因此更直接地适用于实践，也更容易通过研究进行实验性的检验。1988 年，*Nursing Science Quarterly* 创刊，该季刊专注于护理理论的发展和研究。

20 世纪 90 年代，循证实践（evidence-based practice，EBP）的理念被引入护理学，以解决研究和实践之间的差距。"证据"是指已经完成并发表的研究，EBP 促进了以理论为基础的、源自科学研究的证据的实践运用。人们越来越认为应该对各个健康相关学科的研究进行系统回顾，为护理实践和政策制定提供依据，转化研究应运而生。转化研究的理念是缩小科学研究和临床实践之间的差距，目的是在实践环境中验证证据。转化研究将重点转移到跨学科研究和对不同学科观点的整合上。在目前的护理理论发展阶段，EBP 和转化研究将会继续吸引研究者的兴趣，将继续强调中域理论和特定情境理论的发展和应用。

第三节　护理理论的评价和应用

护理理论是对护理现象及其本质的目的性、系统性和抽象性的概括，用以描述、解释、预测和控制护理现象。护理理论有助于护士更好地认识和解释护理现象，可以以理论为基础预测和控制护理现象。

一、护理理论的评价

对护理理论的评价通常包括对理论的起源、意义、逻辑性、充分性、有用性、可推广性和可检验性进行分析和评价，从而确定一个理论在指导临床实践、护理研究、护理教育和管理等方面的有用程度。理论评价可以使人们深入了解概念之间的关系，明确该理论的优势和劣势，有助于确定需要进一步发展或完善的理论，从而增加护理学知识体系。

随着护理理论的不断发展，护理学者们意识到需要确定标准或发展机制，以保证这些理论达到了相应的目标。在 20 世纪 60 年代后的几十年时间里，人们提出了许多理论评价的方法或技术。

（一）沃克和阿凡特对护理理论的评价

沃克（Lorraine Walker）和阿凡特（Kay Avant）在 1983 年首次提出了一种详细的理论分析和评价方法，后来经过了多次修订。该理论分析和评价的步骤包括以下内容。

1．确定理论的起源　确定该理论最初发展的基础，为什么会被发展？是通过归纳还是演绎法来发展理论的？是否有证据支持或反驳该理论？

2．考察理论的意义　确定该理论涉及的概念，是否都有明确的理论性定义和操作性定义？概念之间的关系是否有明确的界定？命题的阐述是否充分？

3．分析理论的逻辑充分性　理论的内容是否有意义？该理论的预测能力是否被学者认可？是否有任何逻辑上的谬误？

4．确定理论的有用性　该理论是否实用，是否对护理工作有帮助？是否有助于理解和预测护理活动的结果？

5．确定理论的概括性　该理论是高度概括性的还是具体的、特异性的？

6．确定理论的简洁性　该理论的陈述是简明扼要的，还是很复杂的？

7．确定理论的可检验性　该理论能否得到经验数据的支持？能否从理论中产生可被检验的假说？

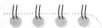

（二）福斯特对护理理论的评价

福斯特（Fawcett）在 1980 年提出了对护理理论和概念模式的分析和评价方法，之后经过了多次修改，在 2013 年的最新著作中，认为应对理论的起源、特有关注点和理论内容进行分析。理论的起源是指模式／理论的历史演变、作者的动机、关于护理的哲学假设、作者对护理和非护理学者文献观点的引用，以及模式／理论所反映的世界观。对特有关注点的分析包括对护理元范式的看法、所关注的护理情境，以及不同护理干预模式的分析等。对模式／理论内容的分析包括对抽象和一般的概念和命题的分析。在理论评价的过程中，需要考察的标准是对理论起源的阐释、内容的全面性、逻辑上的一致性、能在多大程度上导致新理论的产生，以及理论的正当性。正当性是通过审查该理论的社会效用、社会一致性和社会意义来确定的。理论评价的最后一步是考察理论对护理学科的贡献。

1．理论的起源　该理论所依据的哲学主张是否明确？是否承认来自护理学和辅助学科的前述知识的作者，并给出书目引证？

2．内容的全面性　该理论是否对护理学元范式的 4 个基本概念进行了详细的描述？对关系命题的描述是否与所涉及的元范式概念密切相关？在各种不同的实践环境下，执业者是否能得到足够的指导并能够进行全面观察，确定患者是否存在实际或潜在的护理需求，并制订和执行行动方案以实现特定目标？护理研究者是否得到足够的指导，知道要问什么问题，使用什么方法？护理教育者是否获得足够的指导来构建一个课程？护理管理者是否获得足够的指导来组织和提供护理服务？

3．逻辑一致性　该理论模型是否反映了不止一种世界观？是否反映了不止一类护理知识？对不同观点的逻辑转换或重述是否一致？逻辑上有无矛盾？

4．理论的产生　该理论能在多大程度上导致新理论的产生？

5．理论的正当性　该护理理论是否能有效指导护理活动？其内容是合理和可信的吗？在护理实践中应用该理论之前是否需要教育和特殊技能培训？该理论是否已在现实的护理实践中得到应用？从理论中得出的措施一般来说是可行的吗？该理论能在多大程度上实际用于指导护士实践、研究、教育和管理？是否能满足不同文化和不同地区的公众以及医疗护理人员的需要？基础护理理论的实践应用是否会对公众的健康状况产生重要影响？

6．对护理学科发展的贡献　该理论对护理知识和护理学科的发展的贡献是什么？

二、护理理论的应用

（一）护理理论在临床实践中的应用

护理理论与实践的关系是相互依赖及相互作用的。具体体现在 3 个方面：①实践是理论的根源，护理理论不是凭空想象出来的，而是来自于实践。护士在临床实践中不断积累经验，通过对临床经验的分析、归纳、总结产生概念，形成假设，这是理论形成的重要基础；而这些假设一旦经过科学的验证，就可以上升为理论。②理论指导实践，护理理论可以为护士的实践提供指导，指导护士对服务对象进行评估、计划及实施护理，以达到全面满足服务对象身心需要的目的，使护理工作更具有科学性、独立性及自主性。而只凭护理传统经验及个人直觉为服务对象提供的护理服务，将远远不能满足服务对象对护理的需要，甚至会造成危害。③实践检验理论，实践是检验真理的唯一标准。一个理论只有在实践中经得起检验，才能成为指导实践的理论基础和知识体系。理论也在实践的检验中不断完善和发展。理论植根于实践，并经研究完善，在实践中重新应用。

护理理论的产生和发展，使护理活动变得自主和理性，护士基于理论的指导，将理论和临床知识与评判性思维技能结合起来，做出更好的临床决策，从而提高实践能力。基于理论的护理实践是有目的的、可预测的活动，不再是基于传统经验、常识和服从命令的活动。

（二）护理理论在护理管理中的应用

有许多理论可以被用于医院护理管理中，护理理论可以为管理者提供指导，使管理者明确护理工作的目标及工作重点，促进护理管理进一步向专业化、科学化的方向发展，从而有助于提高护理质量。

1．优化管理流程　比如美国、加拿大、英国和澳大利亚的一些医疗保健组织的行政和管理指导框架中使用了奥瑞姆的自理模式，以其为基础开发了专业护理系统、门诊病例管理系统等。研究显示基于护理理论的管理模式可以节约成本，提高管理效能。

2．创新管理模式　美国、加拿大等国家的各级医疗机构中应用纽曼的系统模式作为管理框架，更好地帮助患者进行初级、二级和三级护理干预，在发展个案管理团队、社会工作者和护理人员，完善医疗服务组织和环境等方面都有很好的效益。另外，华生的关怀理论、罗伊的适应模式、本奈特的从新手到专家模式等，都被广泛应用于临床护理管理工作中。

3．提升管理者水平　护理理论在医院管理中的应用涉及许多方面，如护理人力资源管理、医院管理层的角色和责任、临床实践活动的组织和健康服务的规划等。护理理论在医院护理管理中的应用可提高医护人员的工作满意度，缩短住院时间，提高患者满意度，降低成本。

（三）护理理论在护理教育中的应用

1．更新教育理念　护理理论为护理教育者提供了指导思想及理论依据，使护理教育更具计划性和目的性。

2．拓展课程内容　护理理论可被用来确定教育项目的课程内容和组织结构，不同学校可以选择不同的护理理论或模式来指导其办学思想及课程设置。

3．提供新的教育模式、方法　护理理论可被用来确定教学过程和策略，指导教师选择不同的教学方法以满足社会对护理人才的需要。随着社会的不断发展，医疗保健服务体系发生了巨大的变化，护理实践随之变化，从以医院为基础的急症护理更多地向社区护理过渡，老年人和慢性病患者的护理需求不断增加，护理工作面临的挑战越来越多。护理教育也必须适应这种变化，基于护理理论以及教育学、信息学、社会学、心理学理论的各种新的教育教学模式层出不穷，比如基于问题的学习、终身学习、基于证据的教育、基于能力的课程、卓越护理教育等新的课程趋势，反映了对循证实践、人口多样性、患者临床结局、健康促进、遗传学和信息学的日益重视。护理教育越来越关注医疗保健的经济性，越来越多地使用模拟教学，同时更加关注跨专业的教育合作和远程教育。

（四）护理理论在护理科研中的应用

1．为临床护理研究提供概念框架　护理理论可以作为护理科研的理论框架，指导整个科研过程，并且能够丰富研究的科学价值。

2．提供新的研究思路　理论可以为科学研究指明方向。很多科学研究的目的是对护理理论进行验证或者评估护理理论在特定情境下的价值。研究者根据理论中的命题确定研究假设和测量变量，并对研究结果进行分析以确定理论的适应性。另外，有很多研究者在护理理论的指导下开发验证测量工具，比如基于莱宁格跨文化护理理论构建文化能力量表等。

3．丰富护理研究和促进护理理论的发展　以某一理论为指导的研究进行得越多，就越有利于促进该理论在各个实践领域中的应用。同时，以理论为基础的研究也有助于发展和丰富护理理论知识体系。理论在形成的过程中，也往往需要通过科研的方法测定或者检验各个概念之间的关系，以使理论对护理现象及本质的描述更加清晰，解释、预测和控制的作用更强。护理理论与护理科研的发展共同推动了护理学科的发展。

小 结

现代护理学已初步形成了独特的指导护理实践的理论与知识体系。护理理论不仅能指导护理专业实践，促进护理专业实践的发展，同时可推动护理教育、护理科研的发展，增强护理专业的自主性与独立性。护士应熟悉护理理论的概念、发展阶段、功能，掌握护理理论的分类方法及在护理专业实践、护理管理、护理教育、护理科研中的应用价值。同时，护士应掌握护理哲学、概念模式及护理理论之间的联系与区别，以更好地运用相关的护理理论，指导护理实践，解决护理实践中的具体问题。

思考题

1．护理理论如何分类？
2．护理理论可以应用于哪些护理领域？

（刘　齐）

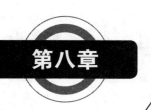

第八章

需要、关怀与护理

第八章数字资源

导学目标

通过本节内容的学习，学生应能够：

◆ **基本目标**

1．解释

（1）需要的概念。

（2）马斯洛的人类基本需要层次论、卡利什的人类基本需要层次论、韩德森的患者需要模式等需要相关理论或学说的主要内容。

（3）关怀的内涵。

（4）华生关怀理论的主要内容。

2．说明

（1）需要理论对护理实践的意义。

（2）影响患者需要满足的因素。

（3）护理关怀的意义和作用。

3．比较

（1）各需要相关理论和学说的不同点。

（2）正确区分需要理论中各层次需要的内容。

4．应用

（1）结合临床实例，依据需要理论，分析患者需要和影响需要的因素。

（2）针对服务对象的不同，应用需要理论，为患者制订相应的护理措施来满足其需要。

（3）将关怀的理论应用到临床实践中，正确运用护理关怀方法。

◆ **发展目标**

运用需要、关怀相关理论，结合护理临床实践开展护理研究。

◆ **思政目标**

培养学生具备满足不同服务对象健康需求的能力，增强人民群众幸福获得感。

案例 8-1

　　林某，女性，35 岁，身高 168 cm，体重 46 kg。因右侧乳房有肿块 1 个月余，家属陪同入院。入院诊断：乳腺癌（右）。拟行乳腺癌根治术。自入院以来，患者经常表现出沮丧感和恐惧感，情绪经常不稳定；睡眠质量较差，入睡困难且易醒；患者不思饮食，消瘦。经家属告知，患者内心拒绝手术，害怕手术效果不好，担心术后对自己形象的影响。

　　请回答：
　　1．根据马斯洛的人类基本需要层次论，上述患者目前主要的需要是哪些层次上的？如何满足患者的需要？
　　2．针对上述情况，如何对患者进行护理关怀？

第一节　概　述

　　需要（need）是个体和群体生存、发展的基本条件，是人的心理活动与行为的基本动力，是个体行为积极性的源泉。护理人员通过了解需要的基本概念、分类、特征及需要的理论，满足人类的基本需要。

　　关怀（caring）是人类社会生活中，人与人之间一种互动的过程，富有情感性，是人类文明的标志之一。包括照顾、同情、关心、帮助等。关怀广泛应用于医疗护理、社会生活等领域。关怀对护理专业的形成与发展有着重要的影响。护理人员深入了解关怀的内涵及方法，为服务对象提供高质量的护理服务。

一、需要的相关概念

　　需要是个体在生活中感到某种欠缺而力求获得满足的一种内心状态，是个体和社会的客观需求在人脑中的反映，最终成为推动人们活动的动力。需要促使人朝一定的方向努力，追求一定的目标，得到生理或精神方面的满足。需要不断地产生，已有需要满足后，将产生更高的需要，促使人不断前进。

　　人是自然属性与社会属性的统一体，对其自身与外部生活条件有各种各样的要求，如对空气、食物、水、阳光等自然条件的依赖，对交往、劳动、学习、创造、运动等社会条件的要求。当这些必需的事物反映在人脑中，就成为人的需要。因此，人的需要是客观要求作用于主体时的心理体验。

　　基本需要（basic needs）是指在生命发展的全过程中，满足个体生理和心理健康的最基本的需求。马斯洛指出，尽管人的种族、文化、年龄不同，但是基本需要的本质是相同的。基本需要是那些始终不变的、本能的需要。

二、需要的分类及特征

（一）需要的分类
　　对需要种类的划分有不同的角度，通常从需要的起源和需要的对象两个角度进行分类。
　　1．从需要的起源划分　需要包括生理需要和社会需要。
　　（1）生理需要是保存和维持有机体生命和种族延续所必需的。维持机体内平衡的需要包括：空气、饮食、运动、睡眠、排泄等；安全的需要：对有害或危险的事物或情景的回避等；

种族延续的需要：配偶、生育子嗣的需要。生理需要是生而有之的，人与动物都存在，但人与动物表现在生理上的需要有本质区别，人的生理需要具有社会化的痕迹，而不是纯粹的本能驱动。

（2）社会需要是人们为了提高自己的物质和文化生活水平而产生的，包括对知识、劳动、艺术创作的需要，对人际交往、尊重、道德、名誉地位、友谊和爱情、归属感的需要，对娱乐、休闲等放松精神的需要等。社会需要是人特有的，是在社会生活实践中产生和发展起来的高级需要，受社会背景和文化意识形态的影响而有显著的差异。

2. 按需要的对象划分　需要包括物质需要和精神需要。

（1）物质需要是指人对物质对象的需求，包括对衣、食、住、行等物品的需要。物质既可以满足人一定的生理需要，又可以满足人一定的社会需要。

（2）精神需要包括对知识的需要、对文化艺术的需要、对审美与道德的需要等，是人在精神寄托与信仰方面的需求。对需要的分类只具有相对的意义。如为了满足求知的精神需要就离不开对书、笔等学习工具的物质需要。因此不同种类的需要之间相互关联，彼此影响。

当人的各种需要达到动态平衡状态时，个体才能保持健康。人可能由于处于紧张、恐惧、愤怒等负性情绪中而影响生理功能，甚至导致疾病。护理人员只有充分认识人类基本需要的特点和内容，才能帮助人们满足其基本需要，维持机体平衡状态，达到维持和促进健康的目的。

（二）需要的特征

1. 阶段性　人的需要是随着年龄、时期的不同而发展变化的。也就是说，个体在发展的不同时期，需要的特点也不同。例如，婴幼儿主要是生理需要，即需要吃、喝、睡等；少年时期开始发展到对知识、安全的需要；青年时期又发展到对恋爱、婚姻的需要。

2. 动力性与无限性　人们为求得自身需要的满足产生的基本动力，并且朝着需要的目标行动。同时，当某些需要得到满足后，又会产生新的需要。在不断产生需要与满足需要的活动中，个体得到成长与发展，同时需要的动力性和无限性的特征推动着人类社会的进步。

3. 共同性与独特性　人类无论种族、性别、年龄、社会文化背景是否相同，一些基本需要是相同的，如对空气、食物、水、活动、交往、劳动的需要等。除基本需要外，每个个体受遗传和环境等因素影响，又有着区别于他人的独特需要。

4. 整体关联性　人的各种需要是相互联系、相互作用、相互影响的。一种需要的满足会影响另一种需要的存在与发展。各种需要既互为条件，又互为补充。例如，精神需要以物质需要为基础和保障，又以物质需要的满足为补充。

5. 社会历史制约性　人是社会性的人，人的需要亦具有社会性。需要的产生及满足方式受个体所处的社会、经济、文化背景等条件的制约。在经济落后、生活水平低下的时期，人们需要的是温饱；在经济发展、生活水平提高的时期，人们除了丰裕的物质生活需要，同时需要高雅的精神生活，原始社会茹毛饮血，而现代社会饮食考究。因此，人总是根据自己所处的环境来调整需要，并通过合理的方式满足需要。

三、影响需要及其满足的因素

人类基本需要的满足受多种因素的影响，包括以下几方面。

1. 个体因素　个体的生理因素、认知因素、情绪因素等均能影响需要的满足。

（1）生理因素：如各种疾病、损伤及因此造成的疲乏、疼痛、活动受限，使人的活动需要得不到满足。

（2）认知因素：由于缺乏有关健康和疾病相关的知识和信息，人们不能正确地识别自我需要，不能正确地选择满足需要的途径和手段。

（3）情绪因素：如个体的焦虑、抑郁等负性情绪会对需要的满足产生负性影响。而好的情绪状态能促进需要的满足。

此外，个体的个性特点、价值观、生活习惯、生活经历等亦会影响需要的满足。

2. 环境因素　不良的环境，如通风不良、光线和温度不适宜、噪声等都会影响需要的满足。

3. 社会因素　社会动荡、经济水平、社会交往等社会因素影响需要的满足。如紧张的人际关系或群体压力过大等容易影响爱与归属需要及自尊需要的满足。

4. 文化因素　如各地不同的风俗习惯、宗教信仰、教育状况等影响需要的满足。

四、护理关怀的相关概念

在新的医学模式即"生物－心理－社会医学模式"的影响下，美国护理学家马德琳·M.莱宁格（Madeleine M. Leininger，1925—2012年）和吉恩·华生（Jean Watson，1940—）分别于1975年和1979年提出"关怀是护理学的本质"。由此，护理关怀这一概念被正式提出来。由于对关怀的认识角度和理论基础不同，不同的护理学家对护理关怀有着不同的定义。

美国护理学家多罗西娅·奥瑞姆（Dorothea Orem，1914—2007年）认为关怀是一种治疗性的措施及手段。而吉恩·华生认为关怀是一种主动关怀人的意愿、意识或责任，并在具体行动中体现出来的态度和价值观。美国关怀伦理学家内尔·诺丁斯（Nel Noddings，1929—）认为关怀是人的基本需要，体现为一种关系，即关怀者与被关怀者的关系。

莱宁格认为护理关怀是一种职业关怀，是以患者的健康为目的，从整体观念出发，为患者提供符合个人独特需要的关怀。华生认为护理关怀是一种道德法则及义务，以保护和捍卫服务对象的人格及尊严。

加拿大护理学家西蒙娜·罗奇（Simone Roach）认为护理关怀是由同情（compassion）、能力（competence）、信心（confidence）、良心（conscience）及义务（commitment）5个方面组成的，强调了护理关怀知识及经验的积累、能力的培养。此外，美国护理学家多罗西娅·奥瑞姆（Dorothea Orem）认为护理关怀是护士帮助患者提高自我护理能力的治疗性护理措施。

综上所述，护理关怀是个复杂的多维度的概念。目前，护理界普遍认为关怀包括5个方面的含义：①关怀是人性的本质，在不同的文化背景下，对关怀的理解及表达方式存在差异；②关怀是道德规范，人文关怀的目的是保护、促进及保留人类的尊严；③关怀是一种情感的自然表达方式；④关怀是一种人际间的互动，可提供人性化护理并能深化整体护理；⑤关怀是一种治疗行为，应用倾听、触摸、安慰等技巧达到治疗的目的。

随堂测

第二节　需要、关怀相关理论

19世纪50年代以来，心理学家、哲学家和护理学家等从不同角度对人的基本需要进行了研究，形成了不同的理论。其中以马斯洛的人类基本需要层次论最为著名、最有影响力，并在许多领域得到广泛应用。此外，还有卡利什的人类基本需要理论和韩德森的患者需要模式。

一、马斯洛的人类需要层次论

马斯洛（Maslow，1908—1970年）是美国人本主义心理学家。他在1943年发表的《人类动机理论》一文和1954年发表的《动机与人格》一书中，提出人类需要层次论（hierarchy of basic human needs theory），包含5类不同层次的需要。马斯洛在1970年版的《动机与人格》中，新提出了2类新需要：求知需要和审美需要。他认为，人的需要分为基本需要和特殊需要。人的基本需要是人类维持生存、最佳生长发育和健康所必需的生理和心理需要，基本需要应具有如下特点："缺乏它引起疾病；有了它免于疾病；恢复它治愈疾病；在某种非常复杂的、自由选择的情况下，丧失它的人宁愿寻求它，而不是寻求其他的满足；在一个健康人身上，它处于静止的、低潮的或不起作用的状态中。"这些基本需要是人类共有的。特殊需要是人在不同的社会文化条件下形成的各自不同的需要，如嗜好、服饰等。当需要得不到满足时，机体内部就会处于焦虑状态，这种焦虑会激发其产生行为动机，导致某种行为的形成。如果某种需要持续处于不能被满足的状态，则将直接影响健康。

（一）人的需要层次

马斯洛把人类的需要分为两个水平共 7 个层次。按照其重要性和发生的先后顺序，由低到高依次为：生理需要、安全需要、爱与归属的需要、尊重的需要、求知需要、审美需要和自我实现的需要。用金字塔结构排列，如图 8-1 所示。其中，生理需要、安全需要、爱与归属的需要和尊重的需要为基本需要（basic needs），求知需要、审美需要和自我实现的需要为成长需要（growth needs）。

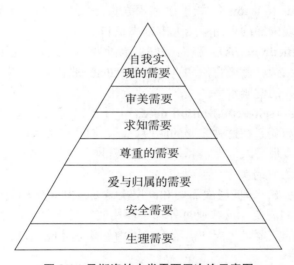

图 8-1　马斯洛的人类需要层次论示意图

基本需要是个体生存所必需的，如得不到满足，将影响健康；若得到满足，需要强度就会降低，不再对人有激励作用。成长需要不是维持个体生存所必需的，但成长需要的满足会促进人的健康成长。成长需要不随其满足而减弱，反而因获得满足而增强，并激发个体强烈的成长欲望。

1. 生理需要（physiological needs）　指维持生命最基本、最强烈、最具有优势的各种需要，是其他需要产生的基础，须优先满足。包括：食物、水、氧气、体温维持、排泄、休息与睡眠、活动、性、免于疼痛与不适等。生理需要是驱使人们进行各种行为的强大动力，是其他需要产生的基础。只有当人们的生理需要得到满足以后，更高层次的需要才能产生。

2. 安全需要（safety needs）　指希望受到保护、免遭威胁，从而获得安全感，即人最主要的目标是减少生活中的不确定性，以确保自己处在一种免遭危险的环境中，处于安全的状态。安全需要包括生理安全和心理安全。生理安全要避免现存的或潜在的身体伤害。心理安全是指一个人希望能够信任别人，避免恐惧、焦虑和忧愁等，即人对物理环境和社会环境在心理上感到安全。例如，生活环境具有一定的稳定性，有一定的法律秩序，所处的环境中没有混乱、恐吓、焦虑等不安全因素时，人会感到心理安全。人在熟悉的环境中往往感到安全，在陌生的环境中易产生心理不安全感。如果安全需要得不到满足，个体可能会出现焦虑、恐惧、害

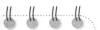

怕等负性情绪体验以及寻求安全的行为等。

3．爱与归属的需要（love and belongingness needs） 指被他人或群体接纳、爱护、关心，在人们的生理需要和安全需要得到一定程度的满足后出现。个体渴望爱和被爱，希望被他人和社会接纳，人们通过社会交往来满足这一层次的需要。人们会主动地结交朋友，寻找喜欢自己的人和自己所喜欢的人。如渴望父母、朋友、同事、上级等对其的爱护与关怀、温暖、信任、友谊以及爱情等。人们还渴望自己有所归属，成为某团体的一员，在团体中与他人建立深厚的感情，保持友谊和忠诚。若爱与归属的需要未被满足，就会产生孤独感、自卑感和挫折感，甚至对生活产生绝望。

4．尊重的需要（esteem needs） 每个人都有自尊以及受他人尊重的需要。自尊是指希望自己能自立、有实力、有信心、有成就和有价值，对周围环境产生影响力。受到他人尊重是指希望自己的能力和才华得到他人公正的承认与赞赏，自己的工作得到社会的认可，在团体中有自己的地位。尊重需要得到满足可以使人坚强、充满信心、有成就感，具有独立性和自主性，若尊重需要得不到满足，就会产生自卑感、无助感和挫折感，从而失去信心。

5．求知需要（needs to know） 指了解和探索自己、他人和周围事物的需求。每个人都会有好奇心，学习和发现未知的东西会给人带来满足和幸福。

6．审美需要（aesthetic needs） 指对美好事物的期待、欣赏，从而满足精神需求，并希望周围事物有秩序、有结构、遵循自然和真理的美好的心理需求。人对美的需要和对饮食的需要一样，美有助于提升人的健康水平。

7．自我实现的需要（self-actualization needs） 是最高层次的基本需要，即实现自我价值和发挥自我潜在能力的需要。在这种需要的驱使下，人们会尽最大的力量发挥自我潜能，实现自我目标和价值。自我实现是人们追求和奋斗的终极目标，仅有部分人能达到真正的自我。

（二）各层次需要之间的关系

1．需要可以分为两级，即低层次需要和高层次需要。其中生理需要、安全需要和爱与归属的需要都属于低层次的需要，这些通过外部条件比较容易满足；尊重的需要、求知的需要、审美的需要和自我实现的需要是高层次需要，通过内部因素才能满足，一个人对尊重和自我实现的需要是无止境的。

2．需要的满足过程是逐级上升的。当较低层次的需要得到满足后，就会产生高层次的需要。高层次的需要不可能完全得到满足，层次越高，越难满足。人的需要从低到高有一定层次性，但也不是绝对固定的。"饿死不受嗟来之食"体现了人们为维护自尊而放弃生理需要的满足。

3．不同层次需要的发展与个体年龄增长相适应，也与社会的经济水平及文化教育程度有关。

4．人的行为是由优势需要决定的。同一时期内，个体可存在多种需要，但只有一种占支配地位，优势需要是不断变化的。

5．高层次需要的满足比低层次需要的满足其愿望更强烈，同时，高层次需要的满足比低层次需要的满足要求有更多的前提条件。需要的层次越高，其满足方式和程度的个体差异性越大。

6．各层次需要互相依赖，彼此重叠。当较高层次的需要发展后，较低层次的需要依然存在，只是对人的行为影响的比重降低。

7．人的需要满足程度与健康水平呈正相关。在其他因素不变的情况下，任何需要的满足都有助于健康发展。

二、韩德森的患者需要模式

韩德森（Henderson）是美国护理学家，认为护理的独特功能是协助个体从事有益于健康、促进康复或安详地死亡等活动，并帮助其尽可能地获得独立。韩德森提出了 14 项满足患者基本需要的日常活动。

1．正常地呼吸。

2．适当地摄入食物、水。

3．通过各种途径排出代谢废物。

4．移动并维持所期望的姿势，如走路、端坐、卧位和改变姿势等。

5．充足的睡眠和休息。

6．选择恰当的穿着。

7．通过调整穿着或环境，使体温维持在正常范围。

8．保持身体清洁和良好修饰，保护皮肤的完整性。

9．避开环境中的危险因素，并避免伤害他人。

10．通过表达自己的情绪、需要、观点，与他人进行沟通。

11．遵照自己的信仰从事相关活动。

12．从事可带来成就感的工作。

13．参与不同形式的娱乐活动。

14．学习、发现、满足各种促进正常发展的健康的好奇心。

知识链接

卡利什的人类基本需要层次论

1977 年，美国护理学家理查德·卡利什（Richard Kalish，1927—2001 年）在马斯洛的人类基本需要层次论基础上进行了修改和补充，在生理需要和安全需要之间增加了刺激的需要（needs of stimuli），包括性、活动、探索、操纵和好奇。卡利什认为，人们往往在氧气、水分、食物、排泄、温度、休息、避免疼痛等生理需要得到基本满足之后，才会寻求各类刺激。知识的获取是人类的好奇心和探索的结果，而为了满足好奇心，人们甚至忽略了自身的安全，例如那些探索外太空的宇航员。

三、华生的护理关怀理论

美国护理学家吉恩·华生（Jean Watson，1940—）在 1979 年出版的《护理：照护的哲学和科学》及 1985 年出版的《护理：人性的科学和人性的照护》两本专著中提出了人性关怀理论。

1．华生的关怀概念　关怀是两个人之间的一种人际关系的体验，是一种道德法则。人际关怀是在特定的时间、场合与环境中人与人之间的一种精神体验。这种体验使关怀的双方都能进入彼此的内心世界，从而使关怀者与被关怀者都能从人格上得到升华，并以其特有的方式表达出来。

护理关怀是一种道德法则及义务，以保护和捍卫服务对象的人格及尊严。一种护理关怀行为或措施，其实就是对服务对象的一种主观世界及人格的认可和尊重，从而使服务对象的思想及行为向积极的方向转变，同时这种转变也可以从护士思想及人格的升华中体现出来。关怀理论强调了关怀的过程与最终结果，并将关怀的双方是否达到人格的升华作为衡量关怀结果的具体标准。

2．关怀活动 华生将护理关怀行为分为表达性活动和操作性活动。表达性活动是指提供一种真诚、信任且具有希望、同情心及使人感到温暖的一种情绪上的支持性活动。操作性活动指的是提供实际的服务，满足患者基本需求，减少患者的痛苦。

3．关怀要素 华生认为人性关怀是护理实践的核心和本质，人性关怀是护士结合科学与人文知识，在与患者的互动关系中按照人性关怀的 10 个要素来完成的，其目的是在护理活动中强化人文性。华生相信专业的护理活动是科学性和人文性的整合，这种整合在护患间的关怀照护过程中达到高潮，并能超越时间和空间。根据华生的人性关怀理论，护理目标是促进个体达到"身体、心理、精神的最高和谐境界，从而实现自我学习、自我尊重、自我康复、自我照护，同时容许个体间存在差异"。该理论促使护士在实践中将艺术、人文科学、社会科学、行为科学整合到照护和康复过程中。

10 个关怀照护性要素如下：

（1）形成"人文利他"主义的价值体系。

（2）护理实践中为患者灌输信念和希望。

（3）培养对自我和对他人的敏感性。

（4）建立帮助 – 信任的关系。

（5）促进并接受正负性感受的表达。

（6）在解决问题时使用系统的科学方法做决策。

（7）增进人际间教与学的互动。

（8）提供支持性、保护性、矫正性的生理、心理社会文化和精神的环境。

（9）协助满足人类的需要。

（10）允许存在主义现象学的力量。

随堂测

> **知识链接**
>
> ### Swanson 关怀理论
>
> Swanson 关怀理论基于关怀者和被关怀者这两个人群的视角，指出护理是一种明智的关怀，其目标是促进患者健康、独立。它将关怀分解为"了解、陪伴、为个体做些事、赋予能力、维持信念 5 个过程。这 5 个过程为护理人员关怀实践提供了明确的过程和方向，可以帮助护士判断在什么时间、什么地点、为患者提供怎样的关怀。该理论：①强调护士是独立的个体，不是医生的助手，是关怀的实践者，其 5 个关怀过程贴近临床实践，可为专业照护提供架构，帮助护士敏锐地发现个体的健康需求及情绪变化；②关注心理精神层面对于患者的重要性，鼓励护士对此层面加以评估与了解，促进患者身、心、灵健康；③着重提出要关注护士的自我关怀。

第三节　需要、关怀理论在护理实践中的应用

马斯洛认为，基本需要的满足与否及其满足的程度与个体的健康水平密切相关。当一个人的大部分需要得到满足时，就能够保持平衡状态，维持机体的健康；当基本需要得不到满足时，就会出现失衡状态而导致疾病。这些观点符合现代护理观，在护理实践中得到广泛应用。

护士在护理患者时，一方面应满足患者的基本需要，另一方面是更具有积极意义的方面，

即激发患者依靠自己的力量恢复健康的需要，只有当患者意识到自己有力量摆脱病痛、获得康复时，才会积极参与护理活动，与医护人员良好合作。在这种需要的满足过程中，患者的自护能力得到了发展。

一、需要理论在护理实践中的应用

（一）需要理论在护理实践中的意义

需要理论对护理思想与活动产生了深刻的影响，使护理人员认识到护理的任务就是帮助患者满足其基本需要，以恢复健康、维持健康、促进健康。需要理论对护理实践的指导意义如下。

1．帮助护理人员领悟和理解患者的言行、识别患者未满足的需要　护理人员可按照人类基本需要层次论，从整体的角度，系统地收集资料，有助于护理人员领悟和理解患者的言行，并识别患者在各个层次上尚未满足的需要。这些未满足的需要就是需要护理人员提供帮助和解决的护理问题。例如，患者住院后想家，希望亲友常来探视和陪伴，表明其爱与归属的需要尚未得到满足；患者住院期间担心得不到良好的治疗和照顾，对各种检查和治疗护理工作产生怀疑，则表明其安全的需要未能得到满足；因化疗而脱发的患者，即使在夏天也要戴上帽子或头巾等饰物，这是尊重需要的表现；患者担心因疾病影响工作和学习，则是在寻求自我实现的需要。

2．有利于护理人员预测患者即将出现或未表达的需要　护理人员根据需要理论，逐一对照梳理，预测患者即将出现或未表达的需要，针对患者可能出现的问题，积极采取预防措施。例如，患者入院时，护理人员热情接待，为患者及时介绍环境、规章制度、主管医生、责任护士及病友，可预防患者由于对环境不熟悉而引起的紧张、焦虑等情绪；在为患者实施侵入性的护理操作前，预测患者可能出现的紧张心理，做出必要的解释和承诺，会使患者对护理人员充满信任、产生亲切感，能减轻其紧张和焦虑等情绪。

3．有助于护理人员识别患者需要的轻重缓急　护理人员按照基本需要的层次及各层次需要之间的相互影响，识别护理问题的轻、重、缓、急，按其优先次序制订和实施护理计划，并针对影响需要满足的因素，采取最有效的护理措施，满足患者的各种需要。

（二）需要理论的应用方法

1．应用需要理论满足服务对象的基本需要

（1）生理需要：疾病常常导致患者各种生理需要无法得到满足。

1）氧气：是首先要满足的生理需要，否则会危及生命。

2）水、电解质：常见问题有脱水、水肿、酸碱平衡紊乱、电解质失衡等。例如手术后的患者，会有不同程度的水和电解质失衡，需及时给予相应的治疗。

3）营养：由于摄入不足、吸收不良或过度损耗营养素所造成的营养不足，也包含由于暴饮暴食或过度摄入特定的营养素而造成的营养过剩。婴幼儿身体各系统的结构和功能正处于不断发育的时期，应注意饮食中各种营养成分的满足。护理人员应指导家长满足其营养的需要，养成良好的饮食、排泄、卫生、休息和活动的习惯；青春期是生长发育的加速阶段，性器官及其功能发育成熟，第二性征开始出现，膳食中的营养成分在满足青少年生长发育需要的同时，还要避免营养过剩，预防肥胖症；对于孕产期女性，指导其不同时期的膳食和运动、新生儿喂养等；指导围绝经期女性保健、心理调适、饮食和活动；患病时、手术后，需要特定的饮食及营养来辅助治疗，促进康复。

4）排泄：常见问题有便秘、腹泻、二便失禁、尿潴留、多尿、少尿、无尿等。例如：住院患者因环境改变、治疗检查、手术等因素会引起排泄异常。

5）温度：包括人体体温与环境温度。体温过高或过低、环境温度急骤改变或长期处于过

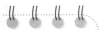
冷、过热环境中，会给患者造成一系列身体上的不适反应。

6）休息与睡眠：常见问题有各种睡眠型态紊乱、疲乏等。疾病、环境改变、药物因素、心理因素、食物因素、个人习惯、频繁的治疗与护理等都会造成患者睡眠紊乱。

7）舒适：手术后疼痛、活动障碍等均会造成患者的不舒适。

8）高血压、糖尿病、心脑血管病变等慢性病患者、老年人会出现一系列与衰老有关的生理改变及各系统的退行性改变等。因此，护理人员应为慢性病患者、老年人普及各种健康保健知识，做到疾病早发现、早诊断、早治疗，满足老年人的基本生理需求。

9）处于不同生理阶段的女性，护理人员应通过适当的方式为她们提供有关的信息指导，使其获得有关知识。对围婚期女性，指导她们进行婚前健康检查、计划生育和优生优育，学习孕期保健知识等；对于孕产期女性，指导她们定期产前检查、运动，孕期和围生期心理调适，产褥期护理，学习分娩知识、产后保健、新生儿喂养等；对围绝经期女性，指导她们围绝经期保健、心理调适、活动、定期健康检查等。

（2）安全需要：当人们处于陌生的环境中，日常生活受到干扰，或与不相识的人相处时，在对周围事物不熟悉的情况下，往往会感到安全受到威胁。例如：住院患者、手术患者面对生活中的改变，加之疾病使人虚弱，极易产生安全危机，在日常生活中特别容易发生意外伤害，如跌倒。护理人员应通过评估影响个体及环境安全的因素，为患者提供一个安全的治疗休养环境，以满足患者的安全需要。婴幼儿对危险的判断、认识和处理能力存在一定局限，护理人员应指导家长为其提供安全的生活环境，避免各种意外伤害，引导儿童和青少年提高对危险的辨别能力和自我保护的能力。青少年对社会的认识能力还不够成熟，缺乏辨别是非的能力，有时会不顾一切地尝试新奇和刺激。因此，应帮助他们全面分析问题，提高辨别是非的能力，避免因错误判断和缺乏理智而导致危险后果。老年人容易出现骨质疏松、反应力降低、感知觉下降。因此，护理人员应指导老年人避免在活动中发生跌倒，注意在生活环境中采取必要的安全措施。同时，老年人往往患有多种慢性病，需服用多种药物，应注意用药安全。

（3）爱与归属的需要：人人都有爱与归属的需要，不同人群侧重点不同。例如：住院患者、手术患者，对爱与归属感的需要会增强。护理人员应调动患者的各种社会支持系统，鼓励家属和朋友探视，多关心患者，增进病友之间的交流，建立良好的护患关系，提供心理支持、关怀及鼓励，满足患者爱与归属的需要；在婴幼儿成长过程中，他们与同龄人及周围人的交往逐渐增多，需要逐渐学习遵守规则，学习与人交往。这不仅需要父母和家人的关爱，还需要与老师、同伴建立良好的关系，满足其爱与归属的需要；青少年在社会交往中，对同伴的信任及依赖甚至胜过家长和老师，如果与好的同伴结交，可以相互鼓励，共同进步；反之，与不好的同伴结交，则会沾染不良的习惯和嗜好。同时，青少年会对异性产生爱慕之情，希望得到美好的爱情。对此，应给予正确引导，帮助青少年结交对其有正面影响的同伴，树立正确的爱情观，发展健康积极的人际关系；老年人因退休，配偶、亲友的死亡及与子女分开生活等，容易产生孤独感。因此，由社区提供必要的活动中心，定期为老年人举办各种有意义的社会活动等，有利于满足老年人爱与归属的需要。

（4）尊重的需要：考虑到个体在不同时期存在身心发展的差异，满足其尊重的需要也要有侧重点。婴幼儿希望自己的行为和表现得到家长、老师及同伴的赞扬和认可。因此，应让他们多与同伴接触，鼓励其表达自己的感受，适当地对其行为给予赞赏和肯定。青少年的独立意识和自我意识发展很快，在广泛的社会交往和接触中，不希望成人过多地干预，倾向于独立完成一些事情，但有时对自己的能力不能正确和恰当地评价，会因一时的失败或挫折而产生自卑情绪。因此，应尊重青少年的个人意见，积极引导青少年客观公正地评价自己和他人，尊重他人，并保持自信和积极的人生态度。老年人因退休导致社会地位的缺失、收入减少、精力下降，出现自我价值感降低，而产生无能、无用的感觉。因此，护士应该协助老年人寻找一些自已感兴趣的事情，提高自我价值感。患者因住院及手术需要做检查或护理时，应注意保护个人隐私，尊重患者的隐私、知情同意权、决策权、个人习惯等。同时指导患者适应疾病带来的形象改变，满足患者尊重的需要。

（5）自我实现的需要：青少年在成长的过程中逐渐对未来产生憧憬，拥有人生理想，但由于其独立能力及认识社会的能力欠缺，会影响其正确地自我定位。因此，应给予积极的引导，使其能够正确评估自己，树立正确的人生观和价值观。老年人习惯于对自己的人生进行评价和反思，有时会因人生的一些遗憾和错误而焦虑。因此，应根据老年人的特点，结合其爱好、文化基础和生活条件，协助他们寻找一些有益、有趣的事情来做，缓解其焦虑情绪。某些疾病会导致一些能力的丧失，如偏瘫、截肢、失语、失明等。护理人员应鼓励患者表达自己的感受，根据具体情况，重新建立人生目标，教会患者适当的技巧以发展其潜能，并通过积极康复和加强学习，为自我实现创造条件。

（6）刺激需要：长期缺乏感官刺激和娱乐活动，会导致情绪低落、反应迟缓等。例如：婴幼儿处于认知发展的重要时期，好奇心强，喜欢探索周围的世界和学习新的动作技巧。因此，护理人员应指导家长根据不同的发展阶段，提供适合其特点的感官刺激，以促进其智力的发展；青少年具有较强的探险意识，对新鲜事物有强烈的好奇心，并开始对异性产生爱慕之情，如果缺乏正确的引导，可能会从不正当途径去探索两性知识，或受到不良信息的诱惑，甚至走入歧途。因此，应及时进行性生理、性心理、性道德等教育，使其平稳度过此期。

2．满足不同服务对象需要的方法　在明确了服务对象上述各个方面尚未满足的需要之后，护理人员应按照人的基本需要层次排列护理问题的优先次序。一般来说，维持生存的需要是最基本的，必须优先予以满足。各层次需要之间是相互联系、相互影响的，不能将其孤立地看待。护理人员应把服务对象视为整体的人，在满足低层次需要的同时，考虑较高层次的需要。同时，护理人员应注意由于服务对象的社会文化背景、个性心理特征不同，各层次需要的优先次序可能会有所不同，对于较高层次需要的满足方式存在差异。

（1）对于一些暂时或永久性失去某些自我满足能力的服务对象，护理人员应帮助满足其基本需要，以减轻痛苦，维持生存。

（2）对于能够部分自行满足基本需要的服务对象，护理人员应鼓励服务对象尽可能独立完成力所能及的活动，同时，有针对性地给予必要的帮助和支持，提高服务对象的自护能力。

（3）对于能满足其基本需要但缺乏知识和技术的服务对象，护理人员可以通过健康指导和咨询、科普讲座等形式为服务对象提供相关知识，解除满足需要的障碍，促进服务对象需要层次的不断调整，提高其健康水平。

随堂测

科研小提示

马斯洛的需要层次理论针对恶性肿瘤或其他疾病晚期患者的应用效果方面尚有研究空间。例如田宝文等人发表的《基于需要理论的层级护理模式在肿瘤临终患者中的应用》一文，通过对照试验来证实基于需要理论的护理模式在临终患者中的应用效果；胡文奕等人的《基于马斯洛需求层次论的肿瘤护理研究发展》一文以马斯洛需要层次理论为切入点，分析肿瘤患者的需求内容，提出肿瘤患者的8个需求层次及相应的护理措施。恶性肿瘤会给患者带来重大心理影响，针对此患者群体，满足其心理需要非常重要。肿瘤患者术后大概率会出现焦虑、自卑等负面情绪，采取的心理干预措施有效改善了乳腺癌术后患者的不良情绪，结合需要理论满足肿瘤患者的心理需求仍有一定的科研发展空间。

二、关怀理论在护理实践中的应用

（一）关怀理论在护理实践中的意义

莱宁格认为：没有关怀就没有护理。关怀在护理中的重要性得到了人们的高度认同。新的医学模式强调心理和社会支持。虽然当前各种先进仪器的应用使护理工作更加快捷、准确，但是仪器再先进也不能代替护患之间的交流和情感的传递。患者需要被理解和尊重，在接受先进技术护理的同时，还需要人文关怀。因此，护理关怀是护理的重要组成部分，贯穿护理活动的始终，对护理学科的发展具有重要意义。

（二）关怀理论在护理实践中的应用方法

华生人性关怀理论为全球性健康促进和照护提供了护理框架。华生人性关怀理论应用在护理实践中最有名的是"丹佛人性关怀护理计划"。护理既是科学又是艺术，人性化护理是一门艺术，针对不同患者及时提供不同的人性化护理，使患者尽快恢复到最佳健康状态。

1. 提供适合患者文化的护理 护理关怀在护理工作中的作用主要体现在对患者的日常护理及护患关系等方面。护理关怀可协助满足人们的生理、心理和社会精神方面的需要，可以缓解患者的紧张、焦虑、绝望等负性情绪。对一个正在遭受痛苦的患者和家属而言，护理关怀是不可缺少的社会支持，有助于缓解其身心不适。因此，良好的护理关怀，可以促进患者早日康复，融洽护患关系，提高护理工作满意度。

护士需要用自己的护理知识及能力，采取适当的护理活动来满足患者的需要。护士必须明确，不同文化背景的人有不同的关怀体验，因而就会形成这种文化所特有的关怀模式。一种文化中的关怀的表达方式可能与另外一种文化有着天壤之别。护士需要为患者提供合乎其文化环境的关怀性护理。护士需要通过操作性关怀活动提供实际的服务，满足患者的基本需要，减轻患者的痛苦。如各种熟练的技能，动作轻柔的护理，主动与患者家属沟通交流，提供患者对疾病的认识等活动。这体现了华生"人文利他"主义、协助满足人类需要的护理关怀理论。

2. 情感上的关心与支持 近年来，人文关怀逐渐由概念转化为护理实践。在临床工作中，护士主要通过护理关怀行为来实现对患者的关怀。通过表达性关怀活动提供真诚、信任且具有希望、同情心及使人感到温暖的一种情绪上的支持性活动。如陪伴在患者或家属的身旁，倾听他们的抱怨或感受，并且给予鼓励性的话语，以安抚他们焦虑、恐惧、害怕的情绪，使患者和家属感受到护士是真正帮助他们的人。这体现了华生建立帮助－信任的关系，促进并接受正负性感受的表达的护理关怀理论。

3. 小心谨慎 护士需要以专业规范为核心，对自己的行为负责，对患者具有强烈的责任心。在每一项护理活动中，都应该视患者为亲人，不使自己的护理活动对患者造成二次伤害。这体现了华生提供支持性、保护性、矫正性的生理、心理社会文化和精神环境的护理关怀理论。

4. 任何时候都要留给患者战胜疾病的信念和希望 希望是人类古老的情感，是克服困难的动力源泉。在患者出现各种不同的健康问题之后，护士要鼓励患者树立信心，保留一线希望。这体现了华生在护理实践中为患者灌输信念和希望的护理关怀理论。

护理是一门关怀的学科。作为一个专业，关怀并不纯粹是护理专业的唯一专业思想，但它是护理专业的重要指导思想之一。护士不仅需要有渊博的知识、娴熟的技巧，还需要有一颗同情关怀之心，满足患者及家属的需要，为个人、家庭和社区提供高质量的关怀照护。

科研小提示

人文关怀在护理工作中的应用效果明显，例如葛孝娟等人发表的《人文关怀护理在鼻骨骨折复位术患者围手术期中的价值和对心理情绪的改善观察》，通过对照试验，得出实施具体的人文关怀护理措施的有效性。叙事疗法作为一种新型人文关怀途径，在具体疾病护理的应用中尚有开展空间。赵婷等人的《叙事护理对肾上腺皮质醇增多症手术患者的干预效果研究》一文，通过叙事护理干预，改善了肾上腺皮质醇增多症患者术后的负性情绪，提高了患者满意度和依从性。叙事疗法进行的人文关怀实践研究有一定的参考价值。

小　结

1. 需要是人脑对生理与社会要求的反映。需要是个体在生活中感到某种欠缺而力求获得满足的一种内心状态。常以一种"缺乏感"体验着，以意向、意愿的形式表现出来，最终成为推动人类活动的动机。需要总是指向某种事物、条件或活动的结果等，具有周期性，并随着满足需要的具体内容和方式的改变而不断变化和发展。

2. 人类基本需要的有关理论及模式有马斯洛的人类基本需要层次论、韩德森的患者需要模式。马斯洛认为人的基本需要是人类维持生存、最佳生长发育和健康所必需的生理和心理需要。马斯洛把人类的需要具体划分为生理需要、安全需要、爱与归属的需要、尊重的需要、求知需要、审美需要和自我实现的需要7个不同的层次，并用金字塔结构排列。

3. 需要理论可以帮助护理人员识别患者未满足的需要，帮助护理人员更好地领悟和理解患者的言行，有利于护理人员预测患者即将出现或未表达的需要，有助于护理人员识别患者需要的轻重缓急。护理人员可以应用需要理论满足不同服务对象的需要。

4. 护理关怀是一种道德法则及义务，以保护和捍卫服务对象的人格及尊严。华生认为人性关怀是护理实践的核心和本质，人性关怀是护士结合科学与人文知识在与患者的互动关系中按照人性关怀的10个要素来完成的，其目的是在护理活动中强化人文性，通过护理关怀行为来实现对患者情感上的关心与支持。另外，护理关怀还要根据文化背景差异提供适合患者文化的关怀。

思考题

1. 描述马斯洛提出的各层次基本需要之间的关系。

2. 简述需要理论对护理实践的意义。

3. 简述护理关怀的内涵。

4. 患者，陈女士，70岁，以"胃癌晚期"收入某医院的"宁养病房"。该患者自入院以来沉默寡言，情绪低落，反应迟钝，常常一个人望着窗外发呆。夜间入睡困难且易醒。家属陪伴患者时间较少。患者认为自己活着没有任何意义，还给子女带来了负担。

请分析：

针对此种情况，如何运用华生的护理关怀理论为患者提供人文关怀？

5. 患者，李先生，45岁，以"不稳定性心绞痛"收入院。高血压病史5年，用药不规律。目前患者病情稳定，但其夜间反复翻身，无法入眠，白天唉声叹气，精神不佳，渴望早日出院。

请分析：

针对此种情况，护士如何运用需要理论满足患者的需要？

（封桂英　赵好聪）

文化与护理

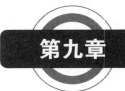

第九章

导学目标

通过本章内容的学习，学生应能够：

◆ **基本目标**

1. 识记文化、文化照护、文化休克的概念。
2. 理解文化的分类、特征和莱宁格跨文化护理理论的内容。
3. 比较文化休克各期的特征。

◆ **发展目标**

综合运用本章所学，为住院患者评估其文化背景与需求，分析有关文化的护理诊断。

◆ **思政目标**

鼓励学生在护理文化中坚持守正创新，坚定文化自信。

第一节 概 述

案例 9-1

某女性，40岁，瑞典人，中国高校外语教师，因急性阑尾炎入院。她入院后对中国病房环境和病房管理制度不熟悉，听到需要手术治疗，特别紧张。护士小张发现后，想跟患者聊聊天以帮她缓解一下紧张情绪。小张因为第一次接触瑞典人，一时也找不到话题，突然她闻到一股淡淡的清香，她想何不以香水为共同话题开始她们的聊天呢？小张便把鼻子微微凑近患者闻了一下，并问道："请问你用的是什么香水？真好闻！"该患者吓了一跳，向护士长投诉护士小张羞辱她。在住院期间，患者多次情绪不稳定，拒绝不符合自己文化范畴的护理服务。

请回答：

1. 该案例中发生了哪些与文化相关的问题？
2. 如何为文化休克的患者提供适合其文化的护理？

随着全球一体化进程的加速，各国家、各地区、各民族之间的文化互通互嵌、共鉴共生、彼此汲取营养、交流交融、持续发展，逐步形成了一个多元文化的社会。这种文化的碰撞与整

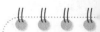

合，不可避免地影响着人们的价值观、宗教信仰、生活方式和心理取向等。基于这种社会文化现象，多元文化护理已成为护理学科发展的必然趋势。

一、文化概述

（一）文化的概念

文化（culture）一词较早见于《周易》："观乎天文，以察时变；观乎人文，以化成天下。""文""化"二字首次联合使用是在西汉刘向的《说苑•指武》中："圣人之治天下也，先文德而后武力。凡武之兴为不服也。文化不改，然后加诛"。因此，在汉语系统中，"文化"的本义就是"以文教化"，表示对人的性情的陶冶，品德的教养，属于精神领域的范畴。但随着时空的流变，"文化"逐渐成为一个内涵丰富、外延宽广的多维概念。目前较为公认的定义是：文化是在某一特定社会或群体的生活中形成的，并为其成员所共有的生存方式的总和，包括语言、知识、艺术、法律、价值观、信仰、风俗习惯、风尚、生活态度及行为准则，以及相应的物质表现形式。

（二）文化的分类

在不同的语境中，文化的分类也有所不同，常见的有文化三分法和文化两分法。

三分法把文化分为物质文化、制度文化和精神文化，形成由表及里的逻辑层次。物质文化指各种物态化的文化，是文化的表层，是在一定社会文化语境下被创造出来的人造的实物，而不是纯粹的自然物，如中国人就餐用筷子，春节的春联和红包等；制度文化指各种法律制度等社会规范、民风民俗等民间规范，是文化的中层、文化的行为层，比如，社会经济、政治、法律等制度，其约定着文化共同体内成员的共同行为；精神文化是文化的核心部分，体现审美情趣、思维方式、价值观念等，具体表现为宗教、哲学、道德、艺术等形态，是文化中最稳定恒常的内核，比如，中国人遵循的社会主义核心价值观是社会主义文化的核心内容。在文化的交流和互鉴中，最早接触、最容易改变的是表层的物质文化，其次是中层的制度文化，最不易改变的是深层的精神文化。

两分法有多种，其中最简单的方法是将文化分为物质文化和精神文化。此外，从跨文化传播的角度，有学者将其分为主流社会认可的主流文化（dominant culture）和边缘社会阶层群体认可的亚文化（subculture）。还有学者将其两分为精英、学者、艺术家等审美的精英文化和日常生活方式的大众文化。这些两分法从对立的视角进行，表达具体，但无法反映文化的整体结构。

（三）文化的特征

文化是一个内涵丰富、外延广泛的复杂概念，具有以下特征。

1．超自然性 文化最本质的是对自然的人化。人在劳动中创造了文化，在这种意义上，文化就是"人化"或"人类化"。

2．超个人性 文化体群体本质、群体现象，或类的本质或类的现象，是人类共同创造的社会性产物，是人类在长期社会实践中的经验积累和智慧汇聚。

3．地域性和超地域性 文化在发生初期带有鲜明的地域特征，使得各个区域的文化相互区别。另外，文化也具有超地域性，随着全球化的不断深入，不同地域之间进行文化传播和渗透，从而使文化具有超地域性。例如作为中医文化的针灸、推拿以及中草药已经被越来越多的国家所接纳，体现了中医文化的超地域性。

4．继承性与变异性 文化的继承性表现在从文化发展的一个阶段过渡到另一个阶段时，对前一个文化过程的某些现象、方面和特质加以保存、巩固和选择。随着时间、空间及其他条件的变化，文化会不断发生变迁，这就是它的变异性。文化的传承与变异，使得文化的成长具有更强大的生命力和更广泛的适应性。

5．时代性与超时代性 文化是一定社会、一定时代的产物，具有鲜明的时代特征。所以，文化有原始文化、中世纪文化、现代文化，或传统文化与现代文化。同一民族文化中各时代文化共同的东西可以看作是超越时代特征的文化，是这个民族的永恒性文化。如孔子的儒家思想经过了汉唐经学、宋明理学等发展阶段，其精神实质未发生根本性变化，成为中华民族的道德意识、精神生活和传统习惯的准则。

6. 象征性　文化的象征性是指文化现象总是具有广泛的意义，其意义一般会超出文化现象所直接指向的狭小范围。

知识链接

花语

花是一种可观赏的美好事物，美丽的鲜花能够令患者心情愉悦。客观世界中的鲜花并不存在花语，作为一种文化因素，人们赋予其象征性，即花语。花语的产生是人为的，受到季节、人格、宗教、色彩、典故等的影响。如剑兰，象征着坚贞长寿、福禄、康宁；龟背竹，象征着健康长寿；金色向日葵象征着阳光、正能量和希望。

二、文化与护理

随着患者群体的日益多样化，文化能力成为护理中至关重要的组成部分。患者的文化会影响其对疾病的认知，对疾病症状的描述与反应，对治疗与护理方案的选择等。诸如此类受文化影响的选择会影响患者接受护理服务的质量。护士在实践中需要包容、尊重、重视患者之间的差异，为患者提供公平和专业的护理。

（一）文化背景影响疾病发生的原因

文化中的价值观念、态度或生活方式，可以直接或间接地影响某些疾病的发生。例如，在直播盛行的时代，"吃播"逐渐受到大众的关注，崇尚健康饮食的"吃播"可以分享饮食的快乐，而以"吃多""吃怪"的自虐式"吃播"则传递畸形的饮食文化，也可能诱导观众暴饮暴食、不合理的饮食，导致肥胖、高血糖、高血脂等，甚至会导致猝死。

（二）文化背景影响服务对象对疾病的反应

性别、受教育程度、家庭支持等文化背景会影响服务对象对疾病的反应，进而影响就医行为。

1. 性别　不同性别的服务对象对疾病的反应不同。有研究发现，中国文化要求女性贤惠、宽容，因此当女性遭受癌症打击时，大部分能承受由此产生的痛苦和压力，表现出情绪稳定和积极态度。

2. 经济条件　有多项研究显示，经济约束仍然是老年人重病时能否及时得到治疗的主要障碍因素。经济状况富裕的老年人其就诊行为和治疗率均明显高于经济困难者。

3. 受教育程度　有研究显示，文化程度低的服务对象易忽视疾病早期的症状，进而影响患者对疾病采取的处理方式，甚至寻求民间偏方，延误最佳的治疗时机。因此护士应重视受教育程度较低的服务对象，并灵活应用适合不同受教育层次的宣传方式。

4. 传统文化　中医药是中华民族的瑰宝，2018 年 10 月 WHO 发布《国际疾病分类》，首次将包括中医药在内的传统医学列入分类系统。目前中医药已传播到 183 个国家和地区，中药的作用越来越被世界认可，也将影响着人们的就医选择。此外，宗教观念也影响着人们的就医行为。例如，在新冠肺炎疫情期间，牛粪和牛尿一直都被印度奉为抗疫神药，这与印度传统文化中的神牛崇拜密不可分。

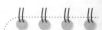

（三）文化背景影响人们对死亡的认识

死亡是生命的终结，对生命终结的认识与社会文化密切相关。死亡观是人类对自身死亡的本质、价值和意义的根本观点和根本看法，是世界观、人生观的有机组成部分。

1. 中国传统文化死亡观　生死问题是宗教中的重要问题。佛教是通过许诺给终有一死的人们一个轮回转世和彼岸世界，来消解生存的痛苦、死亡的焦虑和死后的虚无。佛教的六道轮回、因果报应等观念和中国的伦理道德等思想自然交融，对广大信众，甚至是一般民众的死亡意识产生了深远影响。

2. 西方文化死亡观　对死亡的思考是西方宗教和哲学永恒的主题。基督教给人们描绘了死后的彼岸世界，通过追求以上帝为精神象征的终极价值，来建立生存信仰体系，从而使人们获得生命超越，给人们提供了克服死亡恐惧的重要指引。

三、文化休克

跨文化交流学的创始人之一霍尔（E.T.Hall）曾提出："文化是人类生活的环境。人类生活的各个方面无不受着文化的影响，并随着文化的变化而变化。或者说，文化决定人们的存在，包括自我表达的方式、情感流露的方式、思维方式、行为方式、解决问题的方式等。"

（一）文化休克的概念

文化休克（culture shock），又译为文化震撼或文化震惊，特指生活在某一种文化环境中的人初次进入另一种不熟悉的文化环境时，因失去自己熟悉的社会交流的符号与手段所产生的思想混乱与心理上的精神紧张综合征。文化休克是 1958 年由美国人类学家奥博格（Kalvero Oberg）最早提出的，并于 20 世纪 90 年代引入中国。大多数学者一致认为，文化休克并不是一种疾病，而是对新环境的一种自然反应，或者不适应的反应。

（二）文化休克的原因

文化休克是人们在跨文化交流活动时出现的，是一种复杂的个人体验。其产生的原因主要有以下 5 个方面的因素。

1. 沟通交流（communication）　沟通的发生通常会受到某种情境或文化背景的影响。当个体从熟悉的环境进入陌生环境时，会遇到语言沟通和非语言沟通的交流问题，倘若无法解决，就会产生文化休克。

（1）语言沟通：文化背景、文化观念的差异影响语言的有效沟通。例如，语种的不同、相同语种不同的方言，甚至是同一种语言、同样的内容，在不同的文化背景下也会产生不同的含义。

（2）非语言沟通：非语言沟通指通过身体运动、声音、触觉及运用空间等进行信息的传递。萨莫瓦尔认为："文化与非语言行为密不可分，许多非语言行为都是文化习得的结果，人们的非语言行为的形成和效果往往都由一定的文化环境所决定。"例如，在中国，拍拍别人的肩膀是一种表示鼓励、肯定或安慰的友好行为，而在泰国，人们认为生活中拍拍打打的举止是不礼貌的。在中国，摸摸、拍拍或亲亲孩子的头部表示亲近和爱抚，但在东南亚的柬埔寨、泰国、老挝等国家则视头部为灵魂的寓所，认为触摸他们的头会置他们于危险的境地。因此，不同文化背景下的相同非语言行为传递的信息含义可能不同。

2. 日常生活活动差异（difference in activities of daily living）　每个人都有自己熟悉而规律的日常生活。当文化环境改变时，其日常生活习惯，如新环境中的住宿条件、作息制度、交通工具等会发生变化，均需要人们花费精力去适应新环境。在这个适应过程中，人们会产生烦恼甚至挫折感，从而引起文化休克。

3. 孤独（isolation）　个体在异域文化中因对新环境感到生疏，又与亲人和朋友分离，或因沟通交流障碍，产生孤独、无助感，表现出焦虑、恐惧等情绪，出现文化休克。

4．风俗习惯（customs） 随着文化环境的改变，个体必须去了解和适应新环境的风俗习惯、风土人情。例如，在中国，新年时人们会一起吃年夜饭、拜年、守岁等；在美国，新年时人们多去教堂祈祷唱诗或举行家庭招待会；而在葡萄牙，新年活动的高潮是斗牛。这些文化的差异可能会使人们在短时间内难以接受。

5．态度和信仰（attitudes and beliefs） 态度是人们在一定的社会文化环境中，与他人长期相互作用而逐步形成的对事物的倾向和评价。例如，在呼吸道疾病流行时，中国人将戴口罩作为有效的预防措施，这是大众习以为常的事情；而有国外民众认为，只有身患重病的人才会戴口罩，如果不生病就戴口罩，有可能会受到周围人的鄙视和攻击。

信仰是对某种主义或主张的极度信任，并以此作为自己的行动指南，主要表现在宗教信仰上。当个体的文化环境突然改变，其长时期形成的原文化价值观与异域文化中的某些价值观产生冲突，从而造成其行为无所适从。

以上造成个体文化休克的 5 种因素，当同时出现的因素越多且越强烈时，个体产生文化休克的强度就越大。

（三）文化休克的过程

文化休克的发生往往不是一蹴而就的，奥博格将跨文化适应分为 4 个阶段：蜜月阶段、沮丧阶段、恢复调整阶段和适应阶段，其变化过程一般呈"U"形曲线图（图 9-1）。

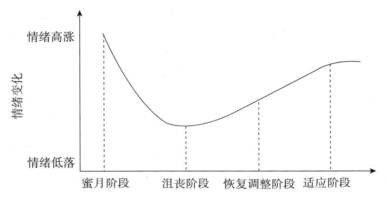

图 9-1　文化休克过程

1．蜜月阶段（honeymoon phase） 蜜月阶段又称兴奋期，指人们初到一个新的环境，由于有新鲜感，心理上兴奋，情绪上亢进，此期的主要表现是兴奋。来到异域文化环境中，个体往往被新环境中的人文景观和意识形态所吸引，渴望了解新环境中的风俗习惯、风土人情，此阶段一般持续几个星期到半年的时间。

2．沮丧或敌意阶段（anxiety or rejection phase） 这一阶段是文化休克综合征中最严重、最难度过的一期。此期个人的好奇、兴奋感消失，个体必须面对新环境中生活方式、生活习惯等与原有文化的差异，出现价值观的矛盾和冲突，兴奋感渐渐被失望、失落、烦恼和焦虑等情绪所替代，进而感到迷惑、挫折。此阶段一般持续几个星期到数月，往往出现以下两种表现。

（1）敌意：表现为看不起本地人，嘲笑所在的地区或国家；有的人还可能通过损害个人或公共财产来发泄敌意。

（2）回避：回避与当地文化的接触，表现出退缩、发怒和沮丧。

3．恢复调整阶段（regression and adjustment phase） 该阶段是个体开始解决文化冲突问题的时期，又称转变期。在经历了一段时间的沮丧和迷惑之后，个体开始寻找应对新文化环境的方法，以对崭新文化有了初步了解为特征，参与者的心中产生新的愉悦感，不再沉溺于迷惘之中，内心逐渐获得平衡，甚至对何去何从有了方向感。在此阶段，个体开始重塑自我，心理上的混乱、沮丧、孤独、失落感逐渐减少。

4．适应阶段（adaptation phase）　适应阶段是个体建立符合新文化环境的行为、习惯、价值观念等的时期，又称接受期（acceptance phase）。随着文化冲突问题的解决，个体能与本地人和谐共处，沮丧、烦恼、焦虑情绪消失，融入本地风俗习惯，适应新的文化环境。其积极的意义在于提高对迥异的生活方式、价值观的忍耐程度，增强个人跨文化意识，并为个体提供认识自我的机会，促进个体成为多元文化者。

（四）文化休克的表现

文化休克是一种心理现象和心理过程，是一种复杂的个人体验，通常有以下表现。

1．焦虑　指个体处于一种模糊的不适感中，是自主神经系统对非特异性或未知威胁的一种反应。

（1）生理表现：面部紧张、瞳孔散大、眼神接触差、声音发颤、手颤抖、出汗、尿频、恶心/呕吐、坐立不安、失眠、疲乏、心率增加、呼吸频率增加、血压升高，特别动作增加，如反复洗手、喝水、进食、吸烟等。

（2）情感表现：自诉不安、警惕性增强、忧虑、持续增加的无助感、悔恨、过度兴奋、容易激动、缺乏自信、爱发脾气、哭泣、自责、谴责他人、常过分担忧未来、害怕出现意料不到的后果。

（3）认知表现：心神不定、注意力和思想不能集中、对周围环境缺乏注意、健忘或思维中断。

2．恐惧　指个体处于一种被证实的、有明确来源的惧怕感中。文化休克时，恐惧的主要表现是躲避、注意力和控制缺陷。个体自诉心神不安、恐慌，冲动性行为和提问次数增加，有哭泣、警惕、逃避的行为，疲乏、出汗、晕厥、失眠、夜间噩梦、口腔或咽喉部干燥、腹泻、尿频、尿急，面部发红或苍白、呼吸短而促、血压升高等。

3．沮丧　是个体由于对陌生环境的不适应而产生的失望、悲伤等情感。

（1）生理表现：部分个体可表现为食欲减退、体重下降、便秘等胃肠功能衰退现象。

（2）情感表现：忧愁、懊丧、哭泣、退缩、偏见或敌意。

4．绝望　指个体认为没有选择或选择有限，万念俱灰，以致不能发挥主观能动性。个体的主要表现是生理功能低下、感情冷漠、言语减少、表情淡漠、不愿理睬别人、凡事处于被动状态，对以往的价值观失去评判能力。

（五）文化休克的影响因素

1．文化距离　指原文化与新文化之间的差异。差异体现在文化价值观、行为规范、交际风格、宗教、政治、经济制度等方面。文化距离越大，个人要超越这些文化差异所需要的努力和资源就越多，所经历的生活变化也越大，体验到的心理焦虑也越明显，反之亦然。

2．新文化对原文化的包容性　指新文化用强大的同化力去影响和改造原文化，使之具有新文化的特色，也不丧失原来的文化特色。包容性越强，个体越容易适应新文化环境。

3．个体因素　指文化主体个人自身的相关因素，主要包括以下几种。

（1）健康状况：在应对文化冲突时，身体健康的个体较衰弱的个体应对能力强。

（2）年龄：年龄越大，原有的文化模式越根深蒂固，越不易轻易放弃熟悉的文化模式而去学习新的文化模式，较容易出现文化休克。

（3）以往应对生活改变的经历：生活改变经历越多，并对各种改变适应良好的个体，在应对文化休克时，比生活中缺少改变的个体面临的困难少，文化休克症状也较轻。

（4）应对类型：积极外向、对变化做出一般性反应和易适应的个体，相较于消极内向、对变化易做出特殊反应的个体，应对文化休克的能力较强，其异常表现也较轻。

（六）文化休克的预防

文化休克预防的策略主要有两种类型：首要策略和次要策略。首要策略是直接的行动，目的是改变造成心理不适的环境。次要策略主要关注于认知方面，指的是改变自己对于引起焦虑的情景或状态的认识和评价。两者的区别在于：首要策略是改变造成心理不适的环境以适应自己，而次要策略是改变自己的认识以适应环境。实践中常采用的预防措施是两种策略的结合。

1. 预先了解新环境的基本情况　在进入新环境之前，应提前了解、熟悉新环境中的文化模式，如所在地的风俗习惯、人文知识等。对新文化了解得越多，就会越有信心，生活和工作也就越自如，可有效减轻个体对新环境的焦虑和失落感。

2. 针对新文化环境进行模拟训练　进入新环境前，应针对性地对生活方式及生活技能进行模拟训练。

3. 主动接触新文化环境中的文化模式　在新环境中，个体应主动结交当地朋友。通过与当地朋友的互动，一方面可以获取关于新文化的信息，可以更深入、更快地理解新文化；另一方面，可以取得情感上的支持，减轻文化适应中的焦虑情绪。

4. 寻找有力的支持系统　没有社会网络的支撑，人们容易产生孤独感和焦虑感。在新文化环境中，个体应积极寻求可靠有力的支持系统，包括相关的政府组织或团体等正式的支持系统，以及亲属朋友、同事等非正式的支持系统。

5. 培养跨文化沟通交流能力　个体在面临文化冲突时，不仅需要具有保持健康的自我概念和重塑个体文化需求的良好愿望，更重要的是培养个体的跨文化沟通交流能力。语言是最重要的交流工具，语言不通会让人感到无助和沮丧，会加重文化休克现象，阻碍文化适应的过程。掌握新文化环境当地的语言可以提高个体的生存能力，改善其生活质量，增强工作的自信心和成就感。

随堂测

6. 改变思维方式　当不能改变社会文化环境时，可以使用另一种适应策略，即改变自己的想法和态度，换一种角度来思考新的事物和自己的处境，缓解紧张状态，改善自身的文化休克状况。

第二节　文化护理相关理论

案例 9-2

　　患者小王是来自新疆的回族学生，进入大学1年来，由于饮食差异，体重明显下降，近1个月自感活动后乏力气喘。门诊血常规显示血红蛋白低于正常范围，仅95 g/L，红细胞计数低于正常值，血清铁蛋白降低，总铁结合力升高，医生诊断为缺铁性贫血。除开具口服铁剂和维生素C之外，医生叮嘱小王饮食上也要注意调整，多吃红肉和动物血。小王听到这里，神情不悦。

请回答：

从跨文化角度分析小王神情不悦的原因。

护士在对患者进行科学护理时，要兼顾他们的文化护理需求，不同文化背景的人对健康、疾病、治疗、护理等方面的认识和需求存在差异，因此，要全面评估他们的文化背景因素，从全方位多角度满足患者的生理、心理及社会文化护理需求。跨文化护理即是对不同文化进行比较和分析，为来自不同文化背景的患者提供有意义和有效的护理关怀。

一、莱宁格跨文化护理理论

跨文化护理理论又称为文化照护的差异性和一致性理论，该理论认为不同文化背景下的人们是用不同的方式来感知、认识和实施照护的，即文化照护的差异性；但世界上各种文化的照护又有一些共同之处，即文化照护的一致性。

（一）理论家及其背景介绍

马德琳·M.莱宁格（Madeleine M. Leininger）于 1925 年 7 月 13 日出生于美国，于 1948 年在美国科罗拉多州丹佛市圣安东尼护士学校完成初级护理教育；1950 年在堪萨斯州艾奇逊市的贝尼迪克坦学院获得护理学学士学位；1954 年在美国华盛顿天主教大学获得精神卫生护理学硕士学位；1965 年获得华盛顿州西雅图市的华盛顿大学人类学博士学位；于 2012 年 8 月 10 日逝世。

莱宁格是一位出色的临床护理专家、护理教育家和管理者，曾担任过多种管理和学术职务，包括护士长、护理部主任、护理学和人类学教授，西雅图华盛顿大学和盐湖城犹他大学护理学院的院长和教授，底特律韦恩州立大学健康研究中心主任和跨文化护理学课程主任、《跨文化护理杂志》（*Journal of Transcultural Nursing*）的主编，并担任美国、澳大利亚、德国等多个国家多所大学的客座教授。

早在 20 世纪 40 年代，莱宁格就认识到关怀对于护理的重要性，指出患者对于护理照顾的感激使她意识到关怀的价值，并认为关怀是护理的实质和核心。20 世纪 60 年代，她首先使用了"跨文化护理"（transcultural nursing）这一术语。1966 年，莱宁格在科罗拉多大学开设第一个跨文化护理课程，并于 1970 年出版了有关跨文化护理的第一本专著——《护理学与人类学：两个世界的融合》，介绍了护理学与人类学之间的关系。1978 年莱宁格出版了关于跨文化护理的第二本专著——《跨文化护理：概念、主题、研究和实践》，介绍了跨文化护理的核心概念、理论框架和实践；1991 年莱宁格又出版了《文化照护的异同性：一个护理理论》，在其中详尽而系统地阐述了跨文化护理理论的主要观点，并多次再版，进一步丰富和完善了跨文化护理理论。

1974 年，在莱宁格的倡导和组织下，跨文化护理学会（Transcultural Nursing Society）成立，为护士提供了学习和实践跨文化护理的机会。1983 年跨文化护理学会设立了"跨文化护理奖"，授予那些在跨文化护理领域做出卓越和创新贡献的学者。1989 年，莱宁格又创办了《跨文化护理杂志》，并在 1989—1995 年一直担任该杂志的主编，为世界各国护理研究和探讨跨文化护理提供了交流的平台。

（二）理论的来源

莱宁格的跨文化护理理论是她在对文化和护理的精心研究的基础上，通过创造性思维和作为护理专业人员的经验总结，以及对人类学的相关知识的洞察而提出的。

1. 个人的专业经历及思考 20 世纪 50 年代中期，莱宁格作为临床护理专家在美国中西部的一个"儿童指导之家"工作，通过与患病儿童及其父母的接触，她发现不同文化背景下的儿童对护士的干预有不同的反应，而这些差异主要是基于文化的不同，缺乏对儿童当地文化知识的了解就会忽略照护对象的许多需求。

2. 人类学相关理论及其研究 莱宁格在华盛顿大学攻读博士学位期间，潜心研究了心理学、文化人类学方面的知识，并在世界护理学领域首次运用人种志研究方法，以尼加拉瓜村民为对象，进行了人种学和人种护理学的研究。此后在 40 多年的研究生涯中，她用该方法研究了 100 多个不同国家的文化，不仅观察到当地文化特有的内涵，并且注意到西方和非西方文化在健康照护实践方面的差异。正是这些跨文化的实践经验、人类学相关理论的影响及其研究实践，为莱宁格构建跨文化护理理论奠定了基础，并使她成为世界上第一个获得人类学博士学位的专业护士。

（三）理论的主要内容

跨文化护理主要关注和比较文化照护的相同和不同之处，目标是为人们的健康和幸福提供具体的文化照护和普遍的护理照护实践，或帮助人们在其文化背景方式下面对不适、疾病或死亡。

1．理论的基本假说　在理论的形成过程中出现了一些与"文化"和"照护"有关的假说和信念，例如：①关怀是护理的实质和核心；②护理是人类健康和幸福、愈合、成长、生存和面对疾病和死亡所必需的；③文化照护是指导护理实践较为宽广的整体理念；④护理的中心目的是为人们的健康、疾病和死亡提供服务；⑤如果没有给予和获得照护就没有治愈；⑥世界上所有的文化中，文化照护的概念既具有相似的方面也有不同之处；⑦每一种文化的民间救治方法、专业知识和专业照护实践是不同的，为了给患者提供与其文化一致的护理服务，护士必须小心地识别和重视这些因素；⑧文化照护的价值观、信念和实践受世界观和语言、精神、社会、政治、教育、经济、技术、人种史学和环境因素的影响；⑨与文化一致的照护仅仅发生在提供文化照护的护士已知和熟悉被照护者的文化照护价值观、表达方式和照护方式时；⑩当其经历的护理照护与其文化价值观和信念不一致时，患者就会表现出紧张、文化冲突、不顺从和道德伦理冲突方面的特征。

2．理论的主要概念　跨文化护理理论涉及的概念主要包括以下内容。

（1）文化（culture）：从特定群体中学习到的、共享的和世代延续下来的价值观、信念、规范和生活方式，并以一种特定方式引导这一特定人群的思维、决策和行动。文化可以从人们的行为、语言和规范或规则中以及对于特定群体重要的符号特征中被发现。

（2）照顾（care）：对丧失某种能力或有某种需求的人提供支持性的、有效的和方便的帮助，从而满足自己或他人需要，促进健康，改善机体状况或生活方式，从而更好地面对伤残或死亡的一种行为相关现象。

（3）照护（caring）：提供照顾的行为或活动。

（4）文化照护（culture care）：以主观和客观学习到的以及流传下来的价值观、信念和特定的生活方式为基础，来帮助、支持、促进或促使个体或群体提高健康状况和改善生活方式，或应对疾病、残疾或死亡。

（5）文化照护共同性（culture care universality）：不同文化背景下，人们对照护的意义、模式、准则、生活方式或象征意义具有相同性或相似性。

（6）文化照护差异性（culture care diversity）：不同文化背景下，人们对照护的意义、模式、准则、生活方式或象征意义具有差异性。

（7）世界观（world view）：人们看待世界或宇宙的方式以及所形成的对生活或周围世界的看法或价值取向。

（8）文化和社会结构因素（culture and social structure dimensions）：某一特定文化动态的结构和特征或相互联系的结构和组织因素（亚文化和社会），以及这些因素在不同的环境背景下是如何作用以影响人们行为的。这些结构和组织因素包括亲属关系、政治与法律、经济、教育、技术和文化价值观、人种史学等因素。

（9）环境背景（environment context）：在特定身体、生态、社会政治和文化环境下，对人类的表达、解释和社会互动所赋予意义的所有事件、情景或特定经历的总和。

（10）一般照护系统（generic care system）：帮助、支持和促进有明显或预期需要的个体或群体改善生活方式，提高健康状态或应对残疾和死亡所采取的一系列一般的（基于家庭的）知识和技能。

（11）专业照护系统（professional care system）：是指由经过正规教育和学习的专业人员所提供的有关健康、疾病和专业照护方面的知识、技能和实践，主要在专业机构由多学科人员共同服务于消费者。

（12）文化照护的保存/维持（culture care preservation/maintenance）：指帮助、支持、促进性的专业行动和决策，能帮助特定文化的患者保存或维持其文化价值观，因而他们能保持幸福、恢复健康或应对残疾和死亡。

（13）文化照护的调适/协商（culture care accommodation/negotiation）：是指帮助、支持、促进性的或有创造性的专业行动和决策，能帮助特定文化的患者适应由专业人员所提供的照护方式或与他人进行协商，以获得有益的或满意的健康结果。

（14）文化照护重整/重建（culture care repatterning/restructuring）：是指帮助、支持、促进性的专业行动和决策，能帮助患者改变其原有的生活方式，建立新的、不同的、更有益的健康照护方式，在这之前，应尊重他们的文化价值观和信仰。

（15）与文化一致的照护（culturally congruent care）：制定和实施一系列符合患者自身价值观、信念、信仰以及生活实践方式的帮助性、支持性、促能性专业决策和行动，以支持或提供一种有益的、有意义的、令人满意的健康照护。

（16）跨文化护理（transcultural nursing）：是一个研究和实践学科，主要关注和比较文化的不同和相似性，以帮助人们获得和维持基于文化的有意义的治疗护理实践。

3. 理论的主要内容　莱宁格将跨文化护理理论描述为"日出模式（sunrise model）"，构成了跨文化护理理论的主要内容（图 9-2）。在此模式中，她详细描述了该理论以及各概念之间的联系，从而进一步说明各组成部分在不同文化中是如何影响个体、家庭和群体的健康状况，以及如何运用跨文化理论开展护理关怀。

从图 9-2 可以看出，"日出模式"犹如太阳升起。环形图的上半部分，描述了文化关怀、文化社会结构与世界观的构成，这些构成因素影响着人们的关怀与健康。环形图的下半部分，是对个体、家庭、群体和机构的健康产生影响的一般关怀系统和专业关怀系统，这两个系统相互关联、相互影响，并可能相互转化。通过这两个系统的组成因素，可以了解患者的文化背景和健康状况，做出护理关怀决策和行为。根据患者上述各因素的评估结果，进行文化关怀保存、文化关怀调适或文化关怀重建，达到为患者提供与其文化一致的护理关怀的目的。按照莱宁格的设计，护理关怀作为亚层次，文化关怀保存、文化关怀调适以及文化关怀重建三种关怀行为，是一般关怀和专业关怀间连接的桥梁。

莱宁格的"日出模式"，包含以下 4 级（即 4 个层次）。

（1）Ⅰ级（最外层）：世界观和文化社会结构层，也称为超系统，描述了文化关怀、世界观与文化社会结构及其组成因素。文化关怀和世界观是文化社会结构的基础，并与文化社会结构相互关联、相互影响、相互制约。其中，亲朋关系与社会因素，文化价值与生活方式，政治与法律因素是不同文化的环境背景、语言与文化学产生的主要因素，与技术因素、宗教和哲学因素、经济因素、教育因素等组成文化社会结构的不同方面，并与文化社会结构相互影响。这一层可指导护士评估患者的关怀信念、世界观及所处的文化社会结构等。这些因素影响不同文化社会结构下的关怀形态以及患者对关怀的表达方式和对关怀实践的接受程度，是护士提供与文化相适应的护理关怀的基础。

（2）Ⅱ级（第二层）：文化关怀与健康层，显示了不同文化背景和环境下的文化关怀形态以及文化关怀表达方式，解释个人、家庭、群体、社区或机构的健康、疾病及死亡的文化社会结构。第一层文化社会结构的各个组成因素影响和制约人们的关怀形态及其表达方式，进而决定了不同文化的健康观念。只有提供与文化相适应的护理关怀，建立、促进或维持与文化相适应的健康才是真正意义上的、完整的健康。

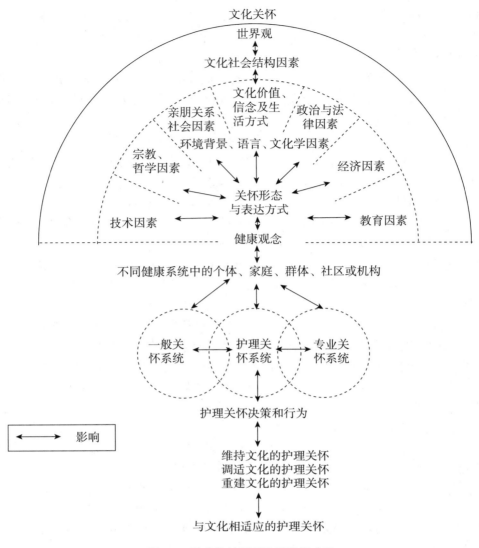

图 9-2　跨文化护理理论日出模式图

　　（3）Ⅲ级（第三层）：健康系统层，包括一般关怀系统、专业关怀系统和护理关怀系统 3 个健康系统，阐述了每个健康系统的特征、关怀特色及其相互影响。一般关怀是传承于文化内部的、可以由非专业人员提供，通过传承和传播等方式获得。而专业关怀则源于特定文化之外的专业人员或机构，由专业人员操作，通过正规培养和训练获得。护理是一门研究关怀现象与活动的专业，它除了来源于相关科学知识和研究外，其理论与实践大多来源于专业关怀系统，少部分来源于一般关怀系统。3 个系统相互关联、相互影响、相互制约。

　　（4）Ⅳ级（第四层）：护理关怀决策和行为层，通过维持文化的护理关怀、调适文化的护理关怀和重建文化的护理关怀 3 种护理关怀决策和行为，提供与文化相适应的护理关怀，最大限度地满足患者的需要，促进患者恢复健康、积极面对疾病或死亡。对于与现有健康不相冲突的、有利于健康的文化，实施维持文化的护理关怀；对于与现有健康部分不协调的文化，取其有利方面而改变不利成分，进行调适文化的护理关怀；对于与现有健康相冲突的文化，改变既往的文化成分，建立新的、有利于健康的文化生活方式，即实施重建文化的护理关怀。

　　"让阳光升起并普照大地"是莱宁格对"日出模式"的描绘和诠释，意味着护士和护理科研人员要广开思路，综合考虑到患者文化的各个层面，分析其文化观念和行为对健康的影响，站在患者的角度，进入他们的文化世界，通过与患者的协作和共同决策，为其提供全面的、有效的文化关怀。这就要求护士在实际工作中不仅要有扎实的专业知识和精湛的护理技术，更要多层次地评估患者的文化背景、社会结构、世界观等。

二、其他文化相关护理理论

（一）文化边缘理论

韩国护理学者崔希丞于 2001 年提出文化边缘化理论，在《文化边缘化：青少年移民意义的概念分析》一文中，介绍了文化边缘化模式的概况。2008 年在《中层护理理论》专著中详细介绍了该理论。

1. 理论简介　崔希丞提出文化边缘化理论的目的是针对不同文化的群体，了解跨文化压力对移民的影响，为处于跨文化中的移民群体提供前进的方向以及与文化相关的护理。由于移民过程中的独特环境对于他们的心理健康发展产生影响，移民过程中产生的原始应激是精神损伤的一个显著危险因素，移民群体处于两种文化中时易产生脆弱性，因此护士在照护处于两种文化之间的移民群体时，运用相应的文化照护理论尤为重要。

2. 理论来源　文化边缘理论来源于 3 个理论：文化适应、文化适应压力和边缘化理论。

（1）文化适应：指当不同文化的人经常接触时，一方或双方的原文化形态所产生的变化。该理论描述了文化适应个体所使用的不同策略，包括同化、分离、整合和边缘化。

（2）文化适应压力：强调文化适应与心理健康的关系。文化适应压力与心理健康的关系强度是由多个因素包括主导文化的本质以及文化个体和群体的特点所决定的。

（3）边缘化理论：1928 年由 Park 在《人类的移民与边缘人》一文中第一次提出。文中描述移民现象与跨文化冲突，并正式提出"边缘人"的概念。"边缘人"是指处于两种文化和社会边缘的人，而这两种文化和社会从未完全渗透或融合在一起。"边缘人"表现为分裂了的自我冲突、旧我与新我的矛盾、缺乏诚信、精神不稳定、烦躁不安、萎靡不振等，这种边缘心理主要是由社会适应不良所导致的。

3. 理论内容　该理论包括 3 个主要概念：边缘化生存、跨文化冲突的识别和缓解文化压力。

（1）边缘化生存：边缘化生存是指个体在新老文化冲突或让渡中建立新关系的过程中，处于两种文化推或拉力间的被动的中间状态。被动的中间状态是边缘化生存的重要特征，感觉自己如同生活在两个世界里的一种情形，其实自己不属于任何一个世界。当人们移民到一个新的国家或接触新文化时，他们就要开始建立新的人际关系。而新文化或主流文化对移民群体通常存在矛盾心理，虽然国家层面承诺为移民提供丰富的机会和资源，然而在实际生活中，移民经常会遭遇公开和隐蔽的歧视。

（2）跨文化冲突的识别：跨文化冲突的识别就是开始了解两种文化价值观、习俗、行为和规范的差异。人们依据自己对不同文化的认知做出不同的反应。冲突发生在人们面对不同的价值观系统，伴随着期望被迫做出艰难的选择时。跨文化冲突识别是文化边缘化理论的主要概念，对研究和实践有重大意义，因为它承认与文化边缘化有关的感知、反应、心理健康结局存在个体差异。

（3）缓解文化压力：缓解文化压力是为了解决跨文化冲突而自然发生的调节反应。调节反应包括同化、再建回归、沉着和融入 4 个过程。①同化是个体融入主流或新文化的过程，这是新移民表现出的第一个反应。特别是主流文化或新文化使移民产生不适感时，移民通过学习新语言、习俗、新文化等使自己努力融入新的社会群体，这是在新文化中生存的一个有效的策略。②再建回归：接触新文化后，个体可能会退到自己原本的文化中，出现再建回归。选择回归的原因可以是抵抗、阻碍与新文化的冲突，或出于怀旧，渴望找回自己的文化。当个体回归时，不会脱离新文化，他会以新的视角来面对原本的文化和新文化。因此，每一次回归都是一次再建回归。③沉着：其特点是不顾心理冲突和斗争，暂时安于边缘化状态。沉着反应的个体可免于承担责任或不依附任何一种文化，但他会有一种"文化上无家可归"的体验。累积的危机后果包括压力和不良的心理健康结局，如人格改变、滥用药物、抑郁甚至自杀的意念。④融入：当个体整合、融合新旧两种文化时会创造出第3种文化而产生融入反应。通过融入，个体超越文化边界、环境和身份，追寻更高的社会地位，获得多重文化世界并缓解跨文化压力。经历过融入调节反应的个体在面对另一种文化张力环境时，他们可以成功应答，积极调整自身生理、心理压力。例如，对于青少年移民来说，融入调节反应可能是一种可行的模式。对于老年人来说，始终与原有文化保持联系，回归原有文化可能会使他们更为舒适。所以，再建回归模式对他们来说也许是最为有效的。

（二）文化关怀理论

美国的吉恩·华生（Jean Watson）博士提出了文化关怀理论（culture caring theory）。该理论认为，关怀是一种道德法则，是两个个体之间的一种人际关系的体验，这种体验表现为关怀者和被关怀者都能进入对方的内心世界，从而使关怀活动的双方彼此在人格上得到升华、认知上得到认同、文化上得到同化，形成超越语言的超越式文化关系，并通过非语言的交流、心灵的感悟、精神的体验、超越文化间的关怀行为等特有的方式表达出来，即超越式文化关怀理论。在这一观点和假设的基础上，华生提出要实施超越文化的护理关怀，必须以10个关怀性照护因素为基础，展开超越文化的思维和认识，具体内容详见第八章第二节"需要、关怀相关理论"内容。

随着护理理论的发展，护理的概念已不单纯表现在对护理对象身心的照顾和关怀，而是更广义地体现为具有文化特色的照顾和关怀。这就要求护士在护理活动过程中，面对不同国家与民族、不同语言与风格和不同宗教信仰等具有多文化因素的服务对象，既要为其提供适合他们需要的共性护理服务，提供与其文化和健康相适应的关怀，又要保证适应个体文化背景需要的特殊性护理服务，提供有利于提高健康水平的关怀。

知识链接

健康服务的文化能力

Campinha-Bacote 定义了健康服务中文化能力的形成，认为文化能力主要包括文化认知（culture awareness）、文化知识（culture knowledge）、文化技能（culture skills）和文化邂逅（culture encounters）。文化认知是对某一文化偏见的自我反省，对自己的文化和专业背景的深刻反思。文化知识是对跨文化等有关知识的了解程度。应关注3个方面的整合：与健康有关的观念、实践；疾病的发病率、患病率；文化价值观。文化技能是指收集与文化相关的资料以进行文化评估以及进行与文化相适应的体格检查。文化邂逅指医务人员与来自不同文化背景的患者进行与文化有关的面对面交流，以改变自己对这一文化群体形成的刻板印象，避免歧视。

第三节　文化理论在护理实践中的应用

在跨文化护理实践时，可根据莱宁格"日出模式"的相关联系来执行护理程序。从评估开始，收集与文化有关的资料，得出有关文化的差异或共性，做出护理诊断。进一步选择性地进行文化关怀，在执行过程中不断进行文化保存、文化调适和文化重建，从而为患者提供有效的和促进性的文化护理关怀。

一、跨文化护理的评估与诊断

（一）护理评估

在护理实践中，护士接触一个陌生的护理对象，可能会不自觉地将自己的文化价值、信念和行为强加给患者。因此，有必要熟悉跨文化护理相关知识，利用"日出模式"，在护理患者前，了解其各种文化相关因素，以便更好地承担文化护理关怀者的角色。评估包括以下两部分。

1. 评估"日出模式"的最外层 评估患者所处的文化氛围、文化社会结构和世界观方面的知识和信息，收集与患者相关的环境背景、宗教信仰、社会关系、亲朋关系、政治法律制度、经济、教育、科技、文化价值观、哲学、历史和语言等因素。

2. 评估"日出模式"的第二层 评估患者的具体情境，以及患者对一般关怀、专业关怀的期望和采取的行为。通过评估，获得客观的患者资料，从而为提供与患者文化背景相适应的护理关怀模式，建立良好的、协作的、有利于患者健康的护患关系打下良好基础。评估虽在内容上获取的是患者文化相关信息，但方法上仍然运用护理程序中收集资料的方法，通过语言与非语言的沟通技巧，如采用移情、倾听、证实、自我暴露等，判断患者的健康状况、心理感受以及对护理关怀的需要。

3. 评估患者文化背景的常见问题 这些问题主要包括：①患者的健康问题是否为某特定区域的人们的典型问题？②患者使用哪一种语言？③患者的宗教信仰是什么？④患者拥有哪种文化特质？⑤患者对有关健康与疾病的解释是什么？⑥患者所属文化中的医疗模式是什么？⑦患者对医疗服务持何种态度？⑧患者的社会支持系统有哪些？⑨患者在家庭中的角色及作用是什么？⑩患者获取营养的方式及饮食习惯是什么？⑪患者的日常活动方式是什么？⑫患者做决策的方式及依据是什么？⑬患者的认知方式是什么？⑭患者的教育背景是什么？⑮患者的沟通方式是什么？

（二）护理诊断

相当于"日出模式"的第三层。通过鉴别跨文化护理中的共性及差异性，提出护理诊断。有些患者的诊断在病理特征上虽然具有同一性，但是由于他们存在民族传统、社会地位、职业和文化等社会环境的差异，对疾病表现出的心理反应、对疾病的认识、对疾病症状的陈述等也可能不同，因此需要动态地了解患者的健康问题，且注意患者对健康的表达和陈述方式的不同之处。列举常见的护理诊断/问题如下。

1. 社交障碍 与社交环境改变有关。

2. 沟通障碍 与医院环境中医务人员使用医学术语过多有关。

3. 焦虑/恐惧 与环境改变及知识缺乏有关。

4. 迁居应激综合征 与医院文化环境和背景文化有差异有关。

二、满足护理对象文化需求的护理策略

在跨文化护理实践与护理程序的结合过程中，护理计划和实施这一步骤相当于"日出模式"的第四层。在做出护理诊断后，在护理关怀决策和行为层进行计划和实施，除对共性问题进行护理关怀外，特别应重视患者独特的文化背景，采取文化关怀保存、文化关怀调适及文化关怀重建的护理措施，提供与文化相匹配的护理关怀。

（一）文化护理的原则

1. 综合原则 在对住院患者的护理过程中，可以采取综合护理措施，如饮食护理、心理

护理、运动管理等综合策略，使患者尽快适应医院的文化环境。

2．教育原则　患者在住院期间往往有获得相关疾病信息知识的需求，护士应根据患者的文化背景（如接受能力、知识水平），有目的、有计划、有步骤地对患者进行健康教育。可以采用个别或集体指导方法，通过讲解、板书、多媒体、宣传册等形式，进行疾病的预防、治疗、护理和康复知识宣教，使患者正确认识疾病，积极参与疾病的治疗和护理过程。

3．调动原则　文化护理的目的之一就是调动患者的主观能动性和潜在能力，配合患者的文化需求，调动患者的参与意识，使患者积极配合疾病的治疗、护理，做一些力所能及的自护，对疾病预后充满信心。

4．疏导原则　在文化护理过程中，当患者出现文化冲突时，应运用文化护理相关理论对其进行疏导，使其领悟、接受新文化护理。

5．整体原则　实施护理时，不仅要考虑到患者本人的因素，还应评估其家庭、社会因素，争取得到各方面的合作、支持和帮助，帮助患者适应医院的文化环境。

（二）护士在跨文化护理中的角色

1．综合管理者　护士有责任组织及管理患者的护理全过程。对于住院的患者，护理过程中可以采取多方面的护理措施，如饮食护理、心理护理、支持护理等，使患者尽快适应医院的文化环境。

2．整体协调者　实施跨文化护理时，不仅要考虑患者本人的因素，还应评估其家庭、文化、社会因素，争取得到各方面的支持、合作和帮助。注意协调护理过程中所涉及的各类人员之间的关系，以高质量的护理，帮助患者适应医院的文化环境。

3．健康促进者　跨文化护理的目的之一就是调动患者的主观能动性和潜能，在护理过程中，护士应配合患者的文化需求，鼓励患者主动参与自身健康管理，使其积极配合治疗、护理，并采取促进健康的良好行为。

4．教育咨询者　在住院期间，患者有获取疾病相关信息、知识的需要，护士应根据其文化背景，有目的、有计划、有步骤地进行健康教育。护士可采用个别或集体指导方法，通过讲解、多媒体、宣传册等形式，进行疾病预防、治疗、护理和康复知识宣教，使患者能够正确认识疾病，积极参与疾病的治疗和护理，对疾病预后充满信心。

（三）帮助患者适应医院的文化环境

患者因疾病住院，离开了原来熟悉的生活环境，难免对医院充满陌生、焦虑甚至恐惧。护士应帮助患者尽快适应医院的文化环境，有助于缓解其可能出现的文化休克。

1．帮助患者尽快熟悉医院环境　在全面、系统评估患者文化背景并做出护理诊断的基础上，通过入院宣教，使他们尽快熟悉和了解医院、病区、病室的环境、设备、工作人员及医院的规章制度等医院文化环境。

2．在恰当时机运用医学术语　医学术语包括医学诊断名称、检查化验报告、治疗和护理过程的简称，可能造成患者与医护人员之间交流的障碍。如备皮、灌肠、导尿、胃肠减压、闭式引流等医学名词常使患者对自己的疾病诊断及检查结果迷惑不解，并因此感到恐慌，甚至产生误解，加重了患者的文化休克。因此，护士应在恰当时机根据患者的文化水平使用医学术语。

（四）建立适合文化现象的护患关系

护士与患者之间的关系既是符合治疗性的护患关系，又是适合文化现象的人际关系。护士应了解沟通交流中的文化差异，结合患者的文化背景，采用符合其文化需求的语言和非语言沟通交流技巧，建立良好的护患关系。

1．理解患者对待护士的态度　受文化观念的影响，患者可能对护士持双重态度，即想依赖和不愿依赖的复杂心理。一方面，对护士的权威性如经验要求过多，依赖性很强，期望护士

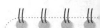

帮助自己解除困难；另一方面，同一个问题会同时询问医师或其他医务人员进行验证。护士应理解患者对其的态度和行为，满足患者的文化需求。

2．重视患者的心理体验　不同文化背景的人对同一个问题有不同的解释模式。例如个体生病，有的患者可能归因为自己免疫力下降，有的患者会认为是他人故意传染给自己。护士应根据患者的年龄、知识结构等文化背景与患者沟通，了解患者的心理与行为。不能因为患者使用了不同的文化模式来解释事情的发生及健康问题，就认为患者荒唐甚至不可理喻。

3．掌握文化护理技巧　人际关系中，个体常常把接触的人分成"自己人"和"外人"，并区别对待。对"自己人"较信任，畅谈心事，期待关心；对"外人"则保持距离，不够信赖。护士在与患者交流时，除使用礼貌的语言、适宜的称呼外，还应考虑患者不同的文化背景，采用恰当的非语言沟通技巧，如姿势、手势、眼神交流等，并从患者的文化背景中理解这些非语言符号的含义，从而与患者建立起治疗性的护患关系，尽早成为患者的"自己人"，取得其信赖和合作。

（五）提供适合服务对象文化环境的护理

患者所处的文化环境不同，其健康观念、生活方式、风俗习惯、信仰及价值观念等均不同，护士在面对不同民族与国度、不同语言与风格以及不同宗教信仰的服务对象时，应通过文化照护保存、文化照护调适和文化照护重建，达到提供与文化一致的照护的目的。

1．明确服务对象对疾病的反应　护士在护理过程中，应动态性地评估服务对象的健康问题，以及服务对象对健康问题的表达和申述方式。例如传统观念中，产痛是每个自然分娩产妇都要经历的，而随着医学的发展，无痛分娩技术已经应用于临床。当产妇渴望使用无痛分娩，但家属担心对胎儿有不良影响或者担心产生计划外的医疗支出而拒绝，并坚持"产痛是正常的，大家都是这么过来的"这一观念时，护士应对家属说明，从前医学还未发展到可以无痛分娩，因此产妇都要经历漫长的产痛，不仅生理痛苦，体力也被消耗，可能导致宫缩乏力，影响新生儿健康；而现在这一技术已比较成熟，很多接受了这一技术的产妇都有良好的反馈。通过文化照护调适行为，帮助产妇及家属适应由专业人员所提供的照护方式，从而获得有益的健康结果。

2．尊重患者的风俗习惯　首先，在饮食方面充分尊重患者的风俗习惯。例如我国满族、锡伯族禁食狗肉，回族、塔吉克族、维吾尔族等民族信仰伊斯兰教，禁食猪肉、内脏等。其次，护士应注意不要触犯患者的特殊忌讳和民族习俗。如隐私对于女性穆斯林患者尤为重要，当由男性医师为女性患者做检查时，要有女性护士在旁边。此外，在病情观察、疼痛护理、临终护理、尸体料理和悲伤表达等方面要尊重患者的文化模式，例如患者临终前应询问家属是否有特殊的风俗传统。

3．寻找支持系统　家庭是患者最重要的支持系统，护士应了解患者的家庭结构、家庭功能、亲子关系、教育方式等情况，利用家庭支持系统预防文化休克。例如在为儿童进行静脉注射时，可充分利用父母对疾病的认知进行沟通，比如把输液比喻为向身体输入打仗用的"弹药"，只有弹药充足，才能战胜疾病。

4．注意价值观念的差异　护士应注意不同文化背景下患者价值观念的差异。例如中国人主张"孝道"，对年迈老人往往比较顺从。例如临终期老人想吸烟，虽然其有慢性支气管炎，但护士应理解其家属的价值观念，满足其自尊心和尽孝道的愿望。

在"日出模式"中，没有提到明确的评价，但却提出护理关怀的患者有利原则，能满足不同文化背景的人群的文化需要，相当于护理程序中的评价指标。

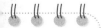

小 结

　　文化是一定历史、地域、经济、社会和政治的综合反映。不同民族、不同文化背景产生不同的行为规范，形成不同的社会形态。护理工作的对象是具有不同文化背景的人，其目标是满足被照顾者的需要、促进被照顾者的健康。因此，当人出现生理、心理或精神问题并寻求帮助时，护士要理解被照顾者独特的风俗习惯、生活方式、文化信仰、价值观念等因素，以及这些因素对健康、疾病的应对方式等的影响，只有结合被照顾者的文化背景做出全面的护理评估，才能从跨文化的角度提供与之文化相适应的个性化护理服务。

思考题

　　1. 夏洛克，男，25岁，英国人，来中国留学。在来中国之前，夏洛克一方面感到很激动，期待新的环境、新的朋友，但同时他也担心语言不通、饮食不习惯等问题。而来中国1周后，夏洛克逐渐放心，他对全新的环境、中国文化、中国友人特别好奇，每次跟家人提起时都很兴奋。但短暂的兴奋期过后，便是时不时的"不习惯"，他感觉到些许焦虑，想念祖国、思念父母亲朋，并怀念祖国的食物。其间，他得了急性胃肠炎，不得不到当地医院就诊。在门诊等待时，他惊叹于中国就诊的便捷性，同时为好几位患者同处一个诊室感到困扰，感到个人隐私得不到保证。住院期间，看到同病室的病友有很多的探访者，他感觉特别吵，而且个人隐私极易被暴露。

　　请回答：

　　（1）夏洛克发生了什么问题？处于哪个阶段？

　　（2）如何预防这种情况的发生？

　　2. 李某，女，32岁，10天前分娩一男婴，母子健康，目前在家中产后休养。社区护士入户进行产后指导时正值盛夏时节，发现产妇卧室门窗紧闭，空调、风扇均未开启，产妇着长袖衣裤，正卧床休息。屋内空气污浊，于是护士建议开窗通风，但家中老人以"还未出月子不能见风"为由予以拒绝。李某悄悄地和护士说，自己从生完孩子至今一直没有洗澡，每天只是用热水擦身，目前最想做的就是彻底洗个澡，但是家中老人不允许，怕将来落下"月子病"。

　　请思考：

　　（1）李某目前面临哪些需要解决的问题？

　　（2）从跨文化护理的角度出发，如何提供护理服务以解决这些问题？

（王　霞　赵　鑫）

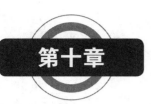

导学目标

通过本章内容的学习，学生应能够：

◆ **基本目标**

1. 阐述成长、发展、发展任务、成熟、关键期的概念。
2. 简述弗洛伊德、艾瑞克森、皮亚杰、科尔伯格等成长与发展理论的基本内容和主要观点。
3. 比较弗洛伊德、艾瑞克森、皮亚杰、科尔伯格的理论各个发展阶段的特点。
4. 应用心理社会发展理论与认知道德发展理论，为不同阶段的服务对象提供适当的护理。

◆ **发展目标**

1. 综合运用成长与发展相关理论，分析不同年龄段护理对象的发展特点。
2. 根据成长与发展的相关理论，解决不同年龄阶段护理对象的护理问题。

◆ **思政目标**

引导学生将成长过程中的人生理想与价值追求融入人民群众健康的事业中，担当起时代赋予的使命。

第一节 概 述

案例 10-1

患儿，男性，4岁，幼儿园中班就读。1天前因高热39.4℃就诊，主诉咳嗽、喉咙痛2天。经检验，医生诊断为疱疹性咽颊炎，现入住儿科病房规范治疗。护士向患儿母亲了解患儿的生长发育状况，其主述：孩子3个月左右时抬头较稳，能以笑、停止哭啼、发音等行为表示认识父母，7个月时会翻身，8个月时能坐稳，并表现出认生行为，9个月学会了爬行，11个月时能独自站立，喜欢与父母玩小游戏，15个月时可独自走稳，18个月时学会跑并能独自玩很久。孩子很早就能敏感地感受到妈妈的情绪。2岁时能简单说出家庭成员称谓，爱表现自己，喜欢听故事，看动画片。与人一起玩游戏时，基本能遵守游戏规则。3岁时能自行用勺子进餐，选择自己喜欢的食物，能简单地打理自己，喜欢与父母进行交流和做游戏。患儿目前进食差，抗拒用药，且哭闹严重。

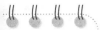

案例 10-1（续）

请回答：

1. 患儿的生长发育遵循了哪些规律？当前影响患儿成长与发展的最主要因素是什么？

2. 针对患儿目前的情况，根据成长发展相关理论，护理人员应该提供怎样的护理服务？

护理服务的对象涵盖了从出生到死亡各个年龄阶段的人，人的成长和发展是生命过程的重要组成部分，跨越了整个生命周期。因此，了解成长与发展的规律、影响因素及相关理论，有利于护理人员正确评估护理对象的成长发展水平，提供适时、有效、有针对性的整体护理。

一、成长与发展的基本概念

（一）成长

成长（growth）是指人生理方面的改变，是由于细胞增殖而引起的生理方面的改变。主要表现为各器官、各系统的体积和形态改变，即机体在量方面的增加。成长是可测量、可观察的，如身高、体重、骨密度、牙齿结构的变化等均为人体成长的客观指标。成长的形态改变包括增量性生长、增生、肥大与更新 4 种基本类型。增量性生长是指除去排泄及消耗后生理上的增长，增生、肥大分别是细胞数量增多和体积的增大，而更新是机体维持正常生理功能而进行的新陈代谢。

（二）发展

发展（development）是指生命中有顺序的可预期的功能改变，是个体随着年龄的增长以及与环境间的互动而产生的生理、心理和社会方面的变化过程。表现为细胞、组织、器官功能的成熟和机体能力的演进，如行为改变、技能增强等。发展不仅包括生理方面的变化，还包括认知、心理及社会适应方面的改变。生理发展，又称为身体发育，主要指身体、大脑、知觉以及动作技能等的发展，是心理发展的基础；认知发展涉及学习、注意力、记忆、语言、思维等多方面的心理能力，是人认识周围环境、学习知识、掌握技能、发明创造的基本条件；心理社会性发展包括情绪、人格及社会关系等的发展变化，是适应环境、与人交往的必要条件。发展是学习的结果和成熟的象征，往往不易用量化指标测量。

（三）发展任务

发展任务（development task）是个体在生命的各特定时期出现的，并需要完成的任务或实现的发展目标，包括生理、认知、心理社会等方面的发展。发展任务的实现与否将会影响后续发展阶段的发展。成功地完成符合社会规范需求的某一阶段的发展任务，可使个体获得满足感和幸福感，顺利地步入下一个发展阶段；反之，则会出现发展障碍。

（四）成熟

成熟（maturation）有狭义、广义之分，狭义指生理上的成熟，广义还包括心理社会的成熟。它是指通过个体内部因素与外部环境相互作用，从而获得生理与心理、功能与能力的比较完善的状态。成熟是一个相对的概念，个体通过生长与发展，逐渐走向自主独立，开始客观而深入地认识事物，知识能力日趋丰富，能够接受自我，承担更多责任，逐渐具有创造性等。成熟的过程由遗传基因决定，环境因素可以促进或抑制成熟。个体心理社会成熟的重要标志之一是不断调整自己，使自己不断适应客观环境的变化，从中获得所需要的知识和能力，从而达到完善状态。

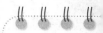

（五）关键期

关键期（critical period）是指在人的成长过程中，某些特定能力和行为发展的最佳时期。在这一时期个体对形成这些能力和行为的环境因素特别敏感，如果在这个时期缺少适当的环境刺激，就会失去此关键机会，且以后不容易发展此种行为，甚至永远无法弥补；如果在这个时期受到不良因素影响，则容易产生缺陷。例如，孕期前 3 个月是胎儿发育的关键期，若孕妇此期暴露在某些特定的病毒、化学物质或药物的环境中，则胎儿出现先天畸形的概率会增高；心理社会的发展也有关键期，如婴儿期是形成人的情感、生活态度、健康行为、价值观和信仰等基本人格因素的关键期，如果此阶段发展不顺利，则会影响成年后此方面能力的发展。

成长、发展和成熟三者之间相互影响、相互促进、相互关联，不能将其截然分开。成长是发展的基础，成熟是成长与发展的综合结果，在某种程度上发展的成熟状态又反映在成长量的变化上。

二、成长与发展的基本内容

护理人员在为不同年龄阶段的个体提供服务时，需要评估其成长与发展的基本状况，主要包括以下 6 个方面。

1．生理　主要指体格的生长和各系统功能的增强和成熟。如体重增加、肌力增强、动作协调、器官功能完善等。

2．认知　主要指获得和使用知识、技能方面的发展。包括感知、知觉、记忆、想象、思维、推理和对知识的运用能力的增强。

3．情感　主要指人对客观事物的态度和内心体验，是一种主观的感受。如喜、怒、哀、乐、悲、恐、惊等。

4．精神　主要指人在成长发展过程中所产生的对生命意义及生存价值的认识，是物质的最高产物。

5．社会　主要指个体在社会交往过程中，确立社会行为规范、形成社会态度和社会角色的过程。

6．道德　主要指个体的道德认识、道德情感、道德意志、道德行为等方面的发展。

以上内容除生理方面以外，均属于心理、社会领域，但这些方面又是相互联系、相互作用的，从而构成人的整体。例如：个体生理方面的不适可能导致注意力或学习能力下降，也可能使个体情绪低落；个体外形发生异常或丧失重要的生理功能，也可能会影响其自我概念的发展。

三、成长与发展的规律

人的成长发展过程非常复杂，受许多因素的影响，所表现出的成熟也具有很大的个体差异，但总体上仍然遵循一定的规律。

（一）规律性和可预测性

人的成长发展遵循一定的规律，以一定的顺序、可预测的方式进行，且这种顺序不可逾越和不可逆转。心理社会发展也是按照一定顺序进行的。如小孩子开始学会行走的时间不同，但每个孩子在会走之前，都要先学会翻身、爬行和站立，而当走的功能成熟以后，基本不会再回归到爬行的状态。

（二）顺序性

人体各器官功能的生长发育都遵循一些预期的特定顺序。一般遵循由上到下、由近到远、由粗到细、由低级到高级、由简单到复杂的顺序或规律。其主要特征包括以下方面。

1．由上到下　由上到下是指身体和动作技能的发展沿着从上至下（从头至脚）的方向进行。如胎儿的头部发育较早且较大、较复杂，而肢体发育较晚、较小、较简单。

2．由近到远 指身体和动作技能的发展沿着从身体近心端向远心端的方向进行。如控制肩和臂的动作先发展，控制肘、腕、手、手指的动作发展较晚。

3．由粗到细 指动作技能的发展常常是先用全手掌握持物品，再发展到能以手指捏取物品。

4．由简单到复杂 指幼儿最初的动作常为全身性、简单、不精确的，逐渐发展为局部、复杂、精确的动作。

5．由低级到高级 指幼儿先学会观看、感觉和认识事物，再发展到记忆、思维、分析和判断，儿童的情绪表达较为简单、短暂且容易观察，而成人的情感较复杂、稳定且不易外露。

（三）连续性和阶段性

成长和发展是一个连续的过程，贯穿人的生命全过程，但这种连续却不是等速进行的，表现出明显的阶段性特征，而且每个阶段都有不同的特点和特定的发展任务，下一个阶段的顺利发展必须依赖前一阶段的发展。如体格生长的特点是年龄越小，增长越快。1 周岁内的婴儿生长非常迅速，周岁后基本稳步成长，至青春期又是迅速加快的时期，成年后则处于相对稳定的阶段。心理社会的发展同样具有连续性和阶段性，如学龄期个体认知和记忆发展迅速，成年后综合思维和理解运用占主导。总之，前一阶段是后一阶段发展的基础和前提，后一阶段又是前一阶段的延伸和发展。

（四）不平衡性

在人的体格生长方面，各器官系统的发育快慢不同、各有先后，具有非等速、非直线的特征。如生殖系统发育先慢后快，至青春期才迅速发育；淋巴系统的发育在儿童期速度较快，在青春期前达到顶峰；其他系统发育基本与体重增加平行。心理社会发展同样存在不平衡性，如语言发展以 2 ～ 5 岁最快。

（五）个体差异性

人的生长发展虽然有一定的发展顺序，都会经历相同的发展过程，但由于遗传、环境、后天习得等因素的影响，每个人在处于各个发展阶段时，都会表现出自己独特的方式和速度。如相同年龄组的健康儿童在活动能力方面，有的能力较强，有的相对较弱。心理社会方面的发展也因社会文化背景、家庭教养等不同而存在较大差异，并且随着年龄的增长，个体差异性也会增大。

四、成长与发展的影响因素

遗传特性和环境因素是决定人的成长和发展进程的两个最基本因素。遗传因素的影响作用始于卵子受精，决定机体发育的可能范围；个人能力的培养与发挥则与外界环境因素密切相关。

（一）遗传因素

遗传是个体成长与发展的基本因素，为个体的身体与心理的发展提供物质前提。父母双方基因影响了个人的生长发展，它决定了性别、头发的颜色、肤色和面部特征等生理方面的特征；同时也决定了人的性格、气质、智力和学习方式等方面的特点。

（二）环境因素

环境是影响人类生长与发展的另一重要因素，主要包括自然环境和社会环境。良好的居住环境、卫生条件、充足合理的营养、有效的健康保健措施、和谐的家庭气氛、父母的角色示范、家庭成员间的相互关怀及良好的学校和社会教育等，为个体的成长与发展提供了条件，促进了个体的发展。

（三）个人动机

个人动机是使人采取某种行为的内在驱动力。当个体产生生理或心理需求时，就想采取各种应对措施来满足需要。动机对个体学习掌握各种技能以促进自己的成长与发展起重要作用。

（四）后天习得

个体通过后天习得接受知识和获得技能，后天习得是个体的智力、道德、行为、个性和能力等发展的重要影响因素。

（五）社会文化

不同的社会文化对人在各个发展阶段所需完成的任务有不同的要求，因此，不同文化背景下的教养方式、生活习俗、宗教信仰及社会事件等，都对人的生长发展有不同的影响。个体通过家庭成员甚至整个社会的要求不断规范自身角色行为，使其逐渐发展到社会所期望的程度。

护士了解生长与发展的影响因素，根据不同阶段的不同发展特点，创造有利条件，预防不利因素，为促进个体生长和发展奠定良好的基础。

随堂测

第二节　成长发展的相关理论

几个世纪以来，生物学家、社会学家、心理学家分别从不同角度对人的成长发展进行了深入研究，并提出了各有侧重点的理论。学习不同的发展理论可协助护理人员更清晰地认识人的发展过程，从而为不同阶段的护理对象提供适合的整体护理，以促进服务对象身心健康的发展。

一、心理社会发展理论

（一）弗洛伊德的性心理发展理论

奥地利神经病学家弗洛伊德（Sigmund Freud, 1956—1939 年）被誉为"现代心理学之父"，是精神分析学派的创始人。他通过精神分析法观察人的心理、行为发展，形成了心理学的精神分析流派，又被称为古典精神分析理论。

弗洛伊德认为人的本能是追求生存、自卫及享乐，而刺激人活动的原动力是原欲或称为性本能（libido）。人的一切活动都是为了满足性本能，但现实环境不允许人的所有欲望都得到满足，受到压抑的性本能会以潜意识的方式来表达本我，从而形成了本能压抑后的精神疾患或变态心理。弗洛伊德的理论包括意识层次、人格结构和性心理发展阶段三大部分。

1．意识层次　弗洛伊德把人的心理活动分为意识、潜意识和前意识 3 个层次，并将其形象地比喻为一座漂浮在大海上的冰山。意识是指个体能够直接感知到的那部分心理活动，这部分与现实紧密联系，如感知觉、情绪、意志和思维等，是海平面以上的冰山之巅部分。潜意识是个体无法感知到的那部分心理活动，主要由不被外部现实和道德理智所接受的各种本能、冲动、需求和欲望所组成。潜意识虽然不被意识所知觉，但却是整个心理活动的原动力，也是弗洛伊德精神分析理论的核心组成。潜意识被形容为海平面以下的冰山部分。前意识又称无意识，指目前未被个体注意到或不在意识之中，但通过集中注意力或经过他人的提醒能被带到意识区域的心理活动，介于意识和潜意识之间。前意识被形容为介于海平面上下、随着波浪起伏时隐时现的部分。

意识、潜意识和前意识是人的基本心理结构，在个体适应环境过程中，其功能相互联系、相互制约。其中潜意识的心理活动是一切意识活动的基础，如果潜意识中的各种欲望或观念不能被允许进入到意识中，就会以各种变相的方式出现，导致个体产生焦虑、心理障碍乃至躯体疾病。

2．人格结构　弗洛伊德认为人格结构由本我、自我和超我三部分构成。

（1）本我（id）：是人格中最原始的部分，包含遗传的各种内容，由先天的本能与原始的欲望组成。本我完全是无意识的，受快乐原则支配，目的在于争取最大的快乐和最小的痛苦。本我关注如何用最容易、最快捷的方法来获得自我满足，它是人类非理性心理活动的部分。本我的基本需求包括生的本能和死的本能：生的本能是个体求生活动的内在力量；死的本能是攻击和破坏的原始欲望和冲动。

（2）自我（ego）：是人格中理智而符合现实的部分，介于本我与超我之间，是精神范畴中有意识、有能动性的部分。自我不仅包含对自己的确认，而且包含对自己躯体与外界接触后所形成的各种感觉的确认。自我具有在本我冲动和超我控制发生对抗时进行协调和平衡的功能，它决定了个体心理健康的水平，是个体为遵从现实、适应社会所形成的人格部分。自我遵循现实、唯实的原则。

（3）超我（superego）：是人格系统中构成良知与道德价值观的部分，是精神范畴中理性的部分，是维持社会准则的一种特殊结构，属于良心和道德范畴。弗洛伊德认为超我由两部分组成：一部分为良心，指导个体什么该做、什么不该做，当个体违背良心要求时，超我会以犯罪感来处理个体感知；另一部分是自我理想，由积极的雄心壮志构成，例如为真理而斗争等。超我遵循完美原则。

弗洛伊德认为本我是与生俱来的，自我由本我发展而来，超我又来自于自我。三者相互补充、相互制约，形成特定的人格动力关系。当三者处于平衡状态时，个体能较好地适应社会。如果一旦自我脆弱，人格丧失平衡，就会导致压抑、焦虑、紧张甚至精神异常。

3．性心理发展阶段　弗洛伊德认为人格发展的内在动力是"性本能"，即某些特定器官会出现性感官的能量。由于弗洛伊德的人格发展理论主要强调性的概念，人们认为他是泛性论者，因此，人格发展理论又被称为性心理发展理论。性心理发展可分为 5 个阶段，每个阶段"性本能"会出现在身体的不同部位，这些"原欲"引起的"本我"和"超我"之间的矛盾冲突，需要"自我"运用防卫机制给予解决。成功地解决这些矛盾就会使个体获得和保存足够的精神能量，为进入下一个阶段做好准备；反之，若不能很好地解决冲突，个体可能会出现"固结"现象，产生人格障碍或心理问题，进而影响下一个阶段的发展。

（1）口欲期（oral stage）：0～1 岁，此期原欲集中在口部。原欲是一种原始本能冲动。婴儿的吸吮和进食欲望若能得到满足，可带来舒适和安全感；若未得到满足或过于满足，则会造成人格的固结现象，从而形成以自我为中心、过度依赖、悲观、退缩、猜疑等人格特征，且以后可能出现吮手指、咬指甲、饮食过度、吸烟、酗酒等不良行为。

（2）肛欲期（anal stage）：1～3 岁，此期原欲集中在肛门区，儿童肛门括约肌的神经系统已经成熟到一定的程度，通过对肛门括约肌的控制获得满足感，是训练幼儿排尿和排便习惯的时期。如果父母对幼儿的排尿和排便训练得当，则会使幼儿养成讲卫生、守秩序的习惯，并能自我控制，为以后人际关系的发展奠定基础。如若训练过早、过严，则会形成洁癖、刻板、吝啬、冷酷、过分注意细节等人格特征；如果训练过松，则会形成自以为是、暴躁等人格特征。

（3）性蕾期（phallic stage）：3～6 岁，原欲集中在生殖器，开始觉察到性别的差异。儿童最初的性情感是向双亲发展，此期男孩通过恋母情结更喜欢母亲，而女孩则通过恋父情结更偏爱父亲。健康的发展在于克服恋母恋父情结带来的危机，努力与自己同性别的父亲或母亲建立起性别认同感。此期固结会造成性别认同困难或难以建立正确的道德观念。

（4）潜伏期（latency stage）：6～12 岁，随着抵御恋母恋父情结超我的建立，孩子进入潜伏期，把性和攻击的冲动埋在潜意识中，而将精力集中在学习、游戏以及智力或体育活动上。愉快来自于外在的环境，喜欢与同性别的伙伴一起玩游戏或活动。如果顺利发展，可获得丰富的人际交往经验，促进自我发展；否则，此期固结则会造成压迫或强迫性人格。

（5）生殖期（genital stage）：12 岁以后，伴随着荷尔蒙的改变，原欲又重新回到生殖器。注意力从双亲转移到年龄接近的异性身上。主要任务是摆脱父母的约束，寻找自己喜欢的异性对象，逐渐养成独立性和自我决策的能力，性心理的发展趋向成熟。若此阶段发展不顺利，个体难以建立融洽的两性关系，成年后可能会出现一些病态人格。

（二）艾瑞克森的心理社会发展理论

美籍丹麦心理学家艾瑞克森（Erikson EH）的发展理论又称为新精神分析理论或心理社会发展学说。他在弗洛伊德的性心理发展学说的基础上，提出"文化及社会环境在人格发展中具有重大作用"这一观点，从而形成了心理社会发展学说。

艾瑞克森的理论阐述了人格发展与社会动力之间的关系，他认为人的发展包括生物、心理及社会3个方面的变化，而生命的历程就是不断达到心理社会平衡的过程。人格的发育是一个随生物、心理、社会的改变而塑造自己人格的过程。艾瑞克森强调人的一生都处于发展变化的过程中。

艾瑞克森将人的一生划分为8个心理社会发展时期，即婴儿期、幼儿期、学龄前期、学龄期、青春期、成年早期、成年期和老年期。每一时期都要面对一个主要的心理社会危机，这个危机既与前一阶段的发展有关，又影响后一阶段的发展。

1．婴儿期（口感期，oral sensory stage）　出生至1.5岁。心理社会性发展问题：信任对不信任。信任感是发展健全人格最初且最重要的因素，婴儿通过生理需要的满足，产生信任感（包括对自身的信任），克服不信任感。良好的照料和关怀是发展婴儿信任感的基本条件。如果婴儿的各种需要能得到持续且有规律的满足，则会产生基本的信任感，并发展出对外在环境的信任，表现为信赖他人、有安全感、愿意与他人交往以及对将来有信心；若婴儿期没有得到所需要的关爱和照顾，则可形成不信任感，不相信自己，也不相信他人，缺乏安全感。

2．幼儿期（肛肌期，anal-musculature stage）　1.5～3岁。心理社会性发展问题：自主对羞愧或怀疑。此期幼儿开始学习自己吃饭、控制排尿和排便、独立玩耍，运用自己最初习得的运动和语言技能与周围世界互动，感受自己的能力，从而形成独立自主感。若得到适当的鼓励，可形成自主性。幼儿期顺利发展的结果是产生自信和自主性，而过度保护或过分苛求，则会使幼儿怀疑自己的能力并产生羞愧感。

3．学龄前期（生殖运动期，genital-locomotors stage）　3～6岁。心理社会性发展问题：主动对内疚。随着身体活动能力和语言的发展，儿童探究的范围扩大，充满好奇心。如果父母对他们的好奇与探究给予积极鼓励和正确引导，则有助于他们的主动性发展，成年后形成积极进取、有创造力等品质；若过于干涉、否定、批评，则会使他们产生内疚感，导致探究精神和好奇心受到压制，出现缺乏自信、退缩、害怕做错等人格特征。

4．学龄期（潜伏期，latency stage）　6～12岁。心理社会性发展问题：勤奋对自卑。这是个体生长发展过程中的一个重要阶段。儿童学习文化知识和各种技能，学会遵守规则。如果在此阶段儿童出色地完成任务并受到鼓励，获得成功的体验，则可发展竞争意识和勤奋感；如果遭受挫伤或指责，获得过多的失败体验，就会产生自卑心理和无能感。

5．青春期（puberty stage）　12～18岁。心理社会性发展问题：同一性对角色混乱。此期个体关注自我、探究自我，经常思考我是怎样一个人或适合怎样的社会职业的问题。如果解决得好，可使个体获得自我认同感，明确自我发展方向，并为设定的目标而努力；否则，就会导致角色混乱，缺乏生活与发展的目标，甚至出现堕落或反社会的行为。

6．成年早期（early stage）　18～35岁。心理社会性发展问题：亲密对孤独。此期在确立稳定的同一性基础上才能发展与他人的友谊和亲密伴侣关系，承担应有的责任和义务，相互理解、支持和帮助。未形成自我同一性的人则会产生与同龄人、社会以及周围环境格格不入的孤独感，不能与人建立真诚、亲密的关系。

7．成年期（adulthood stage）　35～65岁。心理社会性发展问题：繁衍对停滞。此期个体获得繁衍感，兴趣扩展到生育和培养下一代，发展关爱他人的品质，在工作和生活上也有创造和成就，为社会创造物质和精神财富。如果此期发展障碍，或前几期发展不顺利，则可能出现发展停滞，成为以自我为中心、缺乏责任感的人。

8．老年期（old stage） 65 岁以上。心理社会性发展问题：自我完善对悲观失望。此期顺利走过一生旅程的人会产生一种满足感和自我完善感，表现为乐观、心平气和，能以充实、安宁的态度接受死亡。如果在以往发展中遭受过挫折，又不能合理总结，正视失败或随遇而安，就会产生失望、失落、悲观等消极心理，畏惧死亡。

知识链接

基本信任对不信任与人格障碍的关系

根据艾瑞克森的观点，婴儿期的心理社会性发展问题是信任对不信任。婴儿从安全型依恋获得的温暖、信任和安全感为以后健康的心理发展奠定基础。如果看护者经常忽略婴儿的行为或者诉求，或者经常处于消极回应婴儿的状态，最终会导致婴儿的消极情绪，包括由于依恋需要的获得受挫及维持与依恋对象接近的失败而产生的痛苦、由于无法对痛苦做出有效调节而产生的痛苦及在面对威胁时认为自己孤单和脆弱的认知而产生的痛苦，因此婴儿会逐渐建立起对他人和自己的负性表征，形成不安全依恋，最后发展成焦虑矛盾型婴儿、回避型婴儿以及反抗型婴儿。

二、认知道德发展理论

（一）皮亚杰的认知发展理论

皮亚杰（Piaget J）是瑞士一位杰出的心理学家，他通过对儿童行为的详细观察逐渐发展了其认知发展学说。

皮亚杰认为，认知是获得知识和使用知识的过程。认知过程包括识别、解释、组织、储存和运用信息，以及应用知识解决问题等有关行为。认知发展就广义而言，包括个体的智力、感知觉、记忆、思维、推理和语言使用等能力的发展；狭义上指个体在成长过程中的智力发展。皮亚杰认为，认知发展的内在动力是失衡，个体因为失衡产生寻求再平衡的心理状态，从而产生了适应。他认为儿童思维的发展并不是由教师或父母传授给儿童的，而是通过儿童与环境相互作用，逐步将简单的概念集合成较复杂的系统来完成的，即认知发展是儿童主动发现与积极形成的过程，这个过程是通过适应来完成的。

皮亚杰将认知发展过程分为 4 个阶段，每个阶段都是对前一个阶段的完善，并为后一个阶段打下基础。发展阶段不是阶梯式，而是有一定程度的交叉和重叠。各阶段的发展与年龄有一定关系，可提前或推迟，但先后顺序不变，并且每个人通过各阶段的速度有所不同。

1．感觉运动期（sensor motor stage） 0～2 岁，此期思维的特点是婴幼儿通过其身体动作与感觉来认识周围的世界。婴幼儿认为能直接用手接触到或感受到的物体，才是真实存在的。其间经历 6 个亚阶段，主要成就是获得语言，形成自主协调运动，出现心理表征，特别是形成客体永久性的观念。

（1）反射练习阶段（use of reflexes）：0～1 个月，新生儿以先天的条件反射活动来适应环境，并通过反复练习使之更为巩固、扩展。如吸吮奶头。

（2）初级循环反应阶段（primary circular reaction）：1～4 个月，婴儿不断练习吸吮、抓握等原始动作，开始协调、整合来自不同感官的动作，形成新的动作。如将物体抓握后开始吸吮。

（3）二级循环反应阶段（secondary circular reaction）：4～8个月，这一阶段是有目的动作逐步形成的时期。在此阶段，婴儿的手眼不断协调，对动作的结果发生兴趣，于是为了得到结果或达到目的而不断重复动作，形成循环反应。

（4）二级图式协调阶段（coordination of secondary schemata）：8～12个月，幼儿可以通过协调两个或更多的动作以达到目的，动作具有明显的目的性。该阶段是感觉运动期智力发展的一个质的飞跃阶段。

（5）三级循环反应阶段（tertiary circular reaction）：12～18个月，幼儿会根据情景，有意调节和改变自己的行为，并观察种种改变带来的结果，通过主动尝试和探索，了解事物并解决问题。

（6）表象思维开始阶段（inventions of new means）：18～24个月，具有心理表征的能力，幼儿能将外在的事物内化，开始形成内化的思维模式。在解决问题时，先通过思考和简单的计划再开始行动。开始逐步理解并形成时间、空间、因果关系等概念。该阶段是感觉运动性思维向表征性思维过渡的时期。

2．前运算期（preoperational stage）　2～7岁，此期儿童的思维发展到了建构符号、使用符号的水平，即开始使用语言和象征性游戏等手段表达信息。此期思维具有单线性、自我中心的特点，具体表现为：观察事物时只能集中于问题的一个方面、不能将自我与外部很好地区别、认为动植物及其他物体都与自己一样等。此阶段又可分为两个时期。

（1）概念形成前期（preconception stage）：2～4岁，由于语言和象征性思维的发展，幼儿越来越多地利用象征的方式在头脑里进行思维。如进行各种象征性游戏，把玩偶当作小朋友、把木棍当作步枪、用围裙象征妈妈等，但还不能表达物体或人物间的逻辑关系。

（2）直觉思维期（intuitive thought phase）：4～7岁，个体逐渐形成时间、地点、人物的概念，开始进行简单的数学运算，能了解事物的因果关系，具有一定的原始推理能力，但对因果关系的推理往往不现实或错误。

3．具体运算期（concrete operational stage）　7～11岁，儿童能进行心理运算，逐渐具备逻辑思维的能力，但逻辑思维建立在所接触到的具体事物上，仍不具备抽象思维的能力。此期儿童摆脱了以自我为中心，在与人相处时，能考虑到他人的需要；能同时考虑问题的两个方面或更多方面，如能同时关注到物体的数目、长度、重量等；具备更复杂的时间和空间概念，能理解过去、现在和将来；开始形成守恒的概念，即物体的形状虽然改变了，但体积、质量等物理性质并没有变化，并能按物体的特性进行分类。

4．形式运算期（formal operational stage）　12岁以后，个体的思维能力已经发展到了成熟阶段，以后增加的只是来自生活经验中增多的知识，而不会再提升其思维方式。此期儿童可以不再依赖具体形象，而进行抽象思维，不仅能从现实的情境进行逻辑思考，而且能对可能发生的情境进行假设、演绎。在解决问题时能预先制订计划，运用科学的论据思考不同的解决方法，还能主动地监控、调整和反省自己的思维过程，进而推断、预测结果。

（二）科尔伯格的道德发展理论

科尔伯格（L. Kohlberg，1927—1987年）是美国教育心理学家，他以皮亚杰的认知发展理论为研究基础继续进行个体道德发展阶段的研究。

科尔伯格认为，道德判断与认知发展密不可分，道德发展是个体在社会化过程中逐渐学到是非判断标准，并按照该标准去表现其道德行为的过程，而这些标准和行为带有明显的社会文化或社会习俗的特征。因此科尔伯格提出的道德发展理论（Theory of Moral Development）以社会习俗为标准进行分级，他认为道德发展可以被划分为以下3个渐进性层级。

1．前习俗道德期（pre-conventional stage）　2～9岁，又称道德他律期。个体用行为后果的赏罚来判断其行为是否符合道德规范要求，儿童会为得到奖励或避免惩罚而遵守规则。此期的儿童在处理道德两难问题时，常常带有以自我为中心的倾向，兼顾不到其行为是否符合社会习俗或道德规范，他们会根据外界对自己的限制和成人权威的要求来判断是非或采取某种行为。科尔伯格还将这一时期按照道德发展的心理取向不同细化为以下两个阶段：惩罚与顺从取向和相对功利取向。惩罚与顺从取向阶段的年龄范围是 2 ～ 6 岁，道德行为的理由是避免惩罚，儿童评定行为的好坏着重于行为的结果，为了避免惩罚而服从家长、老师等人的权威，此阶段是人类道德发展的最低水平；相对功利取向阶段的年龄范围是 6 ～ 9 岁，道德行为的理由是取得奖赏，满足自我的需要，而非社会规范，儿童评定行为的好坏主要根据是否符合自己的要求和利益，此阶段经常被视为道德相对主义。

2．习俗道德期（conventional stage） 9 ～ 12 岁，又称为道德循规期。个体用社会规范或他人期望来判断自身行为是否符合道德标准，其行为的动机主要是为了符合父母、家庭及社会的期望。此期的儿童在处理道德两难问题时，常常用社会习俗或规范进行判断。这一时期又可以细化为以下两个阶段，即好孩子取向与法律和规则取向。好孩子取向阶段又称寻求认可阶段，其年龄范围是 9 ～ 10 岁，此阶段的儿童认为凡取悦别人、帮助别人、满足他人愿望的行为都是好的，否则就是坏的。法律和规则取向阶段，其年龄范围是 10 ～ 12 岁，儿童认为正确的行为就是尽到个人责任，尊重权威，维护社会秩序，否则就是错误的。

3．后习俗道德期（post-conventional stage） 12 岁以上，又称道德自律期。个体将社会道德规范内化，形成个人的道德标准和价值观，指导自身行为。在处理道德两难问题时，凭自己的良心及个人的价值观判断是非，不受权威或社会规范的限制。按照道德发展水平的不同分为以下两个阶段，即社会法制观念取向和普遍道德原则取向。社会法制观念取向又称社会契约取向阶段，这一阶段的个体认为道德法规是一种社会契约，不是一成不变的，而且这种契约可随民意要求随时做相应的修订。此时个体可以将社会行为准则内化，即在没有他人监督的情况下，也能够自觉地遵守规章制度。普遍道德原则取向阶段的行为标准是达到公正，避免自责。此阶段个体将普遍道德原则内化，根据自己的人生观念及价值观，对某些抽象的、超越法律的普遍原则有了较明确的概念，如公平、正义、尊严等。

科尔伯格认为道德的发展依照这三个时期、六个阶段依次进行，虽然人的道德发展水平与年龄有一定关系，但由于遗传因素、家庭环境及社会道德观念的不同，人的道德观念形成的时间并不完全相同，也不是所有人都能达到道德发展的最高水平。根据科尔伯格的观察及研究，只有少数人能达到第六阶段，大多数人只能达到习俗道德期的第三、四阶段。

随堂测

第三节　成长发展理论在护理实践中的应用

一、心理社会发展理论在护理实践中的应用

（一）弗洛伊德的性心理理论在护理上的应用

弗洛伊德的性心理发展理论重视潜意识及其在人类情绪和行为中所起的动力作用，强调儿童早期经验对人格发展的决定性影响。学习弗洛伊德的性心理发展理论有助于护士正确评估和理解不同发展阶段个体的各种心理需求与行为表现，并根据不同的性心理发展时期提供健康教育和相应的护理措施，促进服务对象健康人格的发展。

1．指导护士为家长提供健康教育 护士通过对家长进行健康教育，帮助父母了解儿童不同年龄阶段人格发展的特点，正确理解儿童外在的焦虑、暴躁、愤怒等不良情绪和反常行为如吮手指所反映出的潜在需求，进行积极的正性引导，科学地培养、训练和引导儿童。

2．指导护士在护理中满足个体不同发展阶段的需求

（1）口腔期：注意满足婴儿口部的欲望，提供及时、恰当的喂养和爱抚，以带给婴儿舒适、满足、快乐和安全感，保障其情绪和人格的健康发展。

（2）肛门期：对幼儿进行恰当的如厕训练，培养其自我控制的能力，通过适当地鼓励和表扬，以带给幼儿愉快的体验，注意避免训练过早或过严。

（3）性蕾期：培养和鼓励儿童形成正确的性别认同感，如对同性父母的认同，帮助其克服恋母（父）情结，促进孩子性别角色的发展。儿童对异性父母的认同有助于其日后走出家庭，建立良好的两性关系。

（4）潜伏期：积极为孩子创造学习和活动的机会，包括游戏、智力或体育活动等，鼓励儿童追求知识、培养学习兴趣、积极参与体育锻炼。

（5）生殖期：创造机会让青少年自己做出决定，注重发展其独立性和自我决策能力，引导青少年正确人际交往，建立良好的两性关系和人际关系，鼓励其自立、自强，形成正确的道德观。

（二）艾瑞克森的心理社会发展理论在护理中的应用

艾瑞克森心理社会发展理论重视在个体发展过程中环境、社会文化因素的作用。该理论有助于护士了解人生命全过程的心理社会发展规律，识别不同阶段所面临的发展危机及其发展结果，更好地理解不同年龄阶段的心理需求、人格和行为特点，从而采取相应的健康教育及护理措施，帮助个体顺利解决该阶段的发展危机，促进人格的健康发展，预防人格发展障碍。

1．婴儿期　及时满足婴儿的各种需求，满足其食物和卫生等生理需要，提供拥抱、爱抚和轻柔交谈，以促进信任感和安全感的形成。患儿应有父母或熟悉的人在场陪伴，环境应富有童趣，鼓励和指导父母参与婴儿护理，增进母婴感情。

2．幼儿期　鼓励儿童力所能及地自理，如吃饭、穿衣及如厕等，为其提供自己做决定的机会，并对进步给予肯定和赞赏。如护理过程需要约束患儿，应尽量缩短约束的时间，并向其做出适当的解释，给予抚慰。

3．学龄前期　创造有益的游戏活动，允许儿童使用无伤害性的玩具或医疗用具做游戏，如用听诊器检查布娃娃身体。鼓励和表扬儿童有益的主动行为，倾听其感受，并耐心回答儿童提出的问题。

4．学龄期　协助儿童完成学习任务，鼓励其业余爱好，帮助住院患儿尽快适应医院环境。在治疗或护理过程前后可允许儿童帮助准备或整理用物，使其感受到成就感。

5．青春期　帮助青少年保持良好的自身形象，尊重其隐私，适当安排青少年与同年龄组的病友一起娱乐和交流。使其参与讨论自己关心的问题，提供机会使其谈论自己的感受，并在其做某些决定时给予支持和赞赏。

6．成年早期　帮助其与家人、亲友保持和谐关系，为其提供尽可能多的机会与喜欢的人相处，理解其浪漫的行为，避免住院产生的孤独感，帮助患者设定切实可行的生活目标。

7．成年期　充分调动社会环境因素，给予患者尽可能多的情感支持，关心、支持或者帮助其尽快适应患者角色，并对其个人成就给予适当赞扬。

8．老年期　耐心倾听老人的倾诉和回忆，对其既往的成就给予肯定。鼓励其参加所喜爱的活动，与他人多交往。及时发现患者的心理问题，采取相应的防护措施，避免发生意外。

二、认知道德发展理论在护理实践中的应用

（一）皮亚杰的认知发展理论在护理中的应用

皮亚杰的认知发展理论有助于护理人员认识和了解不同发展阶段儿童的思维和行为特点，也被护理人员广泛用于对儿童的意外防范、教育及与儿童的沟通等方面。护士可以通过了解儿

童的认知、思维、行为方式，对不同年龄阶段的儿童采用不同的交流和沟通方式。同时设计出刺激和促进儿童发展的各种活动，以及适当、有意义的教育计划，并根据儿童不同时期的智力发展水平，为患儿提供治疗性游戏、玩具、图书、画片或阅读材料。

1．感觉运动期　护士尝试提供感觉和运动性刺激，促进婴幼儿智力发育。如通过房间的色调、图案或在床头悬挂彩色气球玩具增加视觉的刺激，用风铃声、轻柔悦耳的语言增加听觉的刺激，通过轻柔的抚摸和拥抱增加触觉的刺激，提供易于操纵的玩具和简单的游戏机会等。但应注意防范，避免玩具零件、药品等危险物品被误吸入呼吸道，导致窒息；进行静脉输液等治疗时注意固定牢固，以免因抓握动作造成局部损伤。

2．前运算期　护士充分利用其自我为中心的象征和表象思维，尽量用儿童能理解的言语和方式与幼儿进行有效沟通，如通过游戏、玩具等方式，促使幼儿分享其感受。提倡启发式教学、寓教于乐的游戏等方式，避免生硬的灌输式教育。同时通过制定适当的规则，要求儿童服从病房的规定并配合治疗和护理。

3．具体运算期　采用具体、简单的方式与儿童沟通，如图片、模型及简短的文字说明等方式，解释有关的治疗和护理过程及其必要性，并提供选择的机会。与儿童沟通时避免使用抽象难懂的词句。

4．形式运算期　护理青少年时，可对治疗和护理过程做更详尽的解释，列出接纳和不接纳的后果，鼓励青少年自行判断，作出合理的选择。维护其尊严，尊重其隐私，如对一些天真的想法给予理解，避免嘲笑或否定。

知识链接

儿童教育误区——让孩子过早接触电脑

对于容易上瘾、没有自控力的孩子来说，过早接触电脑并非明智之举。久用电脑，会令人头晕眼花、浑身酸痛、伤害视力。现在的电脑设备都是根据成人的体型设计的，因为角度和高度都不合适，很容易伤害孩子的视力和骨骼发育。使用电子产品过多的孩子，控制能力差、注意力不集中、对环境刺激的敏感性低、自我控制水平低、意志力薄弱，且易情绪不稳。过早、过多接触电脑、电视，还有导致多动症和抽动秽语综合征的可能。因此，即使电脑、网络在共享资源、扩大知识面上有其独到的优势，也需明确使孩子合理地接触电脑。

（1）2岁以下儿童，避免接触电脑。2007年，美国华盛顿大学公共卫生学院儿童健康研究所的弗雷德里克·齐默曼教授与同事调查了1000多名父母，发现使用开发智力的软件对于2岁以下儿童的正常发育并无好处，甚至还可能影响他们学习文字的能力。

（2）2岁至学龄前，少接触。对于上网冲浪、游戏等内容，应该杜绝。

（3）上学后，控制使用时间，养成每次不超过半小时，用电脑10～20 min就休息一下并远眺的习惯。父母可以允许孩子用电脑完成作业，而游戏则要先经过父母的筛选，应提早帮助孩子树立是非观念，提高其对不良事物的"免疫能力"。

（二）科尔伯格的道德发展理论在护理中的应用

科尔伯格的道德发展理论有助于护士了解儿童道德观念的发展规律，在护理过程中针对不同时期儿童道德发展的水平适时教育儿童，并指导家庭帮助儿童形成良好的道德观念。

1．前习俗道德期　护士可适当利用权威，通过适当的精神和物质奖励，对患儿提出的合理要求给予适当的承诺，使其配合护理。

随堂测

2. 习俗道德期　护士应向患儿说明规则制度，对好的行为给予鼓励和表扬，促使其规范自己的行为，促进其道德观念的形成和发展。

3. 后习俗道德期　针对个人已经形成的是非标准和价值观念，给予充分的信任和选择机会。

小　结

　　人的成长与发展是身心连续的、可预测的变化过程，受遗传、环境、学习和社会等多重因素影响。相关理论涵盖心理社会发展理论和认知道德发展理论两大部分，其中心理社会发展的代表理论有弗洛伊德的性心理发展理论和艾瑞克森的心理社会发展理论。认知和道德发展代表理论有皮亚杰的认知发展理论和科尔伯格的道德发展理论。弗洛伊德的性心理发展理论偏重于人的生物学属性，而艾瑞克森的心理社会发展理论更强调文化及社会环境对人发展的调节作用。皮亚杰的认知发展理论着重研究个体的智能发展过程，而科尔伯格的道德发展理论是在皮亚杰研究的基础上探讨社会习俗、道德判断对个体道德发展的影响。

思考题

　　1. 结合自己的亲身经历，利用艾瑞克森的心理社会发展理论，谈谈自己每个阶段的发展危机。

　　2. 根据皮亚杰的认知发展理论，护理人员应为2～7岁患儿提供哪些护理？

（肖宁宁　张小丽）

压力、适应与护理

导学目标

通过本章内容的学习，学生应能够：

◆ **基本目标**

1. 解释压力、压力源、压力反应、适应、应对的概念。
2. 说明压力与健康、疾病的关系。
3. 识别压力源的分类。
4. 描述压力反应，列举压力适应的层次。
5. 阐述席尔的压力与适应学说、拉扎勒斯的压力与应对模式、霍姆斯和拉赫的生活事件与疾病关系学说、罗伊适应模式的主要内容。

◆ **发展目标**

1. 针对具体案例，综合应用压力相关理论，对患者的压力进行全面评估，分析患者的压力源并提出预防及应对压力的策略。
2. 运用罗伊的适应模式对具体个案进行分析并制订护理计划。

◆ **思政目标**

全面加强和改进学生心理健康，引导学生以正确的价值观认识压力。

第一节 概 述

案例 11-1

患者，男，60岁，农民。1个月前无明显诱因出现进食时有哽噎感，进食固体食物时明显，偶有胸骨后烧灼感。到省城医院诊治，门诊X线钡餐检查显示"食管上段右侧壁毛刺样改变，范围约 1 cm×0.8 cm"，确诊为"早期食管癌"。于是立即办理了入院手续，准备手术治疗。病房责任护士发现该患者食欲差，沉默寡言。经交谈得知患者担心食物对食管的刺激，不敢进食。患者认为自己得了不治之症，对生活失去信心。患者还向医生强调自己是自费的，尽量用最便宜的药。刚入院时患者曾与邻床因洗手间问题产生争执。当收到手术通知后，患者紧张焦虑，无法入睡。

请回答：

1. 该患者的压力源有哪些？
2. 作为护理人员，应如何帮助该患者应对压力？

压力无所不在，它伴随着人的一生，那究竟什么是压力？压力下的人们会出现什么样的身心反应？这些反应会对人的健康产生哪些影响？人们应该采取什么样的方式来应对压力呢？

一、压力的概念

压力（stress）又称紧张或应激，来源于拉丁文"stringere"，其含义为紧紧捆扎或用力提取的意思。"应激"一词由坎农（Cannon W）于1925年首次提出；1936年，加拿大学者塞里（Selye H）将其应用于生物医学领域，并得到广泛应用。目前多数学者认为，压力是个体对作用于自身的内外环境刺激做出认知评价后引起的一系列非特异性的生理及心理紧张性反应状态的过程。这一动态过程包括刺激、认知评价及反应3个方面。即当刺激作用于个体，个体对该刺激做出认知评价，如果评价为紧张性的刺激，那么个体就会做出生理及心理反应。个体对于刺激的认知评价与其先天素质、知识、能力、经历、应对方式及社会支持等有关。因此，并不是所有的刺激都会引起压力反应，只有被评价为紧张性的刺激时，才会引起压力反应。

二、压力源的概念

压力源（stressor）又称紧张源或应激源，是指任何能使个体产生压力反应的内外环境的刺激。压力源没有好与坏之分，按压力反应的强弱和出现的急缓程度，可将压力源分为急性压力源和慢性压力源。根据压力源的性质，还可分为以下4类。

1. 躯体性压力源 指直接对躯体产生压力反应的各种刺激源，包括物理性因素（如温度、光、声、放射线、暴力等）、化学性因素（如药物、酸碱刺激等）、生物性因素（如各种细菌、病毒、寄生虫等）、生理性因素（如月经期、妊娠期、更年期的改变等）、病理性因素（如缺氧、脱水、电解质紊乱、内分泌失调、外伤和手术等）。这些刺激不仅可以引起生理上的压力反应，也可以间接引起心理上的压力反应。

2. 心理性压力源 指直接来自人大脑的各种紧张性信息，如参加考试或比赛、学习成绩不理想、工作难以胜任、理想自我与现实自我冲突等。

3. 社会性压力源 指因各种社会现象及人际关系而产生的刺激，包括灾难性社会因素（如战争、水灾、火灾、地震等）和一般性社会因素（如生离死别、失业、下岗、人际关系紧张、结婚或离婚等）。

4. 文化性压力源 指因文化环境的改变而产生的刺激。如个体从一个熟悉的文化环境到一个陌生的文化环境后，由于语言、风俗习惯、信仰、价值观等方面的差异而引起的文化休克。

三、压力与健康、疾病的关系

压力对健康的影响是双重的，适当的压力有利于健康，强烈或持久的压力则有损健康，其关键在于压力源的种类、性质、强度、频率、持续时间以及个体应对压力源的能力等。

（一）压力与健康

1. 适当的压力是维持正常人体活动的必要条件 生命活动的维持需要一定水平的外界压力刺激。人生的每个阶段都需要应对压力，没有压力就没有成长。就像如果人没有饥饿、口渴或寒冷的压力反应，就可能会出现晕厥、脱水、冻伤或死亡。

2. 适当的压力有利于提高人体的适应能力 个体如果处于适当的压力环境并能应付内外环境中的刺激，则会正常成长；反之，如果经常处于压力较小的环境，则其适应能力会逐渐降低，易受各种刺激的伤害。以"非洲大草原奥兰治河两岸羚羊"故事为例：一位动物学家对生活在非洲大草原奥兰治河两岸的羚羊群进行过研究，他发现东岸羚羊群的繁殖能力比西岸的强，奔跑速度也要比西岸的羚羊每分钟快13 m。而这些羚羊的生存环境和属类都是相同的，饲料来源也一样。于是，他在东西两岸各捉了10只羚羊，把它们送往对岸。结果，运到东岸的 10 只羚羊一年后繁殖到 14 只，运到西岸的 10 只反而因为没有了天敌，而变得懒惰安逸，致使体弱多病，最终只剩下 3 只。调查结果表明，东岸的羚羊之所以强健，是因为在它们附近生活着一个狼群，西岸的羚羊之所以弱小，正是因为缺少了这么一群天敌。大自然的这一现象在人类社会也同样存在。

3. 适当的压力能使机体处于应对的警觉状态 适度的压力可提高机体的警觉水平，促使人们以更高的热情和积极的态度努力完善自我，做好准备以应对各种环境和生活事件的挑战。

（二）压力与疾病

1. 突然而强烈的压力影响心理健康 突然而强烈的压力会造成个体的唤醒不足，导致身心功能障碍。例如，突发的交通意外或自然灾害等会造成个体残疾或亲人死亡，进而导致情绪崩溃，失恋可能导致自杀，突然得知亲人过世可能引起晕厥等。

2. 突然而强烈的压力影响社会功能 个体无法应对强烈的刺激时，会产生一过性的生理紊乱或心理障碍。例如，个体没有做好面试准备，在面试时可能会出现语无伦次、不知所措等表现。

3. 持久而慢性的压力影响身心健康 持久而慢性的压力使人长期处于紧张状态，身心耗竭，免疫力降低，导致身心疾病。有研究指出，50%～80% 的疾病与压力有关。持久的压力也易导致慢性疲劳、适应力减弱，学习、工作效率下降，进而影响个体的社会功能，也是引发药物依赖、自杀等现象的主要原因之一。此外，过度的压力会改变一个人正常的社会文化角色、个体期望水平及社会功能，甚至可以改变个体对社会或人类的看法，使个体成为一个与现实社会格格不入的人。

第二节　压力的相关理论

从 19 世纪中期开始，出现了许多与压力有关的生理学及社会心理学的理论学说。这些学说用来解释压力发生和作用的机制，能帮助人们深入理解压力的内涵、个体对压力源的反应以及个体如何与压力源相互作用，从而更有效地处理压力，对指导护理实践具有重要的指导意义。本节将重点阐述与压力有关的 3 个常用学说。

一、塞里的压力与适应学说

加拿大著名的内分泌生理学家汉斯·席尔（Hans Selye，1907—1982 年）被称为"压力理论之父"，他于 1950 年出版了专著《压力》，提出压力与适应学说。席尔认为，压力反应是机体在受到各种内外环境刺激时所出现的紧张性、非特异性反应。这种反应包括全身适应综合征（general adaptation syndrome，GAS）和局部适应综合征（local adaptation syndrome，LAS）。

（一）全身适应综合征

全身适应综合征，又称一般适应综合征，是指个体对压力源的全身性、紧张性、非特异性反应。其中，全身性是身体各个组织、器官、系统、细胞都参与到反应过程中；紧张性是个体动员自身所有防御能力来应对压力源；非特异性是指人体面对的不管是积极还是消极压力源，机体都会呈现出相同的压力反应，这种反应一般分 3 个时期。

1. 紧张期或警告期（alarm stage） 指当人体感受到外界有危险时，会激活交感神经系统，而产生一系列的警戒反应。压力源作用于机体，将信息传达到大脑皮质、下丘脑、腺垂体，使交感神经兴奋，作用于肾上腺髓质，使肾上腺素和去甲肾上腺素分泌增加，从而产生一系列自我保护性调节反应。例如，机体的感觉系统表现为视力和听力增强、皮肤敏感性增强等；内分泌系统表现为肾上腺素和去甲肾上腺素分泌增加、胰高血糖素的分泌增加等；呼吸系

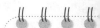

统表现为呼吸加深加快、气管扩张等；循环系统表现为心率增快、血压升高等；消化系统表现为平滑肌的蠕动减慢、消化液分泌减少、食欲降低等；泌尿系统表现为括约肌松弛、逼尿肌紧张等。如果该阶段防御有效，机体即可恢复正常。如果个体持续暴露于消极压力刺激下，在产生警觉反应后，就会转入第二阶段。

2．抵抗期（resistance stage） 指机体的抵抗力处于与压力源抗衡、高于正常水平的阶段，以副交感神经兴奋及机体适应压力源为特征。如果压力源的强度过大或持续存在，机体的抵抗能力无法克服压力源，则进入第三阶段。

3．耗竭期（exhaustion stage） 指人体已经无法代偿性地适应压力源，抵抗力和代偿能力均已达到了极限，机体随即出现各个器官功能障碍，甚至衰竭，最终死亡。

如图 11-1 所示，机体处于警告期时生理功能上升，处于抵抗期时在高水平上处于平衡，处于耗竭期时则生理功能出现下降。

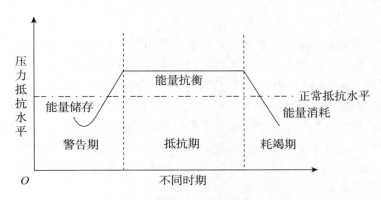

图 11-1 全身适应综合征的 3 个阶段

（二）局部适应综合征

根据席尔的观点，虽然身体全部器官和系统都加入全身反应过程中，但由于个体遗传、种族、个性等因素的不同，导致机体在出现全身反应的同时，会出现某一器官或区域内的反应，如局部的炎症、溃疡等，即局部适应综合征。

虽然席尔的压力与适应学说对研究人类健康与疾病的关系有重大意义，但由于受生物医学模式的限制，过分强调压力状态下机体的生理反应，而忽视了心理及其他方面的反应。面对同样的压力情境，不同的人在不同的时间会出现不同的压力反应，而该学说难以解释这样的问题。因此，在席尔研究的基础上，许多学者展开了压力的社会心理学研究，促进了有关压力的心理理论的发展。

二、拉扎勒斯的压力与应对模式

理查德·拉扎勒斯（Richard S. Lazarus，1922—2002 年）是美国杰出的心理学家，1989年获美国心理学会颁发的杰出科学贡献奖，是现代压力理论的代表人物之一。他从 20 世纪 60 年代开始对压力进行心理认知方面的研究，提出了压力与应对（stress and coping）模式。

该模式认为压力源作用于个体后能否产生压力，主要取决于两个重要的心理学过程，即认知评价（cognitive appraisal）与应对过程。当个体认为内外环境刺激超过机体的应对能力和应对资源时，就会产生压力。

1．认知评价 是指个体觉察到情境对自身是否有影响的认知判断过程，包括对压力源的确定及思考，以及对自身应对能力的评价。拉扎勒斯认为，认知评价包括初级评价、次级评价及重新评价。

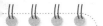

（1）初级评价（primary appraisal）：是指发生于个体觉察到自身濒临某种事件或情境时，评价事件结果对个人是有益还是有害。因此，初级评价所要回答的问题是"我是否遇到了麻烦"。评价结果有 3 种：与个体无关的（irrelevant）、有益的（beneficial）和有压力的（stressful）。例如，街上有人大喊一声，你一定会回过头看，当发现是一个人在喊另一个人，你的评判结果是什么？跟我没有关系，即无关的；如果发现是你多年未见的好朋友，你的评判结果则是有益的；如果有人大喊一声，并告诉你，你的钱包被偷了，那你的评判结果一定是有压力的。

当压力源被评价为有压力时，可能包括 3 个方面：①伤害或损失性：是指已经体验到的损失或伤害，如亲人死亡、失业、破产等；②威胁性：是指尚未发生但预测会有的危害或丧失；③挑战性：能为成长获得或提供一个机会。例如，接上述例子，当你的评判结果是有压力时，伤害和损失性反应为"这小偷真是太可恶了，现在的社会治安怎么这么乱呀"；威胁性反应为"钱丢了怎么办，我今天中午吃什么"；挑战性反应为"丢了就丢了，没办法了，再想办法去挣"。

因此，初级评价是对刺激本身的评价，评价刺激事件与自己是否有利害关系及这种关系的程度。需要注意的是，不同的人对同一事件可以产生不同性质的评价。

（2）次级评价（secondary appraisal）：若评价结果为有益或有压力时，继而进行次级评价。次级评价是对事件的性质、属性及个人应对方式、能力和资源的评价，所要回答的问题是"在这种情况下我应该做什么"。次级评价可以改变初级评价的结果，如果相信自己能成功应对压力，压力就会减轻。次级评价后会产生相应的情绪反应，如伤害或损失性评价会出现负性情绪（如愤怒、悲伤、害怕、恐惧、惭愧、嫉妒等）；威胁性评价会产生焦虑性反应；挑战性评价会出现正性情绪（如希望、信心十足等）。

（3）重新评价（reappraisal）：是指个体对自己情绪和行为反应的有效性及适宜性的评价，是一种反馈性行为。如果重新评价结果表明行为无效或不适宜，人们就会调整自己对刺激事件的次级评价甚至初级评价，并相应地调整自己的情绪和行为反应。例如，个体评价为行为有效，会出现高兴、满足、骄傲、幸福等正性情绪。

2．应对（coping）　是个人主动采取措施来处理压力事件。拉扎勒斯认为应对的方式包括采取积极行动、回避、顺其自然、寻求信息及帮助、调动心理防御机制等；应对资源包括个体功能状态、生活态度、解决问题的能力及判断能力等；应对功能包括解决问题或缓解情绪；应对结果会影响个人的人生态度、价值观、社会能力及身心健康等。

图 11-2 为拉扎勒斯的压力与应对模式图，当外界有压力源作用于个体时，首先会出现认知评价，评价的结果可能是有益、无关或有压力的，有压力又进一步分为伤害、威胁和挑战。

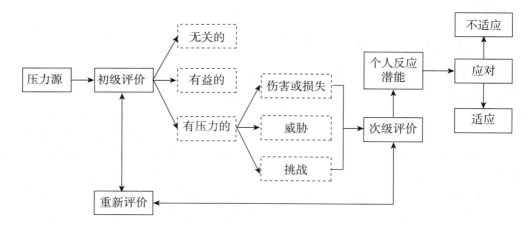

图 11-2　拉扎勒斯的压力与应对模式

在压力结果出现的同时，会伴随着相应的情绪反应。只有当认知评价的结果是有压力的情况下，个体才会采取应对方式，目的是解决问题或缓解负性情绪，而应对结果则反映于个体的生活观、适应能力和身心健康。要注意的是，这个模式是循环的，因为对压力进行评估和应对是一个持续过程。

三、霍姆斯与拉赫的生活改变与疾病关系学说

1967年，美国精神病学家托马斯·霍姆斯（Thomas Holmes）与拉赫（Richard Rahe）开始对压力进行定量研究，关注生活变化与疾病的关系，他们将生活中对人的情绪产生影响的不同事件称为生活事件（life events），并提出了生活事件与疾病关系学说。他们认为生活事件引起的压力需要生理和心理双方面进行适应，个体适应生活事件时需要消耗能量以维持机体的内稳态。

霍姆斯和拉赫将人类的主要生活事件归纳为43种，用生活变化单位（life change unit，LCU）来表示每一生活事件对人影响的严重程度，据此编制了社会再适应评分量表（social readjustment rating scale，SRRS），具体内容见表11-1。SRRS于1976年发表，主要用于收集个体近1年内经历的主要生活事件，用量化方式评估其生活变化的程度，以推断个体患病的概率。霍姆斯和拉赫通过研究发现，LCU与疾病发生密切相关，若1年内个体的LCU累计超过300分，次年患病可能性为70%；若LCU总和在150～300分，次年患病的可能性为50%；一年内LCU < 150分者，提示次年基本健康。然而，霍姆斯忽视了社会文化因素及个体差异性，其实个体是否真正出现压力反应还取决于其在不同的社会文化背景下，不同的人对同一生活事件的认知评价。

表11-1 社会再适应评分量表

生活事件	生活变化单位（LCU）	生活事件	生活变化单位（LCU）
1．丧偶	100	23．子女离家	29
2．离婚	73	24．姻亲间的不愉快	29
3．夫妻分居	65	25．个人的突出成就	28
4．入狱	63	26．配偶开始上班或失业	26
5．家庭成员死亡	63	27．开始上学或终止学业	26
6．受伤或患病	53	28．生活条件的变化	25
7．结婚	50	29．个人习惯的改变	24
8．被解雇	47	30．与上司发生矛盾	23
9．复婚	45	31．工作时数及条件变化	20
10．退休	45	32．搬家	20
11．家庭成员患病	44	33．转学	20
12．怀孕	40	34．娱乐方式的改变	19
13．性生活问题	39	35．宗教活动的改变	19
14．家庭添员	39	36．社交活动的改变	18
15．调换工作岗位	39	37．借贷1万元以下	17
16．经济情况的改变	39	38．睡眠习惯的改变	16
17．好友死亡	37	39．家人团聚次数的改变	15
18．工作性质的改变	36	40．饮食习惯改变	15

续表

生活事件	生活变化单位（LCU）	生活事件	生活变化单位（LCU）
19．夫妻不和睦	35	41．休假	13
20．借贷一万元以上	31	42．圣诞节	12
21．丧失抵押品的赎取权	30	43．轻度违法事件	11
22．职别变动	29		

第三节　压力的适应

　　个体在压力源的刺激下会产生一系列的身心反应以维持机体的内稳态，即机体需要随时调整自身行为以适应内外环境的变化，如果适应成功，则会保持健康；如果适应不成功，则会产生各种不良反应甚至疾病。护理人员学习压力与适应可以帮助患者提高适应能力，维护身心健康。

一、压力反应

　　压力反应（stress response）是指个体对压力源所产生的一系列身心反应，分为生理反应、心理反应和行为反应。

　　1．生理反应　个体处于压力作用下，会出现全身各生理系统的变化，影响机体内稳态，而出现器官功能障碍。常见的生理反应包括心率加快、血压升高、呼吸加快、掌心出汗、手足发凉、紧张性头痛、恶心呕吐、腹泻、排尿频次改变、括约肌失控、体重改变、睡眠障碍、免疫力降低等。

　　2．心理反应　包括情绪反应和认知反应两种。从心理反应的性质来看，可分为积极和消极两种。积极的心理反应有助于个体应对内外环境的各种刺激，而消极的心理反应则会干扰个体有效应对压力源，不利于身心健康。

　　（1）情绪反应：压力状态下个体会出现不良情绪反应，且随着压力事件的性质和个体的认知不同而变化。常见的不良情绪反应包括：焦虑、恐惧、抑郁、敌意、怀疑、否认、愤怒、自怜、失望、悲哀、绝望、痛苦等。

　　（2）认知反应：消极的认知反应指情绪过度激动或抑郁，使认知能力降低，机体不能正确评价现实情境，而导致个体不能选择有效的应对策略。认知能力下降具体表现为注意力分散、感知混乱、分析问题能力降低、判断失误、思维迟钝麻木、记忆力下降、非现实性想象、行为失控、自我评价丧失等。

　　3．行为反应　个体为缓冲压力对自身的影响，摆脱身心紧张状态而采取的应对行为。常见的消极行为反应有：饮食习惯和睡眠方式的改变、来回踱步等无目的性动作增加、行为紊乱或退化、滥服药物甚至自杀行为或自杀倾向。

　　一般而言，生理、心理和行为反应往往同时存在，协同作用，持续互动，相互影响。

二、压力的适应

（一）适应的概念

　　适应（adaptation）是所有生物的共同特征，是生物体以各种方式调整自己以维持内、外环境平衡的一种能力和过程。人体适应系统有两个主要的内部控制机制：生理调节系统和认知调节系统，这些与生俱来的和后天获得的适应机制被个体的适应系统用来处理、应对来自内外环境的刺激。作为应对的最终目的，适应是一个动态的过程，是个体应对压力源以维持内稳态、达到健康生存的基础。

（二）适应的层次

人类对压力的适应过程比其他生物更加复杂，所涉及的范围更广，包括生理适应、心理适应、社会文化适应及技术性适应。

1．生理适应（physiological adaptation） 指个体通过代偿性的生理变化来适应外界环境的变化。如一个平时很少锻炼的人去参加长跑训练，初期会感到肌肉酸痛、精疲力竭等不适，但坚持一段时间，这些感觉会逐渐消失，这是由于体内器官的功能逐渐增强，适应了长跑对身体的供氧增加的需求。有时机体也可以通过减弱感觉功能来达到适应，如孔子语录中的"如入芝兰之室，久而不闻其香；如入鲍鱼之肆，久而不闻其臭"，就是因为机体降低了对某种气味刺激的敏感性，从而适应了这种气味。

2．心理适应（psychological adaptation） 指当个体经受心理应激时，通过调整自己的态度、情绪和认识，以恢复心理上的平衡。分为两种：一是有意识的适应，理智状态下采取减少或去除压力源的适应行为，例如，调动社会支持系统，与家人、朋友倾诉，建立积极的生活方式，养成良好的生活习惯等；二是无意识的适应，在潜意识状态下运用心理防御机制（psychological defense mechanisms）如压抑、转移、否认、合理化等以解决问题、消除心理冲突。"心理防御机制"一词由弗洛伊德首先提出，又称为心理防卫机制或自我防御机制，是指人们在面对压力源时，采取的自我保护性心理策略，以减轻焦虑、紧张和痛苦。常见的心理防御机制类型包括以下几种。

（1）否认（denial）：对已经发生但又无法接受的事实潜意识地加以拒绝，以逃避心理痛苦，但并不是有意否认事实。例如，癌症患者的第一心理反应就是否认，他们常常不承认自己患了绝症，认为是医生的误诊。

（2）投射（projection）：又称外射，将自己一些不良动机、欲望、感受或错误归咎于他人，并加以夸大，以解脱自己，维护自尊。例如，一个学生考试作弊，辩解说别的同学也作弊，以逃避本该承担的过错。

（3）退化（regression）：是指个体在遇到困难或挫折时，其内心暂时脱离现实、恢复幼年幼稚的倒退性行为。例如，街上两个妇女在吵架，一个妇女处于弱势，坐在地上又哭又闹，以期通过这种退化的方式，使自己暂时缓解一下心理压力。

（4）幻想（fantasy）：在遭遇挫折、困难且无法克服时，个体用想入非非、做白日梦的方式来逃避现实，减轻痛苦。

（5）合理化（rationalization）：又称文饰。用有利于自己的理由为自己辩解，将面临的窘迫处境合理化，以掩盖或解释自己的行为动机或结果，以维护自尊和避免内疚。例如，"酸葡萄效应""难题效应""甜柠檬心理"。

（6）反向形成（reaction formation）：极力否认自己所忌讳的动机和行为，采取与其动机完全相反的态度和行为，以掩盖其本来的愿望。例如，某患者害怕手术，但他尽量表现得漠不关心，还微笑着说："这没有什么"，以掩饰自己的害怕。

（7）转移（replacement）：将情绪、情感或行为从一个目标转移到另一个可以接受的目标身上。例如，个体在单位受气，不敢发怒，却回家迁怒于家人。

（8）潜抑（repression）：将不能被意识所接受的思想、冲动及感情，不知不觉地抑制到潜意识中去。许多人会忘却自己不愉快的事情，这就是潜抑的结果。

（9）压抑（suppression）：个体有意识地将不能接受的思想、冲动和事件抛到脑外，但这些事随时还能被记起来。例如，一个助产士正在接生，听到爷爷去世了，仍强忍悲痛，继续工作。需要注意的是，压抑是一种有意识地抑制，而潜抑是一种潜意识地抑制。

（10）补偿（compensation）：有意识或潜意识地企图用各种方法克服或弥补事实上或想象中的不足，以减轻内心的自卑和不适感。例如，某相貌平平的女生通过刻苦学习，取得优秀成绩，以赢得别人的尊重。

（11）幽默（humor）：以自嘲的方式来缓解窘迫的处境及心理压力。例如，古希腊哲学家苏格拉底，娶了一个彪悍的妻子，有一天当他跟朋友们在花园中谈论哲学问题时，他的妻子对着窗口破口大骂，骂完后还不解气，拿了一盆水向他身上泼了过去，而这时苏格拉底幽默地对朋友们说"一般情况下，我知道打雷之后总会下雨"，用这种方式缓解当时的窘境，这也是人格成熟的人常用的一种心理防卫机制。

（12）升华（sublimation）：将被压抑的、不易被接受的冲动和欲望，用符合社会要求的、建设性的方式表达出来。例如，《少年维特之烦恼》的作者歌德，失恋时创作了此书，他们都是悲恼中的坚强者，将自己的"忧情"升华，为后世开创了一个壮观伟丽的文史境界。

心理防卫机制都是有目的的自我调节行为，是个体为了保护自己、维护自尊及自我价值感的应对方法，如果使用得当，会帮助人减轻压力；相反，过度使用，则会使人的精力大量消耗，心理弹性受损，不利于其采取积极的防治措施，甚至出现病态人格。

3．社会文化适应（social and cultural adaptation） 包括社会适应和文化适应。其中：①社会适应是指调整自己的行为以适应各种不同的群体，如与家庭、专业集体、社会集体等的信念、习俗及规范相协调。例如，医护人员需要掌握相关专业知识和技能，还必须熟悉与适应医院的各项规章制度，才能更好地服务于患者；②文化适应是指调整自己的行为，使之符合某一特殊文化环境的要求。例如，"入乡随俗"就是一种社会文化层次的适应。

4．技术性适应（technologic adaptation） 是指人们在使用文化遗产的基础上不断进行技术革新和创造，以改变周围环境，控制自然环境中的应激源。如通过静脉输注液体和药物达到治疗疾病的目的，其中静脉输液技术、目前采用的一次性输液器等都属于技术性适应。但是现代技术在帮助人类的同时，也带来了不少需要应对的新应激源，如水、空气及噪声的污染等，有待于人们进一步研究和适应。

（三）罗伊适应模式

案例 11-2A

刘某，男性，49 岁，银行干部。冠心病史 3 年，近日因生气后，再次出现心前区闷痛，根据以往患病经验，他立即就地休息，舌下含化硝酸甘油并拨打医院急诊电话。入院查体：T 36.7℃，P 100 次 / 分，R 24 次 / 分，BP 110/62 mmHg，身高 170 cm，体重 83 kg。心电图显示：Ⅱ、Ⅲ、aVF 导联 ST 段抬高 0.2 mV，T 波倒置。患者有 30 年吸烟史，膳食中喜肉类食物，在办公室工作，平日活动少。

请回答：

1. 根据罗伊适应模式，患者行为中哪些属于认知调节？
2. 患者适应性反应主要有哪些表现？

1．概述 罗伊适应模式（the Roy adaptation model）是一个影响广泛的护理理论，由美国护理理论学家卡利斯塔·罗伊（Sister Callista Roy）提出。罗伊在从事儿科临床护理和护理教育实践中，注意到儿童在成长发育各阶段的心理变化及对环境变化的适应潜能，认识到适应对于儿童健康的重要性，护理的目的就是促进人的适应性反应和提高人的适应性。1964 年，罗伊在她的硕士毕业论文中提出了适应模式，并在后期的研究和实践中不断充实完善了这一模式。该模式以适应为核心，深入系统地探讨了人作为一个适应系统在应对环境刺激过程中的适应机制、适应方式和适应过程，以描述和解释人类对刺激进行适应的过程。

知识链接

罗伊生平事迹

罗伊是美国当代著名的护理理论家，1939 年出生于美国洛杉矶。

1．学习经历　罗伊 1963 年毕业于洛杉矶的蒙特·圣玛丽学院，获护理学学士学位，1966 年获加州大学洛杉矶分校护理学硕士学位，1973 年及 1977 年获加州大学洛杉矶分校社会学硕士和博士学位。

2．职业生涯　罗伊早期曾在医院当过护士助理、儿科护士。1966 年在蒙特·圣玛丽学院护理系从事儿科护理学和妇产科护理学教学工作，1971 年就任该校护理系主任，并同期兼任波特兰大学护理学院副教授。1987 年后，任波士顿学院护理学院教授，硕士和博士研究生导师。

3．理论专著　1976 年，发表《护理学导论：一种适应模式》（*Introduction to nursing：An adaptation model*）；1998—2008 年，发表《罗伊适应模式》（*The Roy adaptation mode*），多个版本；1985 年，发表《罗伊适应模式的核心》（*Essentials of the Roy adaptation model*）；2006 年，发表《护理知识发展与临床实践》（*Nursing knowledge development and clinical practice*）；2014 年，发表《发展中域理论：从证据到实践》（*Generating middle range theory：From evidence to practice*）。

2．主要内容　罗伊认为，人是一个整体性的适应系统，在结构上可分为 5 个部分：输入、控制、效应器、输出和反馈。其中，适应系统的输入由刺激和个体的适应水平组成；控制过程即个体所采用的应对机制，包括生理调节器和认知调节器两部分，这两种调节的过程作用于效应器上，主要通过 4 种适应方式表现出来，即生理功能、自我概念、角色功能和相互依赖。输出部分是人通过对刺激的调节与控制所产生的最终行为，分为适应性反应和无效性反应，这两种反应又会作为新的刺激反馈到人体这个适应系统中。罗伊适应模式的基本结构如图 11-3 所示。

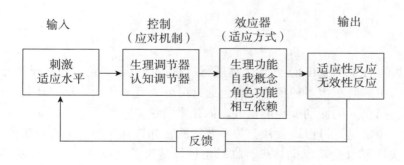

图 11-3　罗伊适应模式的基本结构示意图

（1）刺激（stimulus）：是指能够引起个体产生反应的任何信息、物质或能量单位。刺激可来自外界环境，如空气、光线、温度、生活压力、人际关系等，也可来自内部环境，如疾

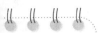

病、疼痛、缺氧、血压、激素水平等。刺激可分为3类：

1）主要刺激（focal stimuli）：是指人当前所面对的，需要立即应对的、引起人产生行为变化最主要的、直接的刺激。如对于急性心肌梗死患者，心肌缺血、缺氧是引起疼痛行为变化的主要刺激。

2）相关刺激（contextual stimuli）：指除主要刺激外，对人的行为变化有影响的其他内、外环境的刺激。这些刺激是可以观察、测量到的，或由本人所诉说的，如年龄、文化、饮食习惯、运动、情绪、人际关系、生活压力等。

3）固有刺激（residual stimuli）：指原有的、构成个体特征的刺激，这些刺激可能对当前的行为有影响，但其影响作用不确定或者未得到证实，如一个人的信仰、态度、个性特征、文化背景、以前的经历等。如对于急性心肌梗死患者，脾气急、好胜心强是其固有刺激。

（2）应对机制（coping mechanism）：指个体应对刺激时内在的控制和调节过程。人体的应对机制包括生理调节和认知调节两个方面。

1）生理调节：与先天因素和生物本能有关，主要通过神经－化学－内分泌调节来发挥作用，如呼吸道感染时，体温升高，体内白细胞升高以对抗病原体的入侵，这属于生理应对机制。

2）认知调节：是通过认知情感渠道的调节来发挥作用，是人后天习得的应对机制，通过认知、信息处理、学习、经验、判断和情感调试等途径，对刺激进行调节和控制。如当呼吸道感染时，个体可以根据已有的认知和经验，多饮水，避免受凉，及时就诊并遵医嘱服药等，这属于认知应对机制。

（3）适应方式（adaptive mode）：指机体应对刺激后的适应反应和表现形式，主要包括以下4个方面。

1）生理适应（physiological adaptation）：主要指通过生理调节机制来适应内、外环境的变化，其生理反应的适应类型包括氧气、营养、排泄、活动及休息、防御、感觉、水电解质平衡、神经功能和内分泌功能，目的是维持人的生理完整性，反映人的生理健康水平。

2）自我概念（self-concept）：是人在某一特定时间对自己的看法和感觉。包括躯体自我和人格自我。躯体自我是个体对自己的外形、容貌、身体功能的感知与评价。人格自我是对自己能力、气质、性情、理想、道德、社会地位等心理社会方面的感知与评价。自我概念适应反映个体心理与精神的完整性，与人的心理健康有关。

科研小提示

儿童的自我概念量表有待研制，查阅文献可知，如蔡婷婷，《护理研究》2016年11月第11期。

3）角色功能（role function）：指个体履行所承担的社会角色以及满足社会对其角色期待的情况。一个人可同时承担多种角色。角色通常可分为基本角色、家庭社会角色和临时角色。基本角色，主要与个人的性别及年龄相关，如儿童角色、青年角色、妇女角色、老人角色等。家庭社会角色，主要是通过血缘及社会关系获得的，如教师角色、工程师角色、母亲角色等，是一个人家庭关系和社会功能的体现。临时角色，是为了完成某些暂时性发展任务而临时承担的角色，如患者角色、学术团体会员等。角色功能的适应，目的是维持人在社会方面的完整性，与人的社会健康有关。

4）相互依赖（interdependence）：指人与其重要关系人和各种支持系统间的相互依存关系，包括爱、尊重、支持、帮助、付出和拥有等。个体面对难以应对的刺激时，常需要从相互依赖的关系中寻找帮助和情感支持。相互依赖方面的适应目的是维持人的社会关系的完整性，与情感和精神健康密切相关。

（4）输出：指机体对内外环境中的刺激通过应对和调节后最终产生的行为结果。输出的结果有两种：适应性反应或无效性反应。适应性反应有利于促进人的完整性，维持健康；无效性反应表明机体不能很好地应对和适应刺激，人体完整性受损。人对内外环境的变化能否适应，取决于输入刺激的强度和范围、人体的应对机制及适应水平。

3．罗伊适应模式对护理学 4 个基本概念的阐述

（1）人：罗伊认为，人是一个整体的适应系统，是一个具有生理、心理和社会属性的有机整体。人作为一个开放系统，不断与周围环境进行物质、信息及能量的交换。为了维持自身的完整性，人需要不断地适应环境的变化，适应就是促进人的生理、心理和社会完整的过程与结果。罗伊还认为，护理对象可以是个人，也可以是家庭、团体、社区或社会人群，每一个单位都将其作为具有适应能力的整体系统看待。

（2）环境：罗伊认为，环境是围绕并影响个人或群体行为与发展的所有情况、事件及因素，是人体内部和外部的所有刺激的来源。环境因素可以是积极的，也可以是消极的，任何环境的变化都需要个体或群体付出能量去适应。

（3）健康：罗伊认为，健康是人达到一种完整状态和过程。人的完整性表现为有能力达到生存、成长、繁衍、自主和自我实现等目标。如果人能够适应环境变化，表现出适应性的行为反应，就能有效维持系统完整性，从而保持健康。反之，如果人不能适应环境变化，表现出无效性反应，机体就可能处于疾病状态。

（4）护理：罗伊认为，护理的目标是促进人与环境之间的相互作用，促进适应性反应。为此，护士可采取以下措施：①积极控制各种刺激，使刺激作用于人的适应范围之内；②强化生理、心理等应对机制，提高人的适应水平，增强机体对刺激的耐受力；③积极采取干预措施，增进人在生理功能、自我概念、角色功能和相互依赖 4 个方面的适应性反应，减少或消除无效性反应，从而促进和维护健康。

4．罗伊适应模式在护理实践中的应用　罗伊将适应模式与护理程序相结合，形成了以适应模式为基础的六步式护理程序：一级评估、二级评估、诊断、制定目标、干预和评价。

案例 11-2B

患者刘先生，入院后行实验室检查。结果显示：肌钙蛋白 3.96 mmol/L，总胆固醇 6.12 mmol/L，高密度脂蛋白 0.94 mmol/L，低密度脂蛋白 3.96 mmol/L。心电监护：心律不齐。发病以来，自述粪便干，排便困难，夜间睡眠差，精神紧张。进一步询问患者及家属得知，患者 1 个月前刚被提升为某银行行长，与副行长关系紧张。患者工作认真负责，家庭和睦，关心女儿，其女毕业后正准备银行系统招工考试，患者担心此次患病会影响自己的前途和女儿就业。其妻子因对疾病的担心，多表现为沉默寡语、情绪低落。患者脾气急躁、固执，追求完美，是典型的 A 型人格。

问题与思考：
根据罗伊的适应模式，如何对该患者进行护理评估？

（1）一级评估：指护士收集与生理功能、自我概念、角色功能和相互依赖 4 个方面相关的适应行为，又称行为评估，评估的内容具体如下。

1）生理功能：包括氧气、营养、排泄、活动及休息、防御、感觉、水电解质平衡、神经功能和内分泌功能。其中无效性反应的表现为缺氧、营养不良、腹泻、便秘、尿失禁、尿潴留、失眠、发热、疼痛、压疮、水肿、电解质紊乱、血糖升高、血压升高等。上述案例 11-2A 和 11-2B 中，患者生理方面无效性反应表现为：①供氧方面：患者因心肌缺血、缺氧而出现心前区疼痛；②营养：肥胖体型，身高 170 cm，体重 83 kg，膳食结构不合理；③排泄：粪便干，排便困难；④休息与活动：办公室工作，平时活动少；⑤睡眠：夜间睡眠差，睡眠质量下降；⑥感觉：心前区疼痛。

2）自我概念：包括躯体自我和人格自我方面的功能表现。其中无效性反应主要表现为自卑、自责、自我形象紊乱、无能为力感等。案例 11-2A 和 11-2B 中，患者自我概念方面无效性反应表现为：①躯体自我：心前区闷痛不适，反复发作；②人格自我：一方面患者为银行干部，工作认真负责，脾气急躁，性格特征为 A 型行为；另一方面，患者患病后自我认同下降，表现为紧张、焦虑，有无能为力感。

3）角色功能：包括个体在家庭、单位、社会等各种角色的功能情况。其中无效性反应主要表现为不能很好地承担起自己的角色责任，如角色冲突、角色失败等。案例 11-2B 中，患者角色功能方面无效性反应表现为：角色冲突。患者的主要家庭社会角色是：银行行长、父亲、丈夫的角色。患病后，一方面需要卧床休息，接受治疗；另一方面担心患病影响工作和女儿的就业前景，不能很好地履行其社会和家庭角色，表现出精神紧张和烦躁不安情绪，在适应患者角色中，出现了异常。

4）相互依赖：涉及个体与重要关系人、支持系统之间的相互依赖关系，其中无效性反应主要的表现为分离性焦虑、孤独、无助、冷漠、人际沟通和交往障碍等。如案例 11-2B 中，患者相互依赖方面的无效性反应为：与副行长关系紧张；另外，家庭支持系统缺乏，患者妻女的情况及表现更加重了患者的心理负担，使其表现出了紧张、烦躁、无助的无效性反应行为。

（2）二级评估：是对引起反应的刺激进行评估。收集有关影响因素的资料，识别主要刺激、相关刺激和固有刺激。明确引发患者无效性反应的原因，针对作用于人的各种刺激，加以控制。如案例 11-2A 和 11-2B 中，患者的主要刺激为生气、心肌缺血缺氧；相关刺激为肥胖、总胆固醇 6.12 mol/L、低密度脂蛋白 3.96 mol/L、人际关系紧张；固有刺激为男性、A 型性格、性情急躁、长期吸烟。

（3）护理诊断：是对人适应状态的陈述或诊断。护士通过一级评估和二级评估，可明确个体无效性反应及其原因，针对 4 个适应方面的无效性反应确定护理问题或护理诊断。

（4）制定护理目标：护理目标是通过护理干预后，期望服务对象达到的行为改变。制定目标是为了对护理活动的预期结果做出清晰的描述。目标的制定应以服务对象为中心，目标应可观察、可测量，并注意可行性。

（5）护理干预：包括对护理措施的制订和落实。罗伊认为，护理干预一方面可针对改变刺激而设计，如消除刺激、减弱刺激或改变刺激，目的是对刺激进行调整，使刺激的总和限制在护理对象的应对范围内；另一方面，干预可着重于提高人的应对能力和适应水平，了解其生理调节、应对能力和特点，给予针对性的支持和帮助，促进适应性反应。

（6）评价：指检验所实施的干预措施是否有效。评价时，护士可继续通过一级评估和二级评估收集护理对象的健康资料，将干预后患者的行为改变与目标行为相比较，以确定目标是否达到。如果目标没有达到，需要进一步分析原因，并根据评价的结果调整护理干预措施。

随堂测

第四节 压力与护理

护理工作以人的健康为服务中心，全面评估患者的压力源，采取恰当的措施减轻压力反应，提高适应能力，从而促进患者的身心健康。如何合理应用压力相关理论是每一位护理专业人员需要思考的问题。

一、患者的压力评估

患者面临着疾病、各种诊断、检查、治疗、护理及住院环境等多种压力源，因而产生相应的生理、心理、社会及精神等方面的压力反应。因此，正确评估患者现有或潜在的压力源、压力反应和应对水平，是护理人员提供个性化、有效护理措施，帮助患者应对各种压力的重要基础。

（一）患者的压力源评估

沃吏瑟（Vollicer）等于1977年编制的医院紧张性压力源量表，评价了住院环境对患者所产生的压力程度。该量表提出了医院环境中9个常见的压力源，即住院失去部分自由、不熟悉医院环境、与配偶分离、与家人分离、社交受限、经济问题、缺乏相应的信息、疾病的严重程度及其对个体的影响、诊断及治疗所造成的问题。护理人员不仅需要评估患者压力源的类型，还需要评估其持续时间、影响范围、性质、患者对压力源的感知等内容。

1．对周围环境不熟悉 主要包括患者对病房的环境不熟悉，如某些患者会因同房间有陌生人、睡陌生的床、房间温度不合适或被褥改变而难以入睡等，以及对医院的作息制度不适应，对医院的饮食不习惯和对主管医师或护理人员不了解等。

2．感受到疾病的威胁和对治疗的顾虑 表现为患者对诊断不了解，猜测或得知可能患了难治或不治之症；听不懂医务人员的一些医学术语，或自己的提问得不到答复；怀疑治疗或药物的疗效；害怕治疗或药物的副作用，如对手术的恐惧，害怕疼痛、致残或影响身体形象；尤其是既往住院的消极经历，或与传统文化习俗有所抵触的治疗。

3．与家庭分离或被隔离 如与配偶、父母、子女分离，家离得远，不便亲属经常探望；节假日不能与家人团聚；与病友无共同语言；感到自己不受重视，尤其是因有传染性或因怕受感染而被保护的隔离者更感孤独。

4．丧失独立自尊感 因疾病而失去自我照顾能力，如进食、如厕、洗澡、穿衣等需要他人协助；对必须卧床休息，不能按自己意志行事感到难以忍受；特别是在需要帮助而没有如愿时，如按呼叫器后无人应答等，容易使患者丧失独立自尊感。

5．经济问题 住院后不能工作，经济收入减少，而医疗费用不断支出所产生的经济负担，甚至有些老年人因害怕增加儿女的压力而放弃治疗。

6．缺少信息和娱乐 住院期间，患者因看不到报纸、电视等，也没有电话和电子邮件等通信设备，因而感到与世隔绝，加之娱乐活动的缺乏，更容易感到生活枯燥。

（二）患者的压力反应评估

护理人员可以使用问卷或量表法来测量患者的压力状况、应对水平及其应对资源，如症状自评量表、应对方式问卷、社会支持量表等。此外，护理人员还可通过与患者、家属、医生、其他护理人员等的交谈，观察患者的行为或表情，检查患者各项生理指标等，以此进行评估。

1．患病前1年内的压力水平 一般可通过生活事件量表来评估患者患病前1年内的压力水平，从而确定患者罹患该疾病的社会心理原因。

2．生理反应 主要评估压力源对个体生理系统所造成的影响，常见反应包括血压升高、呼吸和心率加快、瞳孔扩大、血糖升高、紧张性头痛、疲乏、颈肩及背部肌肉紧张度上升、掌心出汗、手足发凉、食欲改变、胃部不适、恶心、呕吐和腹泻、排泄频率改变、难以入睡或经常醒来、实验室检查结果异常等。

3．精神心理反应　评估患者的精神心理状态是否正常，包括患者的意识水平、情绪状态等，常见的心理反应包括焦虑和震惊、否认和怀疑、抑郁和情绪波动、孤独和无能为力、愤怒和恐惧等，其中以焦虑最常见。同时，护理人员还需要评估患者的精神信仰情况，包括是否有宗教信仰（含类型）、宗教活动参与情况，患病后宗教信仰是否改变等。

4．认知反应　压力会影响个体对事物的认知评价，而出现思维混乱、分析问题能力降低、注意力分散、记忆力下降、工作效率和质量下降、易出错等表现，导致患者无力解决问题和化解冲突。

5．行为反应　护理人员可通过多种途径收集资料，重视非语言信息。常见的行为反应有：饮食习惯、睡眠和活动方式的改变；易激惹程度上升；情感爆发和哭喊；健忘和说话不连贯；缺乏动力；无目的性动作（如来回踱步）；行为紊乱或退化；滥服药物；甚至自杀等。

（三）患者应对水平及资源的评估

了解患者在面对压力时采用的应对方式及其应对资源，包括支持系统、各种人力及物力资源等。

二、患者压力的预防及应对

护理人员可以根据上述评估结果，帮助患者选择恰当的压力预防与应对策略。

（一）帮助患者预防压力的方法

1．为患者提供适宜的治疗康复环境　舒适、优美、洁净、安全、温馨的环境会使个体心情愉悦。护理人员可以通过控制病房的布局、颜色、温湿度、空气的流通情况等为患者创造舒适、优美的物理环境，通过改善病友间的关系、医患关系及护患关系等为患者营造愉快轻松的人文环境，从而防止患者因环境而产生压力。例如，为癌症患者开设阳光餐厅，有助于病友间的互动与交流。

2．解决患者的实际问题，满足患者各种需要　疾病会使患者的部分需要无法满足，可能导致紧张、抑郁、焦虑、恐惧等消极情绪。护理人员应及时了解患者各方面未得到满足的需要，仔细评估患者的压力源，解决患者的实际问题，从而减轻压力。

3．及时为患者提供相关信息　护理人员应及时向患者提供有关疾病的基本知识、检查、诊断、治疗、护理、预后等方面的信息，开展健康教育，以解除患者由于信息缺乏而产生的不必要的担心与恐惧，增加其自我控制感和心理安全感。

4．提高患者的自理能力　根据奥瑞姆的自理理论，护理人员应帮助患者明确自理的重要性，使患者尽可能参与到自己的治疗与护理当中，达到最大程度的自理，以恢复和提高患者的自尊、自信、自我控制和价值感。

5．加强患者的意志训练　护理人员可利用 Bandura 自我效能感理论，及时评估患者的意志力，充分利用榜样力量，通过向患者提供康复者的典型事例，增强患者的意志力，提高患者战胜疾病的信心。

（二）帮助患者应对压力的方法

1．心理疏导及自我心理保健训练　护理人员应鼓励患者通过语言、书信、活动等方式表达自己内心的真实想法与感受，对患者进行自我心理保健训练，允许患者运用自我言语暗示法、活动转移法、倾诉法、发泄法等方式宣泄和改善自己的消极情绪，适时指导患者运用放松技巧缓解心理压力。

2．调动患者各种社会支持系统　社会支持系统可以降低个体的压力反应，促进身心康复，是压力状态下一种良好的应对资源（包括提供信息支持、心理支持、关怀及鼓励、提供反馈等）。护理人员应协助患者利用各种社会支持系统，鼓励患者家人及朋友积极提供心理支持和关怀，使患者感到温暖。同时鼓励患者积极参加各种社会活动，减少其对压力的感知，提高应对能力。

3. 指导患者进行放松训练　放松训练指在安静的环境中，按一定的要求完成规定的动作程序，通过反复性练习使个体学会有意识地控制自己的身心活动，将注意力集中在呼吸、声音、想象等方面，降低患者对周围环境的感应能力，以减轻交感神经的兴奋性，使肌肉松弛，心理放松。具体方法如下。

（1）简易深呼吸训练：是最简单的放松方法。具体步骤是：嘱患者取舒适体位，护理人员指导患者进行腹式深呼吸训练，教会患者深深地、缓慢地吸入，缓慢地、完全地呼出，有一定深度且节律均匀。在练习过程中，可使用肺部图片或照片进行解释说明，以加深患者对自己训练过程中胸部变化更直观的认识。

（2）固定事物深呼吸训练：适用于重度焦虑或惊慌患者。嘱患者将注意力完全集中于室内的某个物品上，使其获得暂时的心理控制感，然后护理人员教患者进行有节律地深呼吸，用低沉、缓慢、舒缓的语气。

（3）渐进性肌肉放松训练（progressive muscle relaxation training）：最好在餐后 1 h 进行，选择环境安静、不受干扰的地方，每日一次。具体步骤：①闭上眼睛，深呼吸，想象自己在一个非常安静的海滩上；②全身肌肉依由上到下的顺序先紧张、再松弛，紧张与松弛的时间比例为 1 : 2；③在松弛的同时暗示自己："我呼吸很平稳，我的心跳很稳定"；④每次全身紧张 - 松弛的时间为 2 ～ 3 min，如此反复，约 20 min 后结束，结束后 1 ～ 2 min 再睁开眼睛。

（4）引导想象放松训练：要求在安静的房间，患者体位舒适、全身放松，颈下、臀下各垫一小枕头。练习前，护理人员首先向患者解释训练步骤，然后嘱患者闭上眼睛，护理人员在患者身旁用轻松、舒缓的声音描述优美的风景或愉悦的经历，"引导"患者进入这个情境。当患者沉浸于护士所描述的情境时，因其注意力集中在画面或经历中，因而减弱对其他刺激的反应。每次训练控制在 15 ～ 20 min。

（5）言语想象暗示放松训练：护理人员在日常护理活动中，对患者使用语言暗示以达到放松的目的，即护理人员观察患者的日常语言及心理表现，将某一疾病的症状、治疗、护理与言语结合起来。例如，疼痛患者使用止痛药时，护理人员可配合言语想象暗示，对患者说："药物正在到达你的疼痛部位，正在消除及缓解你的疼痛。"此外，护理人员应用言语想象语言暗示时，不可使用命令性语言，可用指导性的语言，建议用能产生松弛、舒适、促进康复的词句，以加强言语暗示效果。

（6）正念呼吸训练：是将呼吸作为观察对象的正念练习。在练习中，轻松地体会呼和吸，体会呼吸的过程和变化，留意呼吸之间的停顿，无需调整呼吸，只是觉察呼吸，并且接纳当下呼吸的状态。具体步骤：①患者可采取坐式、站式或躺式，注意身体应处于一个全身放松状态。以坐式为例，患者可坐在椅子前 1/3 ～ 1/2 的位置上，腰背挺直，胸廓打开，双脚自然放于地上，不交叉，手放在大腿上。②指导患者用意识关注身体的感觉，如身体有紧绷部位，有意识地使其放松。③嘱患者集中注意力于呼吸，将一只手指放于鼻子下面，吸气时感受气息的吸入，呼气时感受气息的呼出；也可将手放于胸廓上，吸气时感受胸廓的扩张，呼气时感受胸廓的收缩；如果躺着，也可将双手放于腹部，感受随着一吸一呼，腹部起落的感觉。总原则是要持续将注意力放于呼吸带给身体的感觉上。④指导患者学会抵抗杂念，注意将呼吸感觉放于最明显的位置上，持续地将注意力放在一吸一呼上。⑤指导患者养成习惯，练习正念呼吸法不拘时间长短，重要的是每天同一时间、同一地点地持续实践。

随堂测

科研小提示

正念的负面体验尚待探讨，查阅文献可知，如2019正念干预专家共识。

知识链接

常见的正念练习

正念源于佛教冥想，Kabat-Zinn认为正念是通过有意地、非判断地注意当下而生起的觉知。目前常见的正念干预包括正念减压、正念认知疗法、正念癌症康复、正念分娩与养育、接纳与承诺疗法和辩证行为疗法等。既往研究显示，正念干预可有效调节个体的焦虑、抑郁等消极情绪，提升个体情绪觉察能力，增进内心平静等。目前常见的正念练习如下。

1．身体扫描　以不评判、好奇和开放的态度，依照一定顺序陆续感受和体验身体各部分的感觉。

2．正念听声音　轻松地倾听声音，觉察声音的音色、响度和持续时间；觉察声音的发生、变化和消失。

3．正念行走　是将行走感受作为观察对象的正念练习。

4．正念伸展　进行瑜伽伸展活动，注意留意自己动作（尤其是伸展）带来的身体感受，强调活动中更好地照顾自己的身体。

5．呼吸空间　①觉察和认可当下的想法、情绪和身体感受等体验；②将注意力集中于呼吸；③扩展注意，将呼吸和身体作为一个整体来感觉，同时觉察更广大的外部空间。

6．慈心冥想　将自己的一系列祝福语（如平安、健康、远离痛苦、喜悦等）按照一定顺序送给不同对象（包括自己、恩人、喜爱者、普通人、讨厌者、所有人）。

小　结

1．压力是个体对作用于自身的内外环境刺激做出认知评价后引起的一系列非特异性的生理及心理紧张性反应状态的过程。

2．席尔压力与适应模式认为，当机体在受到各种内外压力刺激时，会表现出紧张、特异性反应，包括全身适应综合征和局部适用综合征。罗伊的适应模式认为，人作为一个适应系统，当面对内外环境刺激时，机体通过生理和认知调节，以适应内外环境的变化，维持自身在生理功能、自我概念、角色功能和相互依赖等方面的完整，从而维持人体健康。

3．拉扎勒斯的压力与应对模式认为，当外界有压力源作用于个体时，会出现初级、次级和重新评价，在有压力的情况下，个体才会采取应对方式。

4．护理人员应正确评价患者压力源，采用积极的应对方式减轻压力反应，促进患者身心健康。

思考题

1．简述住院患者的压力源。

2．简述压力与健康、疾病的关系。

3．陈某，男，45岁，农民，因上腹部疼痛18个月，伴食欲减退，消瘦1个月而入院。患者18个月前无明显诱因出现上腹部疼痛，呈不规则性，当时在乡下未予重视而未诊治。近1个月来，上述症状明显，伴食欲减退、消瘦，于是与刚在省城工作的儿子联系，先到当地医院做胃镜检查，发现"贲门前壁黏膜充血水肿，表浅糜烂"，初步诊断为胃癌。患者心想：这不可能，肯定是乡下医生水平有限搞错了。在儿子的催促下，患者来到省城的医院治疗，病理诊断为贲门腺癌，于是办理入院手续，准备手术治疗。

请根据上述病例，回答以下问题：

（1）患者在乡下初步诊断为胃癌时的心理反应属于何种心理防御机制？

（2）护理人员应该如何帮助该患者预防压力？

4．王某，男，22岁，因车祸致左侧下肢严重外伤，大量失血，血压72/50 mmHg，心率120次/分，面色苍白、神志淡漠，入院后立即给予输血、输液、急诊截肢术。患者术后清醒，发现左下肢缺失后，出现了剧烈情绪变化，拒绝进食和治疗。请问：若用罗伊适应模式指导进行护理评估，应重点评估哪些内容？

5．赵某，男，68岁，退休工人，糖尿病史10余年，近1个月来由于饮食控制不佳，血糖监测不规律，且伴有手足麻木，未予重视。2天前双足被烫伤，活动受限，为进一步治疗，收入院。患者身高175 cm，体重61 kg；入院空腹血糖7.4 mmol /L，餐后2 h血糖11.5 mmol/L。高血压病史20年，吸烟40余年，20支/日。发病以来，患者夜间睡眠差，粪便干燥，排尿增多，长期患病，认为拖累了家人，情绪低落。老伴1年前因病去世，儿子在外地生活，很少回家探望。近年由于身体虚弱和心理因素等，患者不愿外出活动，很少与朋友交往。请问：该患者无效适应性反应有哪些？

（颜琬华　黄菲菲）

常见的护理理论与护理模式

第十二章

导学目标

通过本章内容的学习，学生应能够：

◆ **基本目标**

1. 理解南丁格尔环境理论的主要内容和核心内涵。
2. 描述纽曼健康系统模式的结构与相互关系。
3. 理解奥瑞姆自理理论的主要内容。
4. 描述舒适理论的主要框架。

◆ **发展目标**

应用南丁格尔的环境学说、纽曼的健康系统模式、奥瑞姆的自理理论、舒适理论对相关案例进行分析。

◆ **思政目标**

坚持从实际出发，引导学生将护理模式、理论与具体的护理实践结合，在实践中检验和发展真理。

案例 12-1

社区护士小张在进行社区居民资料登记时，发现一位新入住的70岁男性社区居民王先生，患糖尿病10年，轮椅出行，独自居住。护士小张拟准备家庭访视后构建该社区老人的家庭护理计划。

请回答：

你认为可以应用哪些护理理论帮助护士小张拟订护理计划和护理方案？

任何一门专业或学科的建设和发展都应有其独特的知识体系作为实践的基础并指导实践活动，护理专业和护理学科也是如此。20世纪50年代以后，国外很多护理学者通过积极尝试和不断探索，相继提出并发展护理概念（护理模式）和护理理论（详见本书第六章和第七章内容）。本章将介绍常见的护理理论和护理模式的主要内容和应用，通过理论学习，拓展护理人员的专业视野和护理思维，促进护理向专业化方向发展。

论文：环境理论及其对当代感染控制的影响

　　有学者 Heather A. Gilbert 等应用文献计量法分析环境护理理论在 19 世纪的发展及其在 21 世纪护理实践中的应用，2020 年该篇论文发表在 Collegian 杂志。结果发现：当代感染控制已成为全球护理和护理实践不可或缺的一部分，尤其是当新型冠状病毒在世界各地大流行时，环境理论极大地改变了感染控制的面貌，环境有助于促进良好的康复、良好的健康以及良好的患者治疗效果等。

　　论文网址：

　　https：//www.sciencedirect.com/science/article/pii/S1322769620301347/pdf

第一节　南丁格尔的环境理论

　　现代护理专业的奠基人南丁格尔被认为是世界上第一位护理理论家，她的著作中虽然没有明确提出"概念""护理模式""护理理论"，但她通过对护理实践的总结，提出了一些有关护理学的理论性观点，如对人、环境、健康和护理等概念及其相互间的关系进行了阐述，这些观点是其护理理论的萌芽，也是构成后来环境理论的核心思想。后人对南丁格尔的护理经验和思想进行总结和提炼形成了环境理论（the environment theory）。无论在过去还是现在，环境理论一直对护理专业的发展有着重大意义和价值。

一、南丁格尔的环境理论概述

（一）理论的来源

　　南丁格尔一生有许多著作，目前世界上保存的原始资料有至少 12 万份左右的信件原稿、150 篇论文及书籍著作。其中最著名的是《护理札记》（*Notes on nursing：What it is and what is not*），这本书曾经作为南丁格尔护士学校的教科书。环境理论主要源于此书，书中的核心思想是对环境概念以及环境对健康影响的阐述，在书中，她精辟地描述了生活环境对机体的影响以及重视心理环境的作用。她指出"护士要做的就是把患者置于一个最好的环境中，使其自我修复"。她也曾写道："不可忽视患者内心的烦恼，而一味地促其病愈。一般都认为护士只负责照顾患者的身体，事实上，护士也应该关心患者的心理状态，给他们信心和鼓励"。这些最早、最基本的护理看法也是环境护理理论的思想火花，后人通过对南丁格尔有关护理、环境、健康等观点进行总结和提炼，形成了环境理论。

（二）理论的基本内容

　　1. 基本假说　南丁格尔在其早期的著作中并没有明确提出任何假说，但综合多种相关文献，可见其对环境、健康、疾病的概念与关系的阐述。

　　（1）关于环境的假说：环境是患者康复的基本条件，这是环境理论中最主要的假说。南丁格尔的原著《护理札记》中曾描述，"环境是影响生命和有机体发展的所有外界因素的总和，这些因素能够缓解或加重疾病和死亡的过程""疾病是机体的一个修复过程，是机体本能对不良环境刺激的应激反应"。

　　此外，还阐述了不良环境因素除包括物理环境，如肮脏、潮湿、寒冷、黑暗、噪声及没有新鲜空气等外，还包括精神心理环境（如无聊与单调）和社会环境（如亲朋关系、医院制度

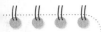

等）。物理环境的优劣直接影响患者疾病的预防、发展与转归，同时也影响患者的心理环境和社会环境。三者相互关联并对患者的健康状况和生理本能产生影响（图 12-1），患者的所有心理环境也受到物理环境的强烈影响，物理、社会和心理与患者的健康状况和生理本能相互关联。在患者处于最佳的物理环境时，才会更多地关注情感的需要和疾病的预防。

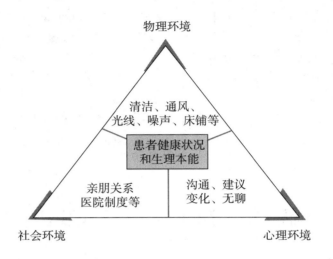

图 12-1　南丁格尔的环境理论的结构关系

（2）关于疾病与健康的假说：南丁格尔于 1860 年曾提出自然法则（natural laws），她认为人类（即个体）在一个适当的环境中具有自我修复与完善的能力。

（3）关于护理的假说：护理是一门科学，也是一门艺术，必须将二者结合起来实施护理活动。护理知识不同于医疗知识，护理主要通过提供舒适而安全的环境，如新鲜的空气、充足的光线、清洁的饮水、有效的排泄引流、适量的食物以及提供温暖和安静的环境来促进患者的康复，保证患者机体的修复过程不受影响。满足患者的需要，帮助其保持和恢复生命力是护理的主要目的。护士有责任为患者创造一个最佳的康复环境并提供精细管理。

2．环境理论的 13 个准则和主要概念　环境理论重点阐述了 13 个概念，原文称之为"13 准则"（canons）。南丁格尔认为，通过这些准则可以改善患者所处的环境，从而促进个体自我修复与自愈。这 13 个准则主要是关于物理环境，同时涉及心理环境、护理管理等概念（表 12-1）。

表12-1　环境学说的13个准则

南丁格尔 13 准则	主要概念	
通风		
温暖		
房屋卫生		
噪声		
光线	物理环境	
房屋及墙壁的清洁		
病床与寝具		
变换		
个人清洁卫生		
饮食多样化	营养状况	

续表

南丁格尔 13 准则	主要概念
有希望和劝慰性谈话	心理环境
精细管理	护理照护计划和管理
观察患者	

（1）通风（ventilation）：指病室内空气应保持新鲜、流通，可通过开窗获得。护理应重视为患者提供持续而稳定的新鲜空气。

（2）温暖（warmth）：指患者所处的环境温度，不寒冷、不过热，使患者感到温暖舒适，有利于修复。

（3）房屋卫生（heath of house）：指建筑要注意通风、保暖、排污，有足够的空间使能够下床活动的患者接受自然阳光。

（4）噪声（noise）：指所有会刺激患者或影响患者睡眠的声音。护士应使患者处于安静的环境之中，尽可能将噪声降低到最低水平，禁止在病室门外谈论病情。

（5）光线（light）：指室内应有足够的照明，患者需要充足的阳光才有利于疾病恢复。

（6）房间及墙壁的清洁（cleanliness of rooms and walls）：指患者的房间、墙壁不可以有真菌、污浊斑渍。

（7）病床与寝具（bed and bedding）：指患者的床铺必须保持清洁、干燥、平整、无皱褶。有污染时随时更换，减少伤口感染，给予患者舒适感。病床高度适宜、舒适，床铺整理要注意美观、安全和方便。

（8）变换（diversity）：指房间的装饰、摆设应经常变化，给患者带来新鲜感。

（9）个人清洁卫生（personal cleanliness）：指患者、医护人员都应清洁、干净。护士应保证患者皮肤、口腔、头发清洁，衣服干爽，皮肤湿润、不干燥。护士也应注意个人卫生，勤洗手。

（10）饮食多样化（variety of taking food）：指患者的饮食不但要注意营养，也应该注意多样化，以增加患者的食欲。

（11）有希望和劝慰性谈话（chatting hopes and advises）：指给予患者积极、有希望的谈话，关注他们的不良情绪，但要特别注意不应以对疾病的虚假、无依据的希望劝告患者。

（12）精细管理（petty management）：南丁格尔提出的精细管理，也可译为"陪伴护理"，指护士应该做到无论在或是不在患者的身边，都要确保患者得到适当的照顾，使他们时刻感受到护士的陪伴。

（13）观察患者（observation of the sick）：指护士应时刻注意观察患者，包括病情变化、情绪变化、舒适程度以及是否有家人、朋友探访等。

从以上对 13 个准则的描述中，可见南丁格尔环境学说的核心概念是物理环境，认为环境是影响人群健康的重要因素，护士应从环境着手，将患者置于有利于恢复健康的最佳环境中，不良的环境因素会引起机体的不适，继之影响精神状态，同时准则中也提出护士的观察、沟通等专业关怀行为的重要性。

二、南丁格尔的环境理论的应用与评价

（一）南丁格尔的环境学说在护理实践中的应用

虽然很少有医疗机构或护理机构明确说明他们的护理服务是以南丁格尔的环境理论作为架构的，但是环境理论一直是临床护理中应用最早、最广泛的护理理论之一。环境因素如通风、保暖、安静、清洁、个人卫生等已经成为最基本的临床护理标准及常规护理工作的重要部分。

随着整体护理及生物 - 心理 - 社会医学模式的发展，南丁格尔曾提出的心理环境因素、社会环境因素被日益重视，早已成为医院常规护理的一部分。目前环境理论也被广泛应用于社区、家庭护理的个案管理，在临床护理研究和护理实践中具有重要的价值。

（二）环境理论的评价

环境理论是现代护理学形成和发展的基础，其内涵在当时的社会背景以及现代社会对护理的实践与发展中产生着深刻的影响。该理论的主要特征有以下几方面。

（1）理论清晰：理论不但对 4 大概念（人、健康、环境和护理）有清晰的解释与界定，而且对环境的 13 个准则也有清晰的描述和可操作的定义。

（2）理论简单、可行：整个理论强调一个核心理念，即疾病的康复过程都与患者所处的环境有直接且密切的关系，理论中的相关概念如通风、光线等均较为容易理解和应用。

（3）理论易推广：从生态学角度，环境与健康的关系越来越明确，理论中的要素如通风、清洁、个人卫生等，既适合医院患者，也适合家庭和社区等人群的基础护理。

环境理论对护理专业理论知识的建立起着基石的作用，其强调了护理学中环境与健康、疾病的重要关系，使护理专业人员不断开展相关的科学研究和创新活动，极大地促进了护理实践、护理管理、护理理论等的发展。但该理论也有一定的历史局限性，主要表现在内容框架过于简单、着重强调物理环境对健康的影响，而对社会环境和心理环境并没有较为清晰和详细的说明。

随堂测

知识链接

南丁格尔的环境理论的应用示例

Zborwsky 等学者于 2014 年采用文献检索和描述性统计方法分析与环境理论相关的护理研究。该文献研究主要限定于环境学说中"噪声、光线、空气、通风、清洁及多样性"这 6 个方面。结果发现，2007—2013 年间，相关研究中"噪声"和"睡眠"分别为研究频率最高的自变量和应变量。文章指出，从南丁格尔护理时代到现代护理，"环境"是个复杂的概念，而且直接影响人类疾病的发生、发展与康复过程，环境理论仍在临床护理研究中具有明显被关注的优势。例如巴基斯坦学者 Karim 等于 2015 年报道的"如何将环境理论用于一位身患多种慢性疾病的 75 岁独居老人的个案管理"中，特别介绍了如何根据理论中的 13 个准则系统评估和改善个案的居住环境（房间卫生、通风、光线、温度等）、个人卫生、饮食状况及伤口感染情况等，并实施相应的护理措施，以改善老人的生活环境，使其感染的伤口很快得以愈合，疾病症状有所缓解。

第二节 纽曼的健康系统模式

在护理理论的发展进程中，美国护理理论家、精神卫生保健领域和社区护理领域的开拓者贝蒂·纽曼（Betty Neuman）做出了重要贡献。她应用系统论、压力与适应论、心理学等相关理论发展了健康系统模式，并被广泛地应用于临床护理及社区护理实践中。她曾从事临床护士、护士长、护理部主任、公共卫生护士、精神病咨询专家、护理系教授及主任等工作。1988 年出版的《纽曼系统模式在护理教育与实践中的应用》一书系统地阐述了健康系统模式（Health System Model）的概念与框架。

一、纽曼的健康系统模式理论的起源

1970 年前后，贝蒂·纽曼在加州大学讲授精神卫生、咨询与组织、管理与领导等课程，在精神卫生的教学与实践中，为了给护理专业的学生提供一种有效的学习方法，使她们在学习某一特殊精神健康问题之前能先了解与压力和适应有关的较普遍的身心健康问题，贝蒂·纽曼在 1972 年美国的《护理研究》杂志上发表了"用整体方法解决患者问题的模式"一文，提出不能以孤立的观点看待护理服务对象，必须按系统、整体的原则来思考和行动。这种系统性、整体性思维可使人们充分重视个体各组成部分之间的内在联系，避免传统上对人认识的片面性和封闭性。

纽曼借鉴其他相关学科理论的观点，并结合其多年的临床护理实践经验和思考，构建了健康系统模式。该模式所借鉴的相关理论包括格式塔心理学、系统理论、整体观、应激理论等观点。

1．格式塔心理学　格式塔心理学认为整体大于部分之和，个体的知觉、观念或心理反应具有整体性，不能简单地分解为独立元素。纽曼借鉴格式塔心理学的整体性呈动态平衡状态的观点，如果机体处于不平衡状态，个体会进行动态地、连续地自我调整。如果这一调整或补偿过程不成功，则会导致最终的平衡失调，引起疾病，甚至死亡。

2．贝塔朗菲的一般系统理论　一般系统理论认为系统是由相互关联、相互依赖、相互制约、相互作用的要素所组成的有机整体，按照系统与环境之间物质和能量的交换情况，可以分为孤立系统、封闭系统和开放系统。生命系统是开放系统，其内部的所有要素都在一个复杂组织中相互作用，通过输入、互动过程、输出、反馈过程形成系统内各要素的能量交换。纽曼借鉴一般系统理论发展假设，认为"个体系统需要能量来维持较高的功能状态，一个系统中的功能失调会影响其他系统，特别是如果这个功能失调的系统是一个大系统的子系统"。

3．卡普兰的预防层次模式　卡普兰的预防层次模式认为当一个人面临突然或重大生活困境时，其先前的危机处理方式和惯用的支持系统无法应对目前的处境，就会产生暂时的心理困扰，这种暂时性的心理失衡状态就是心理危机。1964 年，卡普兰首先倡导对预防精神障碍的重视，并提出了"三级预防（three levels of prevention）"模式。纽曼将预防层次模式中三级预防系统的概念引入到其系统模式中。

二、健康系统模式的主要内容

健康系统模式是以开放系统为基础的护理概念架构，其基本概念是压力及对压力的反应。该模式由 4 部分构成，即与环境互动的人、压力源、反应、预防。护理服务对象系统被描述为一个中心核，外面被一些与核同心的环所围绕，中心核是一个基本结构和能量源（图 12-2）。当能量源储存大于需求时，个体保持稳定、平衡；如果人的基本结构被破坏，就会影响人的生存及生命。人体对抗外界的压力源有 3 条防御线，当压力源突破这 3 条防御线时，疾病就会产生。为维持和促进个体的稳定与平衡，要根据准确评估现存的和潜在的压力源以及服务系统对压力源的反应情况，从而采取 3 种不同的预防方式进行干预。

1．个体　是一个系统，包括 5 个互动的变项：生理的、心理的、成长的、社会文化的及精神的，相互之间彼此维持和谐的功能状态，与内在、外在环境的压力源保持稳定。

系统模式将个体（群体、家庭、社区）都定义为服务对象，是一个与环境相互影响、持续互动的开放系统。每个个体都具有正常的防御能力及基本结构，由一个中心核和一系列同心圆环构成（图 12-2）。

2．中心核　即基本结构，指人类生存的基本结构及能量源，由维持系统生存的一些基本要素组成，包括正常体温、遗传特征及结构、反应型态、解剖结构、器官生理功能状态、优势及劣势、自我结构、知识及常识等。如果个体的基本结构遭到破坏，就会影响人的生命及生存。

3．同心圆 表示保护基础结构的 3 种防御机制，如图 12-2 所示，由 3 个圆环构成。

（1）抵抗防御线：是在基本结构外的第一个圆环，是指保护个体的基本结构稳定、完整及功能正常的防卫屏障，包括白细胞功能、免疫功能、生理功能及应对行为等方面。它根据个人的特征、生长发育阶段的特征及遗传特征的不同而有不同的反应。①作用：当压力源侵入正常防御线时不由自主地起作用；②功能：稳定护理对象系统并促进恢复正常防御线；③有效和无效：有效，系统平衡可以恢复；无效则死亡。

（2）正常防御线：是在基本结构外的第二个圆环，正常防御线的完整与否代表了机体是否处于一种动态平衡状态，是判断机体处于健康还是疾病的标志之一，是防御作用的主体，是人在生命历程中建立起来的健康状态和稳定状态，是个体在生长发育与环境互动过程中对压力不断适应调整的结果。可对各种压力源做出适当的调节，维持机体健康的稳定状态。如果正常防御线被破坏，则人体的动态平衡就会被破坏，机体就不能代偿性地应对压力源，从而导致出现症状或压力反应。①作用：保护护理对象系统的正常状态；②功能：反映该护理对象系统的变化发展情况；③扩张和收缩：扩张反映健康增强，收缩反映健康衰退。

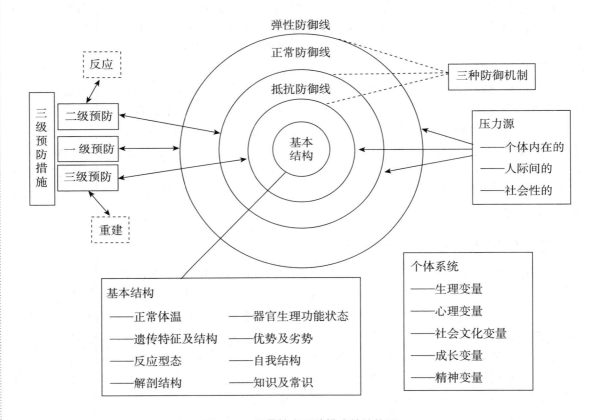

图 12-2 纽曼健康系统模式的结构图

（3）弹性防御线：弹性防御线也称应变防御线，是最外层的防御线，是一种动态的、易变的状态，是一种活动性的、保护性的缓冲力量，它处于正常防御线之外，是首先接触压力源的防御线，对维持机体的正常状态及功能起着重要的缓冲和滤过作用。①机制：通过缓冲来保护机体的正常和稳定状态；②作用：力图使机体免受压力侵害，免于产生压力反应或症状；③功能：防止压力源入侵，缓冲、保护正常防御线；④距离：距离越远，所提供的对抗压力源的保护作用越强；距离越近，则保护作用越弱。

（4）三种防御线的关系：弹性防御线保护正常防御线，抵抗防御线保护基本结构。弹性防御线是护理对象系统面临压力时积极产生反应并试图维持稳定。如在压力源侵入时，弹性防御线未奏效，正常防御线就会被打破，压力反应就会出现。此时抵抗防御线开始起作用，如果有效则可使系统恢复健康。

4．压力源　为改变系统稳定的环境因素的总称，分为以下 3 种。

（1）个体内在的：来自个体内与内环境有关的压力、感受，如愤怒、悲伤、自我形象的改变、自尊紊乱、疼痛、失眠等。

（2）人际间的：来自两个或多个个体之间的压力、角色、关系，如夫妻、父子、上下级或护患关系的紧张。

（3）社会性的：发生于体外、距离比人际间压力源更远的压力，如经济状况欠佳、环境陌生、社会医疗保障体系等。

5．健康系统模式中的三级预防措施　当压力源作用于机体时，机体就会产生防御反应。纽曼认为护理干预是通过三级预防完成的，从而达到恢复和维持机体系统平衡的目的。

（1）一级预防（primary prevention）：发生在当怀疑或发现应激源存在而个体系统尚未对应激源产生反应之前，对个体系统进行评估来确定与环境应激源有关的危险因素，识别并采取相应措施减少各种应激源或危险因素的侵害。

一级预防的目的是强化个体弹性防御线，保护正常防御线，避免个体应激反应的发生和预防潜在的不良反应。

（2）二级预防（secondary prevention）：发生在应激源已经穿过正常防御线，导致个体系统产生应激反应时。具体是指为减轻或消除应激源产生的应激反应而采取的对症处理措施，包括计划和排列干预措施实施的顺序、执行护理干预和治疗措施。

二级预防的目的是强化抵抗线，保护基本结构，减轻或消除应激反应，以减少不良刺激及有害影响，使个体系统恢复稳定性。

（3）三级预防（tertiary prevention）：发生在基本结构和能量源遭到破坏时。使个体系统开始重建调整，以进一步维持和恢复个体系统的稳定性。个体动用维护因素如健康教育和康复锻炼，利用个体的内部和外部资源，促进机体康复和重建，机体预防系统重回一级预防状态。

三级预防的目的是通过内部和外部的资源和力量，加强个体系统的稳定性或实现系统重建，使系统恢复平衡，返回初级预防状态。

三、纽曼的健康系统模式对护理学 4 个基本概念的阐述

1．人　纽曼认为人是一个由生理、心理、社会文化、生长发育和精神信仰 5 个方面组成的整体，是不断与环境相互作用以寻求平衡的开放系统。人有抵御环境中压力源侵袭的能力。

2．健康　纽曼认为健康是一个动态的、从疾病到强健的连续过程，即系统的各个组成部分相互和谐的状态，与正常防御线的动态平衡有关。纽曼认为健康是系统的最佳稳定状态。当系统的需要得到满足时，系统生理、心理、社会文化、生长发育和精神信仰 5 个方面的变化与系统整体间的关系平衡而协调，机体处于最佳稳定状态；反之，若系统的需要得不到满足，则机体的健康水平下降。健康是适应的一种反映。

3．环境　纽曼认为环境是机体内外环境的总和，即所有内部和外部压力源及影响因素的总和。即护理对象为了自身系统的完整和稳定，自发产生变化的总称，包括机体内在的环境、人际间的环境和其他机体外在的环境。

4．护理　纽曼认为护理是一门独特的专业，护理的任务是对护理对象采取有目的的干预措施，减少或避免影响最佳功能状态发挥的压力因素和不利状况，减少压力源造成的不良后

果，使其获得或维持尽可能高的健康水平（保存能量，恢复、维持和促进个体的稳定、和谐与平衡）。要达到这一目的，她主张早期采取预防措施，并将预防措施分为一级预防、二级预防和三级预防。

> ### 知识链接
>
> **纽曼健康系统模式的心理危机干预**
>
> **对新型冠状病毒感染患者焦虑、抑郁情绪的影响**
>
> 在新冠疫情期间，已有学者应用健康系统理论为框架开展有关患者心理干预等。结果证明：新型冠状病毒感染患者存在不同程度的心理危机，运用纽曼健康系统模式，开展针对性的心理危机干预措施，有助于降低患者焦虑、抑郁等不良情绪，提升患者的自我效能感，树立战胜疫情的信心，利于患者康复和疫情控制。
>
> 文献出处：惠姣，曾苹，梁鸿姗，等. 国际精神病学杂志 [J]，2020，4（47）：637-641.

四、纽曼的健康系统模式对护理学专业的意义

自创立以来，纽曼的健康系统模式得到了世界上许多护理专家的一致认可。纽曼系统模式是一个动态、综合、开放的框架模式，关注个体、家庭和社区的医疗护理保健方面，从多个维度出发，构建关注健康促进、跨学科的整合系统模式。

纽曼的健康系统模式用于临床护理、护理教育、护理研究、护理管理等领域，是目前应用最广泛的护理模式之一。在社区护理中，用于高血压、糖尿病、脑卒中等慢性病；在外科护理中，用于术后和癌症患者的护理；在妇科护理中，用于慢性盆腔炎、妇科癌症等患者的护理。

在护理教育和临床教学的领域中，该模式为课程设置、教学评价和评估工具的设计提供了科学系统的指导框架，很多学者以纽曼系统模式为理论框架，研制临床护理评价以及护理教育测量工具。目前已经有百余种护理研究测量工具是基于纽曼的系统模式研制的，且经过应用及评价，大部分工具具有较好的适用性。该模式具有广域性、综合性等特征，尤其是在强调整体护理和健康促进的当代护理学领域，该理论的指导性和应用性得到了进一步的证明与发展。

第三节　奥瑞姆的自理理论

一、概述

自理理论（self-care nursing theory）是国际上富有巨大影响力的护理理论之一，属广域性理论，由美国著名的护理理论家奥瑞姆（Dorothea Elizabeth Orem）于1971年提出。该理论主要阐述了什么是自理、个体什么时候需要护理以及如何提供护理以帮助人们提高自理能力，满足其自理需要。

随堂测

知识链接

奥瑞姆简介

多罗西娅·伊丽莎白·奥瑞姆（Dorothea Elizabeth Orem，1914—2007年）是美国著名的护理理论家，1914年出生于美国马里兰州的一个工人家庭，1934年毕业于华盛顿普罗维登斯医院护士学校；于1939年和1945年分别获得美国天主教大学的护理学学士学位和护理教育硕士学位，先后从事过儿科、内科、外科、急诊科的护理工作，并在普罗维登斯医院护校任教，并于1945年任该校校长；1949年担任美国印第安纳州卫生局医院和机构服务部的护理负责人；1957年受聘于国家卫生教育福利部教育司，主管护士培训工作；1959年回到母校天主教大学任教并担任护理系主任；1976年被华盛顿乔治城大学授予荣誉博士；1980年获天主教大学校友会护理理论成就奖；1984年退休。奥瑞姆一生从事过临床护理、护理教育、护理管理和护理理论的研究和创建等工作，护理经历丰富，科学态度严谨，为其发展护理理论打下了坚实的基础。

1971年，奥瑞姆首次出版其理论代表作《护理：实践的概念》（*Nursing：Concepts of Practice*），详细阐述了自理理论，之后经多次修订并再版，使得自理理论更加丰富和完善，并广泛应用于临床护理实践、护理教育、护理科研和护理管理等领域。

奥瑞姆在护理理论发展方面的杰出贡献，使其获得了若干荣誉学位与奖励，先后获得德克萨斯州圣道大学理学博士、依利诺依卫斯理大学文学博士、美国护理联盟的琳达·理查兹奖、美国护理研究院荣誉院士、国际护理荣誉会杰出创新奖。

二、奥瑞姆自理理论的主要内容

奥瑞姆的自理理论由3个相互关联的部分组成，即自理理论、自理缺陷理论和护理系统理论。

（一）自理理论

自理理论（theory of self-care）着重阐述了什么是自理、人有哪些自理需要以及哪些因素会影响个体的自理能力。

1. 自理（self-care）　即自我护理或自我照顾，是个体为维持生命、确保自身结构完整和功能正常、增进健康而采取的一系列自发的调节活动。自理活动贯穿于人的日常生活中，如进食、穿衣、洗漱等日常生活，社会交往、适应环境变化等方面的个体活动，以及预防疾病、寻求帮助和治疗服药等患病时的活动。自理的概念是整个自理理论的基础。

奥瑞姆认为每个人都有自理的需要，而自理需要根据个人的健康状况及成长发育的不同阶段而有所不同。自理是可以通过学习或经他人的帮助、指导而获得的有意识的行为。

2. 自理能力（self-care agency）　是指个体进行自理活动或自我照顾的能力。一般情况下，人都有自理能力，个体的自理能力受到年龄、发展水平、生活经历、文化背景、健康状况以及可得到的条件、资源等因素的影响。人的自理能力可以通过后天的实践和学习不断得到提高和发展。

奥瑞姆认为自理能力包括10个主要方面：①重视和警惕影响个体内外部环境因素的能力；②控制和利用体能的能力；③对躯体运动的控制能力；④认识疾病和预防复发的能力；⑤正确对待疾病的能力；⑥对健康问题的判断能力；⑦学习和运用疾病治疗和康复相关知识和技能的能力；⑧与医务人员有效沟通并配合治疗的能力；⑨安排自我照顾行为的能力；⑩寻求恰当社

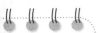

会支持和帮助的能力。

3．自理主体（self-care agent）　是指能完成自理活动的人。正常情况下，健康成人的自理主体是其本人；但儿童、患者等由于自理能力受限，不能成为独立承担的自理主体，因此，他们的自理主体是自己，部分是健康服务人员或照顾者。

4．基本条件因素（basic conditional factors）　指反映个体的生活状况特征及其生活条件的一些因素，这些因素会影响个体的自理能力和自理需要。奥瑞姆将基本条件因素归纳为 10 个方面：①年龄；②性别；③发展状态；④健康状态；⑤社会文化背景；⑥健康因素（如医疗诊断、治疗措施）；⑦家庭因素；⑧生活方式；⑨环境因素；⑩可得到的资源及其利用情况。

5．治疗性自理需要（therapeutic self-care requisites）　指在特定时期内，个体所有自理需要的总和，包括一般的自理需要、发展的自理需要和健康不佳时的自理需要。

（1）一般的自理需要（universal self-care requisites）：指个体为维持自身结构完整和功能正常的自理需要，是人类生存和繁衍的共同需要。包括：①摄入足够的空气、水和食物；②维持良好的排泄功能；③维持正常的活动与休息；④满足社会交往的需要；⑤预防和避免对机体有害的因素；⑥促进人的整体功能与发展的需要。

（2）发展的自理需要（developmental self-care requisites）：指个体在生命发展过程中各阶段产生的、特定的自理需要，以及在某种特殊情况下产生的需要。包括：①不同发展阶段的特殊需要，如婴幼儿期、青春期、更年期等各阶段，都有其不同的特殊需要；②成长发展过程中特定状况下的需要，如失学、失业、丧亲等特定状况下，为避免或减少不良后果而产生的需要。

（3）健康不佳时的自理需要（health deviation self-care requisites）：指个体遭受疾病、创伤、残疾、接受治疗以及其他特殊病理变化时产生的需要。包括：①寻求及时、适当的治疗与护理；②认识、预防、警惕和应对疾病导致的身心反应；③有效地遵从医嘱，接受治疗；④认识、警惕、应对以及调整因治疗和护理带来的不适及不良反应；⑤接受并适应患病角色；⑥学会并适应患病状态带来的影响。

（二）自理缺陷理论

自理缺陷理论（theory of self-care deficit）着重阐述了个体什么时候需要护理。该部分是奥瑞姆自理理论的核心内容。

奥瑞姆认为：当个体的自理需要小于或等于自理能力时，人就可以完成自理。当由于各种情况导致个体的自理需求增加或自理能力下降时，即个体的自理能力不足以满足其治疗性自理需求时，就会出现自理缺陷，需要护士提供护理照顾，帮助其满足自理需要，使其尽快恢复健康。即当个体出现自理缺陷时，需要外界的介入以帮助其保持或恢复自身的平衡，否则平衡将被破坏，出现疾病状态。因此，自理缺陷的出现是个体需要护理介入的原因。

（三）护理系统理论

护理系统理论（theory of nursing system）着重阐述了如何通过护理系统提供护理帮助，满足个体自理需要。

奥瑞姆根据服务对象的自理需要和自理能力以及护士提供的帮助，将护理系统分为 3 类，包括全补偿护理系统、部分补偿护理系统和支持－教育系统。

1．全补偿护理系统（wholly compensatory nursing system）　即服务对象完全没有能力自理，需要护士进行全面帮助，以满足服务对象所有的自理需要。适用于：①服务对象在身体及心理上完全不能满足自己的自理需要，如昏迷患者或全麻未醒患者；②服务对象神志清楚，但在身体上不能满足其自理需要，如高位截瘫患者或医嘱限制其活动的患者；③服务对象虽在身体上能够完成自理，但由于心理及精神等原因无法对自己的自理需要做出判断和决定，如精神疾病患者。

2．部分补偿护理系统（**partly compensatory nursing system**）　即服务对象有部分自理能力，尚不能完全满足其自理需要，需要护士提供帮助以弥补其不足。适用于手术后患者，尽管服务对象能满足大部分自理需要，但仍需护士提供不同程度的帮助，如协助如厕、帮助其更换敷料、指导其咳嗽时保护伤口等。

3．支持－教育系统（**supportive-educative system**）　即服务对象有能力满足自理需要，但需要护士提供支持、教育以及指导等帮助才能完成自理活动。如乳腺癌患者术后进行患肢的功能锻炼、糖尿病患者的饮食控制、监测血糖等。

奥瑞姆指出，护理系统是一个动态的行为系统。护理系统的选择并不是固定不变的。护士应根据服务对象的自理能力及治疗性自理需求的变化而选择合适的护理系统。同一个患者在不同的患病阶段，其选择的护理系统可能不同。各护理系统的适用范围及护士和服务对象在各系统中所承担的职责见图 12-3。

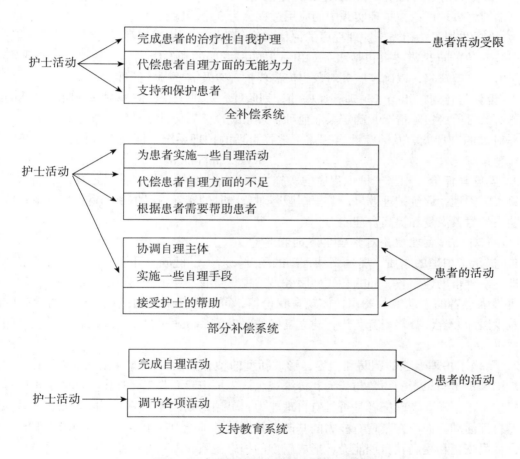

图 12-3　奥瑞姆护理系统理论结构示意图

三、奥瑞姆自理理论对护理学 4 个基本概念的阐述

1．人　奥瑞姆认为，人是一个具有生理、心理、社会需要的整体。人有满足自己需要的能力。人的自理能力不是先天具备的，而是通过后天的不断学习获得和发展的。奥瑞姆自理理论中的人是指接受护士帮助和照护的人，包括个体、家庭、社区和社会群体。人都会经历自理活动受限的时期，产生自理缺陷，需要他人的帮助。

2．健康　奥瑞姆赞同 WHO 关于健康的定义，认为健康不仅是没有疾病或虚弱，而且是一种生理、心理和社会文化的适应状态。人的身体的、心理的、人际关系的和社会方面的健康是不可分割的；人的健康与疾病状态是动态的；保持内外环境的稳定与健康密切相关。

3．环境　奥瑞姆认为"环境是存在于人周围并影响人的自理能力的各种因素"，包括物理、心理、社会等方面因素。人与环境是统一的，人能够利用环境满足自己的需要。

4．护理　奥瑞姆认为，护理是帮助服务对象克服和预防自理缺陷的发生、发展并为有自理缺陷者提供照顾的活动。护理活动应根据服务对象的自理需要和自理能力缺陷程度而定。随着个体自理能力的增强，对护理的需要会逐渐减少甚至消失。护理的最终目标是恢复和提高个体的自理能力，促使个体承担起自我照顾的责任。护士对患者进行健康教育也是促进患者自理能力发展的必要途径。

四、奥瑞姆自理理论在护理实践中的应用

（一）奥瑞姆自理理论与护理实践的关系

奥瑞姆将自理理论在护理实践中的应用过程分为 3 个步骤。

1．诊断与处置　相当于护理程序的评估和诊断阶段，即通过观察、交谈等形式收集资料，分析服务对象的自理需要（包括服务对象一般的、发展的和健康不佳时的治疗性自理需要）、自理能力和自理缺陷，以确定服务对象为何需要护理以及需要哪些护理。

2．设计与计划　相当于护理程序中的计划阶段。即护士首先应根据前一阶段评估的结果及服务对象目前的实际情况，确定采取何种护理系统，然后设计及计划具体的护理方案。即针对服务对象的自理能力及治疗性自理需求选择合适的护理系统，即完全补偿、部分补偿或支持 – 教育系统。

3．实施与评价　相当于护理程序的实施与评价阶段。即护士根据设计及计划的结果对服务对象实施护理，评价护理效果，并根据服务对象当时的实际情况不断调整护理方案，以协调和帮助服务对象恢复和提高自理能力。

（二）奥瑞姆自理理论对护理实践的指导意义

1．揭示了护理的本质　奥瑞姆从自理的角度，对人、健康、环境、护理进行了解释，认为护理是一种帮助性服务，而非替代性服务，重视"自我"在护理与保健中的主导作用，自我护理可增强患者的主动参与意识，体现自我价值，可缩短住院时间或减少患者再次入院的次数，减少医疗开支，减轻家庭负担，建立良好的医患关系，通过自我护理教育为护患之间沟通架起桥梁。

2．明确了护理专业的范畴和内容，形成新型的护患关系　奥瑞姆自理理论明确了护士的职责范围和护士与患者的角色与行为。传统观念认为护士只有为患者提供全部的护理照顾才是一个好护士，不需要考虑患者是否具有自理能力。奥瑞姆则认为，护士不应无原则地全部包揽患者的自理活动，而应在其现有能力的基础上补偿其自理能力的不足，帮助患者克服自理的局限性，从而恢复和提高其自理能力，形成新型的护患关系，即互补关系，由患者的自理力量与护士补充的护理力量构成治疗性护患关系。

3．对护士的职业提出了新的要求　奥瑞姆自理理论对护士的职业提出了新的要求，强调护士必须接受系统的完整教育，而不是职业训练，护士应进行"思考护理"，为患者传授护理知识和技术，而不只是熟练地执行标准化操作和完成任务。

4．强调了患者在维护健康中的主体作用　患者的自我护理对促进健康具有重要的意义，而自理是通过学习逐渐获得的。护士不仅要为有自理缺陷的患者提供帮助，而且要善于调动和激发患者的主观能动性，挖掘患者的自理潜能，引导患者和家属积极参与护理，成为自理的主体。三类护理系统贯穿于疾病护理的全过程，相互联系，灵活运用，以更好地为患者提供服务，但不应因强调患者进行自理护理，而放弃护士的责任和努力。

5．为护理实践提供了理论基础　奥瑞姆自理理论被广泛应用于护理教育、临床护理、护

随堂测

理管理和护理科研各个领域。首先，自理理论对护理教育提出了更高的要求，作为护士不但要掌握护理的技术，更要掌握护理的艺术。其次，自理理论极大地拓展了护理临床实践和科研的领域，并为护士从事健康教育提供了依据。根据奥瑞姆自理理论，护士的职责之一是促进服务对象的自理。因此，护理服务的场所不局限在医院内，还必须面向家庭、社区和社会，满足人们的自理需要，发挥护理的最大效能。

第四节　舒适理论

一、概述

　　舒适理论（theory of comfort）是由美国护理学者凯瑟琳·科尔卡巴（Katharine Kolcaba，1944—）于 1994 年提出的中域型护理理论。该理论认为舒适是一个复杂的多维概念，不仅有身体方面的舒适，还包括心理精神、社会文化和环境方面的舒适。舒适护理是整体护理艺术化、理想化的过程，应将舒适护理融入以人为本、以患者为中心的整体护理中。该理论重点关注患者的生理、心理、社会、精神的和谐统一，强调护理实践与护理研究应更加注重患者的舒适感受和满意度。

二、舒适理论的主要内容

　　舒适理论是围绕舒适需求、舒适干预、干预变量、寻求健康行为、机构完整性 5 个主要概念以及相互关系形成的理论框架（图 12-4）。其中舒适是舒适理论最核心的概念。

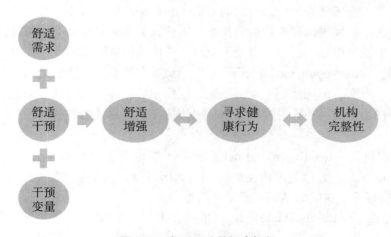

图 12-4　舒适理论的概念框架

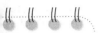

（一）舒适的概念与类型

1. 舒适的概念 Kolcaba 认为，舒适是人的基本需要，是指通过舒适措施达到的个体身体处于轻松、满意、自在、没有焦虑、没有疼痛、安宁的状态。

2. 舒适的类型 包括生理舒适、心理精神舒适、社会文化舒适以及环境舒适 4 个方面。

（1）生理舒适（physical comfort）：指个体身体上的舒适感觉，与机体的感觉和维持机体内环境稳定的机制有关。

（2）心理精神舒适（psycho-spiritual comfort）：指内在的自我意识，包括尊重需要的满足、性需要的满足和对生命意义的理解。心理舒适是指信仰、信念、自尊、生命价值等精神需要的满足，是心理的直接感受；精神舒适是指宗教、信仰、信念方面带来的舒适。

（3）社会文化舒适（social comfort）：指个体与个体、家庭、社会之间的相互关系以及文化习俗的适应性，包括人际关系、家庭、职业、经济状况与社会关系的和谐。

（4）环境舒适（environmental comfort）：指外在物理环境中适宜的声音、光线、颜色、温湿度等方面的舒适。

从整体的角度来看，上述 4 个方面是相互联系、相互影响的，某一方面出现问题，个体就会产生不舒适的感觉。而当个体身心健康，上述各种舒适需求都得到满足时，则常能体验到舒适的感觉。最高水平的舒适表现为：情绪稳定、心情舒畅、精力充沛、感到安全和完全放松。

（二）舒适理论框架

1. 舒适需求（comfort needs） 由患者和家属所确定的在其身体、心理精神、社会文化和环境方面的放松感、愉悦感和超越感的不足或期望。

（1）舒适需求的类型：①没有痛苦：指特定的需求被满足或部分满足，不适减轻或消除的状态，如解除手术切口引起的疼痛；②轻松自在：指一种特定的不舒适的解除，是一种安静、平和的状态，如环境的舒适；③超越：指从各种问题或病痛中振作，患者得到鼓舞，战胜困难的力量得以增强，潜能得以超常发挥。如护理人员通过改善环境、增加社会支持等措施，帮助患者及其家庭成员感到舒适。

（2）舒适需求的等级：①处于舒适状态的需求：这是患者最理想的一种状态，能够达到轻松自在、平静、满足；②去除不舒适、寻求舒适的需求：这类需求一般存在于患者的疾病状态过程中，包括急慢性疼痛、心悸、恶心呕吐等；③接受教育、寻求动力和鼓舞的需求：这类需求一般存在于疾病恢复期中、准备恢复正常生活的患者。

2. 舒适干预（comfort intervening） 又称舒适措施，是指满足服务对象特定舒适需求（包括生理、心理精神、社会文化、环境等）的护理干预，也指医疗机构为提高护士的工作舒适感而进行的改善工作环境等措施。有效的舒适干预可提高服务对象的舒适水平，有助于改变其寻求健康的行为，并促进医疗机构的完整性。因此，若服务对象接受了持续的舒适护理，就会提高其舒适水平及健康寻求行为，以及形成对医疗机构服务结局的良好评价。

3. 干预变量（intervening variables） 指影响服务对象整体舒适感的相互作用力，包括以往的经历、年龄、态度、情感状态、支持系统、疾病预后、经济情况及有关患病体验的所有因素。这些因素往往不易被医务人员控制，但会对舒适干预计划或措施的结果产生正性或负性的影响。

4. 寻求健康行为（health-seeking behaviors） 指由服务对象所定义、与追求健康相关的各种后续结局的行为，包括寻求内在的行为（如伤口愈合、免疫功能增强等）、外在的行为（如与健康相关的行为、功能的结果）或平静死亡的行为。

5. 机构完整性（institutional integrity） 指社会准则、经济的稳定性、所有健康服务机构以及医疗系统，包括公共卫生机构、医疗保险以及医疗补助计划、居家照护机构、养老院等。

Kolcaba 认为，有效的舒适干预可提高服务对象的舒适水平，服务对象的舒适改善或提高又有助于增进其寻求健康行为，服务对象良好的寻求健康行为又将有力地促进医疗机构的完整性。

三、舒适理论对护理学 4 个基本概念的阐述

1. 人　Kolcaba 认为，人是一个具有生物、心理、社会文化属性的统一体，包括个人、家庭、团体或社区。人是专业性照顾的接受者，可以是患者，也可以是医疗机构的护士。照顾的提供者要关注人的独特健康需求，为其提供干预和服务。

2. 健康　Kolcaba 认为，健康是个体、家庭、团体或社区的一种理想的功能状态。患者被认为是有健康需求的个人、家庭、团体或社区。

3. 环境　Kolcaba 认为，环境是指个体、家庭或机构中能够使舒适增加的所有外在因素。人与环境相互作用，人可以利用环境满足自身需要，环境也能影响人的各个方面。

4. 护理　护理是通过对舒适需求的评估，采取舒适干预措施来满足舒适需求。护理是促进舒适的行为。

四、舒适理论在护理实践中的应用

（一）舒适理论与护理实践的关系

Kolcaba 将舒适理论在护理实践中的应用过程分为 3 个步骤。

1. 识别与诊断　相当于护理程序的评估和诊断阶段。即护理人员评估服务对象的舒适需求，识别并明确其未被满足的舒适需求，了解影响干预效果的因素。对于舒适需求的评估可以是主观的或者客观的，如当护士评估患者是否舒适时，可以通过观察伤口的恢复情况、实验室指标的变化或者行为上的变化，还可以通过 Kolcaba 编制的量表进行测量。这些量表的开发及应用为深入研究和验证舒适理论提供了良好的研究工具。

2. 设计与计划　相当于护理程序中的计划阶段。即护士根据评估的结果，设计并制订有针对性的舒适干预方案来满足服务对象的舒适需求，增强舒适感。此外，护士在制订干预措施时要考虑干预变量，如疾病的诊断、经济状况、外在的社会支持等因素的影响。

3. 评价及调整　相当于护理程序的实施与评价阶段。即护士根据设计及计划的结果对服务对象实施舒适干预，评价干预措施的有效性，并根据服务对象的实际情况不断调整干预方案。如舒适需求得到满足，则机体的功能状态、情绪状态得以改善，即舒适感增强，促进其寻求健康的行为。寻求健康的行为反过来也能增强患者的舒适感，从而更加促进其寻求健康的行为。因此寻求健康的行为与舒适需求之间存在着相互关系。当护理人员有效地解决了服务对象的舒适需求时，机构的完整性也得以实现，例如促进患者健康的恢复、提高财政的稳定性等。同时，机构的稳定性也能提高患者的满意水平。

（二）舒适理论对护理实践的指导意义

1. 揭示护理实践的目标　患者的舒适是护理实践的目标。通过舒适护理，患者不仅获得了治疗的需要，而且最大限度地满足了他们的舒适需求。Kolcaba 认为舒适护理应作为整体护理艺术的过程和追求的目标。舒适是与护理密切相关的理想的整体结局。

2. 拓展护理专业的实践范畴　Kolcaba 在舒适理论中明确了舒适干预措施可通过多种不同的方式在各种人群中实施，包括患者、学生、工人、老年人、社区居民等体系。舒适理论在对护理学 4 个基本概念的解释中，认为人是一个具有生物、心理、社会文化属性的统一体，包括个人、家庭、团体或社区。将理论用于指导护理专业实践，进一步推动了护理实践的发展。

3. 完善整体护理的内涵　Kolcaba 的舒适理论关注的是患者的生理、心理、社会、精神的和谐统一，该理论将舒适护理与整体护理联系起来，认为舒适护理是整体化护理内涵的延

伸，其涵盖范围广泛。强调护理实践与护理研究应更加关注患者的舒适感受和满意度，并将其作为整体护理过程中的一种思维方法，将舒适护理融入以人为本、以患者为中心的整体护理中。

4.体现护士的专业价值 Kolcaba整合了早期护理理论家关于舒适的概念，提出了舒适护理应作为整体护理艺术的过程和追求的结果。舒适是一个具有积极内涵的概念，可以在护理人员的帮助下实现。个体任何一方面的舒适需求没有被满足，都会影响其健康状况，需要护理人员及时识别患者未被满足的舒适需求，采取恰当的舒适干预措施，满足其舒适需求。此外，对护理人员自身舒适的关注也有助于其个人成长。

随堂测

5.为临床护理和护理科研提供理论框架 舒适理论被广泛应用于护理教育、临床护理和护理科研各个领域，并对拓展学科研究领域及提升临床实践质量有积极的促进作用。该理论为护理教学和培训提供了有用的概念框架，并在运用中取得了一定的效果；在临床护理应用中指导护理实践更加有效、患者满意度更高；护理研究领域的可接受性较好，舒适的相关研究检验了舒适护理实施的有效性，进一步推动了护理教育、护理科研的更新和繁荣，促进了护理学科的发展。

小 结

现代护理专业的奠基人南丁格尔被认为是世界上第一位护理理论家，她的环境理论核心是物理环境，强调护理是将患者置于最佳环境中，物理环境的优劣直接影响患者疾病的预防、发展与转归，同时也影响患者的心理环境和社会环境。纽曼的健康系统模式是以开放系统为基础的护理概念架构，由4部分构成，即与环境互动的人、压力源、反应、预防，提出人体对抗外界压力源的3条防御线以及对应的预防干预。奥瑞姆自理理论是以自理为核心，包括3个理论结构：自理理论结构、自理缺陷理论结构和护理系统理论结构，强调护理活动应根据服务对象的自理需要和自理能力缺陷程度而定，护理的最终目标是恢复和提高个体的自理能力，促使个体承担起自我照顾的责任。舒适理论是中域型护理理论，认为舒适是一个复杂的多维概念，不仅有身体方面的舒适，还包括心理精神、社会文化和环境方面的舒适，强调护理实践应更加注重患者的舒适感受和满意度。

 思考题

1.结合本章案例12-1，基于文献阅读，应用健康系统理论，请问该案例可以拟定的三级预防措施有哪些？

2.奥瑞姆自理理论中护理系统有哪几种？各适用于哪些情况？请举例说明。

3.何为舒适？舒适有哪几种类型？具体内容是什么？

4.患者田某，女性，66岁。平时生活能完全自理。因子宫肌瘤行子宫切除术，术中采取全身麻醉。术后6 h左右，患者苏醒；术后48 h左右，患者开始下床活动。

请回答：（依据奥瑞姆的自理理论回答）

（1）对患者实施护理包括哪几个步骤？

（2）在术前、术中麻醉、术后48 h左右3个阶段，护士应分别为患者提供何种护理系统？

（李 桃 余晓云）

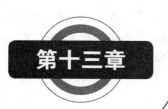

第十三章 护理与法律

导学目标

通过本章内容的学习，学生应能够：

◆ **基本目标**

1. 解释法律、医疗卫生法、医疗纠纷、医疗事故、护理差错、护理法的概念。
2. 说明医疗卫生法的特点及法律责任。
3. 归纳护理工作中相关法律法规的类型。
4. 说明医疗事故的构成要件、分级及处理流程。
5. 说明护理差错的评定标准。
6. 比较医疗纠纷和医疗事故处理的异同点。
7. 应用所学知识分析护理工作中潜在的法律问题。

◆ **发展目标**

根据临床实际案例分析护理工作中的法律问题，并提出预防措施。

◆ **思政目标**

培养学生高度的责任心，践行以德护理、依法护理、以技护理的法律观。

案例 13-1

2019 年 12 月 3 日，值班护士王某在给患者更换输液瓶时，未严格执行"三查七对"，错将 5 床患者的头孢米诺溶液瓶换给了 3 床患者，回到治疗室后，王某发现差错并立即进行了更换处理，换下了头孢米诺溶液，但未向医生及护士长汇报。5 min 后，3 床患者面色苍白、口唇青紫、呼吸困难，出现了过敏反应，虽然经过医生、护士及时抢救后，患者最终脱离危险，但是家属以"患者受到惊吓，病情加重"为由将护士王某告上了法庭。

请回答：

1. 此案例中护士王某是否存在过失及需要承担一定的法律责任？
2. 在护理工作中，如何避免类似事件的发生？

随着社会法制的逐步健全，人们自身的健康需求和法律维权意识不断增强，护士在实践工作中所涉及的法律问题日益增多。因此，护士不仅要学好专业知识，还应学习和掌握基本的法

律知识，了解与护理工作密切相关的各种法律规范，正确认识自己在护理工作中应享有的权利及应承担的义务，用法律手段规范和调整各种护理活动和行为，以最大限度维护患者和自身的合法权益，有效规避护理工作中的法律风险，全面提高护理服务质量。

第一节　我国法律体系及医疗卫生法规

我国的法律体系立足本国国情和实际，集中体现党和人民意志，是以宪法为统帅，以法律为主干，以行政法规、地方性法规为重要组成部分的现行法律规范的总和。医疗卫生法是我国法律体系的一个重要组成部分，是以保护公民健康权利为宗旨，保证公民享有国家规定的健康权和治疗权的相关法律法规。

一、法律概述

（一）法律的概念

法律（law）是指国家制定或认可并由国家强制力保证执行的具有普遍约束力的行为规范。法律有狭义及广义之分，狭义的法律专指由拥有立法权的国家机关制定的规范性文件，如全国人民代表大会及其常务委员会依照立法程序制定颁布的规范性文件。广义上的法律除国家立法机关制定的规范性文件之外，还包括国家行政机关制定的行政法规、地方国家权力机关制定的地方性法规等。

（二）法律的分类

依据不同的标准，可将法律分为不同的种类。

1. 依据法律制定的主体不同分为国际法和国内法　国际法由不同主权国家参与制定或公认，适用于调整国家之间相互关系或处理许多国家共同关心的问题的国际公法。国内法指由一个主权国家制定的、适用于该国主权管辖范围内的法律，如我国的法律包括宪法、民法、刑法、行政法、诉讼法等。

2. 依据法律的效力不同分为根本法和普通法　根本法即宪法，具有最高法律效力，规定了国家的基本性质和社会制度、公民的基本权利和义务、国家机关的设置等内容。普通法规定国家的某项制度或调整某类社会关系，法律效力次于根本法。

3. 依据法律调整的范围不同分为一般法和特别法　一般法是在全国范围内对全体居民普遍适用的法律，如民法、刑法等。特别法是指仅对特定的人和事、在特定地域、特定时期内有效的法律，如医师法、兵役法、戒严法等。

4. 依据法律所规定的具体内容不同分为实体法与程序法　实体法规定人们在政治、经济、文化等方面的社会关系中所享有的权利与义务，如宪法、刑法、民法等。程序法是为了保证实体法规定的权利和义务的实现而制定的诉讼程序上的法律。

（三）法律的基本范畴

1. 权利和义务　权利和义务是法律的核心内容。权利是正当化的利益，义务是法律关系主体承担的责任。通过对权利和义务的双向规定作为法律调整手段，并通过国家强制力保证这些权利和义务的实现，以保障国家正常运转，维持良好的社会秩序。

2. 法律责任　法律责任指人们对自己的违法行为所应承担的法律后果。根据违法行为的性质不同，可以将法律责任分为刑事责任、民事责任、行政责任、违宪责任等。法律责任具有违法与后果的内在逻辑关系，法律责任的追究是由国家强制力实施的，其他任何组织和个人都无此项权力。

3. 法律制裁　法律制裁指由特定的国家机关对违法者依其所应承担的法律责任而实施的

强制惩罚措施。根据违法行为及法律责任的性质，法律制裁可分为刑事制裁、民事制裁、行政制裁和违宪制裁。①刑事制裁：又称刑罚，是指司法机关对违反刑法的犯罪者根据其所应承担的刑事责任而实施的惩罚措施，包括监禁、死刑等。②民事制裁：是指人民法院对于违反民事法规的违法当事人依其所应承担的民事责任而实施的强制性措施，包括停止侵害、消除危险、赔偿损失、恢复名誉、赔礼道歉等。③行政制裁：是指国家行政机关对行政违法者所实施的强制性惩罚措施。根据行政违法的社会危害程度、实施制裁的方式等不同，行政制裁又可分为行政处分和行政处罚两种。④违宪制裁：指依据宪法的特殊规定，对违宪行为者实施的法律制裁。

二、我国法律体系及立法程序

（一）我国法律体系

法律体系（legal system）是一个国家全部现行法律构成的整体，法律体系即部门法体系，其基本构件是法律部门，是依据一定的标准与原则所归纳的同类法律规范的总称。

1. 部门法律体系　亦称部门法，是依据调整的社会关系的性质不同作为主要划分标准所形成的法律规范的总称。我国现行的部门法包括：宪法、行政法、刑法、民商法、经济法、劳动法与社会保障法、自然资源与环境保护法、军事法、诉讼法等。

2. 法的效力等级体系　是以法的效力位阶不同作为主要划分标准所形成的法律规范统一整体。我国法律的效力等级大体分5个层次：宪法为最高级，具有最高法律效力；第二级是法律（全国人大和人大常委会制定）；第三级是行政法规（国务院制定）；第四级是地方性法规（省级人大制定）、部门规章（国务院各部委制定）；第五级是设区的市地方性法规。

（二）我国立法程序

立法程序是指国家立法机关在制定、修改和废止规范性法律文件的活动中所必须遵守的法定步骤和顺序。根据我国宪法及法律的有关规定，中国的立法机关是全国人民代表大会及其常务委员会。立法程序包括4个步骤：提出法律草案，讨论及审议法律草案，表决通过法律草案，公布法律。

三、医疗卫生法规

（一）医疗卫生法的概念

医疗卫生法是由国家制定或认可，并由国家强制力保证实施的医疗卫生方面的行为规范的总和。医疗卫生法是对人们在医疗卫生与医疗实践中各种权利和义务的规定和调整，以确保良好的医疗卫生秩序。

（二）医疗卫生违法行为及法律责任

医疗卫生违法行为是指个人、组织所实施的违反医疗卫生法律、法规的行为。医疗卫生法律责任是指违反医疗卫生法的个人或单位对其违法行为所应承担的带有强制性的法律后果。根据违法行为的性质，卫生法律责任可分为行政责任、民事责任和刑事责任。

1. 行政责任（administrative liability）　指医疗卫生机构及其工作人员违反医疗卫生法中有关卫生行政管理方面的规范所应承担的法律后果。包括行政处罚和行政处分两种责任形式。行政处罚的种类有：警告、罚款、没收违法所得、没收非法财物、责令停产停业、暂扣或吊销卫生许可证和生产许可证或营业执照等。行政处分包括：警告、记过、降级、撤职、留用察看及开除等。

2. 民事责任（civil liability）　指医疗卫生机构及其工作人员对实施侵害公民生命健康权、财产权的民事不法行为应承担的法律后果。民事责任主要是弥补受害方当事人的损失，以财产责任为主。

3. 刑事责任（criminal liability） 指行为人实施了犯罪行为，严重侵害了卫生管理秩序及公民的生命健康权益，依刑法所应承担的法律后果。卫生法刑事责任包括：生产销售假药罪、生产销售有毒有害食品罪、医疗事故罪、非法行医罪、妨害传染病防治罪、非法组织卖血罪等。

四、护理法

（一）护理法的概念

护理法（nursing legislation）是卫生法的重要组成部分，是由国家制定或认可的关于护理人员从业资格、权利义务、执业责任和行为规范的法律法规，以法律的形式对护理人员在教育培训和实践方面所涉及的问题予以规定。

（二）护理立法的历史及发展

1. 世界各国护理立法概况 护理立法始于 20 世纪初，新西兰于 1901 年率先发布了护理法，使其成为世界上最早颁布护士法案的国家。1903 年，美国北卡罗来纳、纽约、新泽西等州颁布了《护士执业法》作为护士执业的法律规范。1919 年，英国颁布了第一部《护理法》。随后，荷兰、芬兰、意大利、美国、加拿大、波兰等国也相继颁布了护理法律法规。1947 年，国际护士委员会发表了一系列有关护理立法的专著。1953 年，世界卫生组织发表了第一份有关护理立法的研究报告。1968 年国际护士会成立了立法委员会，并制订了护理立法史上划时代性的纲领性文件——《系统制定护理法规的参考指导大纲》，为各国护理法的制定提供了权威性指导。随后，护理立法在各国得到了不断发展与完善。目前，已有多数国家制定了护士法，对推动当地护理管理走向规范化和制度化起到了重要作用。

2. 中国护理立法概况 新中国成立后，国家先后发布了涉及护理管理方面的法规、规章和文件，包括《医士、药剂士、助产士、护士、牙科技士暂行条例》《关于加强护理工作的意见》《卫生技术人员职称及晋升条例》等。然而起初我国并没有建立起严格的考试、注册和执业管理制度，直至 1993 年 3 月颁布《中华人民共和国护士管理办法》，才明确了护理执业管理制度，并于 1995 年 6 月首次举行了全国护士执业考试。2008 年 1 月 23 日，国务院颁布了《中华人民共和国护士管理条例》（以下简称《护士条例》），同年 5 月 4 日，卫生部颁布《护士执业注册管理办法》，这两项法规均于 2008 年 5 月 12 日起正式实施。2010 年，卫生部、人力资源和社会保障部颁布了《护士执业资格考试办法》。

（三）护理执业相关法律

1. 由国家立法机关制定颁布的法律文件 主要包括《中华人民共和国侵权责任法》《中华人民共和国母婴保健法》《中华人民共和国传染病防治法》《中华人民共和国药品管理法》等，这些是与护理专业相关的卫生法，目前这一层次的护理专业法尚空缺。

2. 由国务院制定颁布的规范性文件 包括《护士条例》《医疗机构管理条例》《医疗事故处理条例》《医疗废物管理条例》等，这些行政法规的一些条款与护理专业有关，其中《护士条例》是目前我国最高的护理法规。

3. 由国家卫生健康委员会（原国家卫生计划生育委员会）与相关部门联合制定发布的规范性文件 包括《医院感染管理办法》《病例书写基本规范》《护士执业注册管理办法》《护士执业资格考试办法》等。

4. 专业学术团体的规范标准 由政府授权的护理专业团体，如中华护理学会根据法律所制定的各种护理标准、操作规范以及护理实践的规定、章程、条例等。

5. 医疗工作机构的规章制度 各级医疗机构一般都有针对护理工作的详细而具体的规章制度，如护理标准手册、病房管理制度、护理交接班制度、查对制度等。

科研小提示

"互联网＋护理服务"方面的法律法规尚需要创新与完善，查阅文献可知，如《中国卫生事业管理》2021 年第 1 期。

知识链接

护士立法展望

近年来，护理界的全国政协委员、人大代表纷纷建言尽快制定出台《中华人民共和国护士法》（以下简称《护士法》）。随着我国"以治病为中心"到"以健康为中心"的健康卫生工作重点的转移，势必将推动护士面向社区、走向家庭，"互联网＋护理"等相关政策的出台，派生出信息化多地点工作新业态。在这样的情境下，护士最担心的是什么？一是薪酬，二是地位，三是人身安全。《护士法》的出台，将会更好地保障护士群体的权益及规范其行业行为，使患者和护士能够共享更加安全的医疗护理环境，保障行业快速有序发展。

2019 年 3 月 7 日，全国政协委员、中华护理学会名誉理事长李秀华再次提交相关提案。全国人大代表，柘城县人民医院护理部主任宋静、安阳市肿瘤医院 ICU 护士长黄玉梅也分别从专科护理发展、新型护理服务模式规范、护士执业环境改善等方面建议国家尽快制定《护士法》。

（四）护理法规——《护士条例》

《护士条例》是由国务院颁布的我国最高效力的护理法规，其基本内容包括：总则、执业注册、权利义务、医疗卫生机构职责、法律责任及附则 6 部分，于 2008 年 5 月 12 日起施行。《护士条例》对维护护士的合法权益，规范护理行为，促进护理事业发展，保障人体健康和医疗安全具有重要意义。

1. 护士执业注册　护士执业考试合格后必须经过注册，取得《护士执业证书》后，才能成为法律意义上的护士。

（1）注册管理机构：国务院卫生主管部门负责全国护士执业注册监督管理工作。省、自治区、直辖市人民政府卫生主管部门是护士执业注册的主管部门，负责本行政区域的护士执业注册管理。

（2）护士执业注册的基本条件：按照《护士条例》的要求，申请护士执业注册应具备以下 4 个条件：①具有完全民事行为能力；②在中等职业学校、高等学校完成教育部和卫生部规定的普通全日制 3 年以上的护理、助产专业课程的学习，包括在教学、综合医院完成 8 个月以上护理临床实习，并取得相应的学历证书；③通过国务院卫生主管部门组织的护士执业资格考试；④符合国务院卫生主管部门规定的健康标准，包括无精神病史，无色盲、色弱、双耳听力障碍，无影响履行护理职责的疾病、残疾或者功能障碍。

（3）护士执业注册制度：①申请注册：护士执业注册申请，应当自通过护士资格考试日起 3 年内提出，逾期提出申请者应当在符合国务院卫生主管部门规定条件的医疗卫生机构接受 3 个月临床护理培训并考核合格；②延续注册：护士执业注册有效期为 5 年。届满需要继续执业的应当在有效期期满前 30 日，向原注册部门申请延续注册；③变更注册：当护士在执业注册有效期内变更执业地点时，应向拟执业地省、自治区、直辖市人民政府卫生主管部门报告，并办理变更手续。收到报告的卫生主管部门应当自收到报告之日起 7 个工作日内为其办理变更

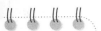

手续，护士变更注册后其执业许可期限也为 5 年；④注销注册：护士执业注册后有下列情形之一的，由原注册部门办理注销执业注册：包括注册有效期届满未延续注册；受吊销《护士执业证书》处罚；护士死亡或丧失民事能力等。

2．护士的权利与义务

（1）护士的权利：指护士在工作中应有的权力和利益。主要包括以下权利：①执业活动中，护士拥有人格尊严、人身安全不受侵犯的权利。护士依法履行职责，受法律保护。②维护个人正当利益的权利：护士执业，有按照国家有关规定获取工资报酬、享受福利待遇、参加社会保险的权利；有获得与其所从事的护理工作相适应的卫生防护、医疗保健服务的权利；护士有按照国家有关规定获得与本人业务能力和学术水平相应的专业技术职务、职称的权利；有参加专业培训、从事学术研究和交流、参加行业协会和专业学术团体的权利。③护士有获得疾病诊疗、护理相关信息的权利和其他与履行护理职责相关的权利。

（2）护士的义务：①依法执业：护士在执业过程中应严格遵守法律、法规、规章和诊疗技术规范的规定；②救治患者：护士在执业活动中若发现患者病情危急，应立即通知医生；在紧急情况下，为抢救垂危患者生命，应该先实施必要的紧急救护；③准确执行医嘱：护士发现医嘱有违反法律、法规、规章或者诊疗技术规范规定的，应及时向该医师提出质疑；必要时向该医师所在科室的负责人或者医疗卫生机构负责医疗服务管理的人员报告；④保护患者隐私：护士应当尊重、关心、爱护患者，保护患者的隐私；⑤积极参与公共卫生救护：护士有义务参与公共卫生和疾病预防控制工作。如发生自然灾害、公共卫生事件等严重威胁公众生命健康的突发事件，护士应服从县级以上人民政府卫生主管部门或者所在医疗卫生机构的安排，参与医疗救护。

3．医疗卫生机构职责　为强化医疗机构在护士执业中的作用，《护士条例》规定医疗卫生机构的职责，内容如下。

（1）医疗卫生机构应按照国务院卫生主管部门规定的标准配备护理人员。

（2）保障护士合法权益，包括：①医疗卫生机构应当执行国家有关工资、福利待遇等规定，按照国家有关规定为从事护理工作的护士足额缴纳社会保险费用；②为护士提供防护用品，并采取有效的卫生防护措施和医疗保健措施；③对在艰苦边远地区工作，或者从事直接接触有毒有害物质、有感染传染病危险工作的护士，医疗卫生机构应当按照国家有关规定给予津贴；④医疗卫生机构应当制定、实施本机构护士在职培训计划，并保证护士接受培训；根据临床专科护理发展和专科护理岗位的需要，开展对护士的专科护理培训。

（3）加强护士管理，包括：①医疗卫生机构应当按照国务院卫生主管部门规定，设置专门机构或者配备专（兼）职人员负责护理管理工作；②不允许未取得护士执业证书的人员、未依照条例规定办理执业地点变更手续的护士以及护士执业注册有效期届满未延续执业注册的护士在本机构从事诊疗技术规范规定的护理活动；③在教学、综合医院进行护理临床实习的人员，应当在护士指导下开展有关工作；④建立护士岗位责任制并进行监督检查。护士因不履行职责或者违反职业道德受到投诉的，应进行调查。经查证属实的，医疗卫生机构应当对其做出处理，并将调查处理情况告知投诉人。

4．法律责任

（1）医疗卫生机构护士的配备数量低于国务院卫生主管部门规定的护士配备标准的；允许未取得护士执业证书的人员或允许未依照规定办理执业地点变更手续、延续执业注册有效期的护士从事诊疗技术规范规定的护理活动的，由县级以上地方人民政府卫生主管部门责令限期改正，给予警告。逾期不改正的，将会受到核减其诊疗科目，或暂停其 6 个月以上 1 年以下执业活动的处理。

（2）医疗卫生机构未执行国家有关工资、福利待遇等规定的；对从事护理工作的护士，未按照国家有关规定足额缴纳社会保险费用的；没有为护士提供卫生防护用品或未采取有效的卫生防护及医疗保健措施的；对在艰苦边远地区工作，或者从事直接接触有毒有害物质，有感染传染病危险工作的护士，未按照国家有关规定给予津贴的，依照有关法律、行政法规的规定给予处罚。

（3）医疗卫生机构未制定、实施本机构护士在职培训计划或者未保证护士接受培训的；未依照本条例规定履行护士管理职责的，由县级以上地方人民政府卫生主管部门依据职责分工责令限期改正，给予警告。

（4）护士执业过程中违反法定义务应当承担法律责任，有下列情形之一的，由县级以上地方人民政府卫生主管部门依据职责分工责令改正，给予警告。情节严重的，暂停其6个月以上1年以下执业活动，直至由原发证部门吊销其护士执业证书。

1）发现患者病情危急，未立即通知医师的。

2）发现医嘱违反法律、法规、规章或者诊疗技术规范的规定，未依照本条例第十七条的规定提出或者报告的。

3）泄露患者隐私的。

4）发生自然灾害、公共卫生事件等严重威胁公众生命健康的突发事件，不服从安排参加医疗救护的。

另外，护士在执业活动中造成医疗事故的，依照医疗事故处理的有关规定承担法律责任。

随堂测

第二节 护理工作中的法律问题

随着医疗改革的深入发展，护士在临床工作中面临的职业风险越来越凸显，在护理工作中必须重视许多潜在的法律问题，维护护士的合法权益，规范护理行为，保障医疗安全和人体健康。

案例 13-2

患儿，男，1岁，主因发热、呕吐5天，精神萎靡入院。入院后医生给予医嘱10%氯化钾10 ml加10%葡萄糖液500 ml静脉滴注。责任护士拿到医嘱后未认真阅读核对，错将10%氯化钾10 ml给患儿进行直接静脉推注。注射完毕患儿即出现昏迷、抽搐、心搏骤停。医院立即组织抢救但最终抢救无效，患儿死亡。

请回答：

1. 此事件是否属于医疗事故？

2. 此事件发生后应如何处理？

一、医疗纠纷与医疗事故

我国医疗纠纷处理立法经历了3次历史变革。1987年国务院颁布《医疗事故处理办法》，标志着我国对医疗事故的处理走上了规范化、法制化的轨道，对于保障患者和医务人员的合法权益、维护医疗秩序、保障医疗安全具有重要的意义。2002年国务院颁布《医疗事故处理条例》，对医疗事故的概念做了重新的界定，扩大了其范围。同年，卫生部根据该条例制订了

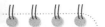

《医疗事故分级标准（试行）》《医疗事故技术鉴定暂行办法》。为了预防和妥善处理医疗纠纷，保护医患双方的合法权益，维护医疗秩序，保障医疗安全，2018 年国务院颁布《医疗纠纷预防和处理条例》。该条例首次将"医疗事故的赔偿"更改为"医疗纠纷的调解"，规范了医疗责任分担机制，明确了医疗事故责任主体的多重性。对诊疗活动中有关医疗事故方面的行政调查处理，仍参照《医疗事故处理条例》的相关规定予以执行。目前《医疗事故处理条例》和《医疗纠纷预防和处理条例》并行适用。实践适用中两个条例内容冲突时，则按照"新法优于旧法"的法律适用原则，《医疗纠纷预防和处理条例》优先适用。

（一）医疗纠纷

1．概念　医疗纠纷（medical disputes）是指医患双方因诊疗活动引发的争议。

2．分类　根据医务人员在诊疗护理过程中有无医疗护理过失，可以将医疗纠纷分为两类，即有过失医疗纠纷和无过失医疗纠纷。

（1）有过失医疗纠纷：指由于医护人员在诊疗护理过程中的过失行为造成患者不同程度的机体损伤进而产生的医疗纠纷，包括医疗事故和医疗差错。

（2）无过失医疗纠纷：指由于患者自身体质存在个体差异或医学活动存在局限性等原因造成患者在诊疗护理过程中发生伤残或死亡的不良后果，由于患者或其家属对相关医学知识、医疗护理制度缺乏了解或者理解不准确引起的医疗纠纷，常见的有医疗意外等。

3．预防

（1）加强医疗质量安全的日常管理：开展诊疗活动应当以患者为中心，严格遵循法律、法规、诊疗相关规范、常规，遵守职业道德；医疗机构应当落实医疗质量安全管理制度，加强对医疗风险的识别、评估和防控；卫生主管部门应当督促医疗机构落实医疗质量安全管理制度，加强监管。

（2）强化医疗服务关键环节和领域的风险防控：医疗机构开展的医疗技术服务应当与其技术能力相适应，采用医疗新技术前应当开展技术评估和伦理审查，确保安全有效、符合伦理；开展手术、特殊检查、特殊治疗等诊疗活动时，应当提前预备应对方案，主动防范突发风险。

（3）加强医疗服务中的医患沟通：患者有权查阅、复制全部病历资料；医疗机构及其医务人员应当对患者所提咨询、意见进行解释说明并按规定进行处理，对患者所提疑问进行核实、自查并予以沟通；医疗机构应当建立健全投诉接待制度，方便患者投诉或者咨询。

4．处理

（1）医疗纠纷处理原则：处理医疗纠纷，应当遵循公平、公正、及时的原则，实事求是，依法处理。

（2）医疗纠纷处理途径：发生医疗纠纷时，医患双方可以通过多种途径解决，包括：双方自愿协商；申请人民调解；申请行政调解；向人民法院提起诉讼以及法律、法规规定的其他途径。其中人民调解是医疗纠纷处理的主渠道。

（3）医疗机构的告知义务：发生医疗纠纷时，医疗机构应告知患者解决医疗纠纷的合法途径；有关病历资料、现场实物封存和启封的规定；有关病历资料查阅、复制的规定。患者死亡的，还应当告知其近亲属有关尸检的规定。

1）病历资料的封存与启封：发生医疗纠纷需要封存、启封病历资料的，应当在医患双方在场的情况下进行。封存的病历资料由医疗机构保管。病历尚未完成需要封存的，对已完成病历先行封存；病历按照规定完成后，再对后续完成部分进行封存。医疗机构应当对封存的病历开列封存清单，由医患双方签字或者盖章，各执一份。病历资料封存后医疗纠纷已经解决，或者患者在病历资料封存满 3 年、未再提出解决医疗纠纷要求的，医疗机构可以自行启封。

2）现场实物的封存与启封：疑似输液、输血、注射、用药等引起不良后果的，医患双方应当共同对现场实物进行封存、启封，封存的现场实物由医疗机构保管。需要检验的，应当由双方共同委托依法具有检验资格的检验机构进行检验。现场实物封存后医疗纠纷已经解决，或者患者在现场实物封存满3年未再提出解决医疗纠纷要求的，医疗机构可以自行启封。

3）尸检：患者死亡后，如医患双方对死因有异议，应当在患者死亡后48 h内进行尸检；具备尸体冻存条件的，可以延长至7日。尸检应当经死者近亲属同意并签字；拒绝签字的，视为死者近亲属不同意进行尸检。不同意或者拖延尸检，超过规定时间，影响对死因判定的，由不同意或者拖延的一方承担责任。患者在医疗机构内死亡的，应当立即将尸体移放太平间或者指定的场所，尸体存放时间一般不得超过14日。逾期不处理的尸体，由医疗机构在向所在地县级人民政府卫生主管部门和公安机关报告后，按照规定处理。

（4）上报：发生重大医疗纠纷的，医疗机构应当按照规定向上级卫生主管部门报告。卫生主管部门接到报告后，应当及时了解掌握情况，引导医患双方通过合法途径解决纠纷。

（5）协商：协商解决医疗纠纷应当坚持自愿、合法、平等的原则，尊重当事人的权利，尊重客观事实。医患双方应当文明、理性表达意见和要求，不得有违法行为。医患双方应当依法维护医疗秩序。不得实施危害患者和医务人员人身安全、扰乱医疗秩序的行为。

（6）新闻媒体的责任和要求：新闻媒体应当加强对医疗卫生法律、法规和医疗卫生常识的宣传，引导公众理性对待医疗风险；报道医疗纠纷时，应当遵守有关法律、法规的规定，恪守职业道德，做到真实、客观、公正。

（二）医疗事故

1. 概念　医疗事故（medical negligence）指医疗机构及其医务人员在医疗活动中，违反医疗卫生管理法律、行政法规、部门规章和诊疗护理规范、常规，过失造成患者人身损害的事故。

2. 构成要件

（1）医疗事故的主体必须是经过考核及卫生行政部门批准或承认，取得相应资格的各级各类合法的医疗机构及其医务人员。

（2）医疗机构及其医务人员违反了医疗卫生管理法律、法规和诊疗护理规范、常规。

（3）医疗事故的直接行为人在诊疗护理中存在主观过失，即行为人应当知道相关知识、规定及后果而不知道或虽然知道但轻信可以避免出现有危害的后果。

（4）患者存在人身损害后果，包括患者死亡、残疾、组织器官损伤导致功能障碍等。

（5）医疗行为与损害后果之间存在因果关系。过失行为与后果之间存在因果关系是判定是否属于医疗事故的一个重要方面。虽然存在过失行为，但是并没有给患者造成损害后果，不应该视为医疗事故；虽然存在损害后果，但是医疗机构和医务人员并没有过失行为，也不能判定为医疗事故。

▌**知识链接** ┈┈┈┈┈┈┈┈┈┈┈┈┈┈┈┈┈┈┈┈┈┈┈┈┈┈┈┈┈┈┈┈▶

《医疗纠纷预防和处理条例》的颁布实施

党中央、国务院高度重视医疗纠纷预防和处理工作。为了将医疗纠纷预防和处理工作全面纳入法治化轨道，保护医患双方合法权益，维护医疗秩序，保障医疗安全，国务院制定《医疗纠纷预防和处理条例》（以下简称《条例》），于2018年6月20日国务院第13次常务会议通过，自2018年10月1日起施行。从制度层面推进医疗纠纷的依法预防和妥善处理，着力构建和谐医患关系，促进我国医疗卫生事业持续健康发展。

《条例》明确提出开展诊疗活动应当以患者为中心，加强人文关怀，严格遵守相关法律、规范，恪守职业道德。通过加强医疗质量安全的日常管理，强化医疗服务关键环节和领域的风险防控，突出医疗服务中医患沟通的重要性，从源头预防医疗纠纷。

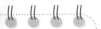

《条例》明确了医疗纠纷处理的原则、途径和程序，重点强调发挥人民调解途径在化解医疗纠纷上的作用，并从鉴定标准、程序和专家库等方面统一规范了诉讼前的医疗损害鉴定活动。

《条例》对不遵守医疗质量安全管理要求、出具虚假鉴定结论和尸检报告、编造散布虚假医疗纠纷信息等违法行为，设定了严格的法律责任。

3．不属于医疗事故的情形

（1）在紧急情况下为抢救垂危患者生命而采取紧急医学措施造成不良后果的。

（2）在医疗活动中由于患者病情异常或者患者体质特殊而发生医疗意外的。

（3）在现有医学科学技术条件下，发生无法预料或者不能防范的不良后果的。

（4）无过错输血感染造成不良后果的。

（5）因患方原因延误诊疗导致不良后果的。

（6）因不可抗力造成不良后果的。

4．分级　为了科学划分医疗事故等级，正确处理医疗事故争议，我国根据国务院颁布的《医疗事故处理条例》制定了医疗事故分级标准。根据患者受损害的程度，医疗事故可分为4个等级。

（1）一级医疗事故：造成患者死亡、重度残疾，可分为甲、乙两等。

（2）二级医疗事故：造成患者中度残疾、器官组织损伤导致严重功能障碍，可分为甲、乙、丙、丁四等。

（3）三级医疗事故：造成患者轻度残疾、器官组织损伤导致一般功能障碍，可分为甲、乙、丙、丁、戊五等。

（4）四级医疗事故：造成患者明显人身损害的其他后果。

5．预防与处理

（1）医疗事故的预防

1）医疗机构及其医务人员在医疗活动中，必须严格遵守医疗卫生管理法律、行政法规、部门规章和诊疗护理规范、常规，恪守医疗服务职业道德。

2）医疗机构应当对其医务人员进行医疗卫生管理法律、行政法规、部门规章和诊疗护理规范、常规的培训和医疗服务职业道德教育。

3）医疗机构应当设置医疗服务质量监控部门或人员，具体负责监督本医疗机构内医务人员的医疗服务工作，检查医务人员执业情况，接受患者对医疗服务的投诉，向其提供咨询服务。

4）医疗机构应当按照国务院卫生行政部门规定的要求，书写并妥善保管病历资料。因抢救急危患者，未能及时书写病历的，有关医务人员应当在抢救结束后6 h内据实补记，并加以注明。

5）严禁涂改、伪造、隐匿、销毁或者抢夺病历资料。

6）患者有权复印或者复制其门诊病历、住院志、体温单、医嘱单、化验单（检验报告）、医学影像检查资料、特殊检查同意书、手术同意书、手术及麻醉记录单、病理资料、护理记录以及国务院卫生行政部门规定的其他病历资料。

7）在医疗活动中，医疗机构及其医务人员应当将患者的病情、医疗措施、医疗风险等如实告知患者，及时解答其咨询；但是应当避免对患者产生不利后果。

8）医疗机构应当制定防范、处理医疗事故的预案，预防医疗事故的发生，减轻医疗事故的损害。

（2）医疗事故的报告

1）医务人员在医疗活动中发生或者发现医疗事故、可能引起医疗事故的医疗过失行为或者发生医疗事故争议的，应当立即向所在科室负责人报告，科室负责人应当及时向本医疗机构负责医疗服务质量监控的部门或者人员报告；负责医疗服务质量监控的部门或者人员接到报告后，应当立即进行调查、核实，将有关情况如实向本医疗机构的负责人报告，并向患者通报、解释。

2）发生医疗事故的，医疗机构应当按照规定向所在地卫生行政部门报告。发生下列重大医疗过失行为的，医疗机构应当在12 h内向所在地卫生行政部门报告：①导致患者死亡或者可能为二级以上的医疗事故；②导致3人以上人身损害后果；③国务院卫生行政部门和省、自治区、直辖市人民政府卫生行政部门规定的其他情形。

（3）医疗事故的处理

1）发生或者发现医疗过失行为，医疗机构及其医务人员应当立即采取有效措施，避免或者减轻对患者身体健康的损害，防止损害扩大。

2）发生医疗事故争议时，有关病历资料、现场实物封存和启封、尸检的规定等与医疗纠纷处理办法一致。

（4）医疗事故的技术鉴定

1）卫生行政部门接到医疗机构关于重大医疗过失行为的报告或者医疗事故争议当事人要求处理医疗事故争议的申请后，对需要进行医疗事故技术鉴定的，交由负责医疗事故技术鉴定工作的医学会组织鉴定。医患双方协商解决医疗事故争议，需要进行医疗事故技术鉴定的，由双方当事人共同委托负责医疗事故技术鉴定工作的医学会组织鉴定。

2）负责组织医疗事故技术鉴定工作的医学会应当建立专家库。参加医疗事故技术鉴定的相关专业的专家，由医患双方在医学会主持下从专家库中随机抽取。在特殊情况下，医学会根据医疗事故技术鉴定工作的需要，可以组织医患双方在其他医学会建立的专家库中随机抽取相关专业的专家参与鉴定或者函件咨询。

3）专家鉴定组进行医疗事故技术鉴定，实行合议制。专家鉴定组人数为单数，涉及的主要学科的专家一般不得少于鉴定组成员的1/2；涉及死因、伤残等级鉴定的，应当从专家库中随机抽取法医参加专家鉴定组。负责组织医疗事故技术鉴定工作的医学会应当自受理医疗事故技术鉴定之日起5日内通知医疗事故争议双方当事人提交进行医疗事故技术鉴定所需的材料。当事人应当自收到医学会的通知之日起10日内提交有关医疗事故技术鉴定的材料、书面陈述及答辩。医疗机构提交的有关医疗事故技术鉴定的材料应当包括：①住院患者的病程记录、死亡病例讨论记录、疑难病例讨论记录、会诊意见、上级医师查房记录等病历资料原件；②住院患者的住院志、体温单、医嘱单、化验单（检验报告）、医学影像检查资料、特殊检查同意书、手术同意书、手术及麻醉记录单、病理资料、护理记录等病历资料原件；③抢救急危患者，在规定时间内补记的病历资料原件；④封存保留的输液、注射用物品和血液、药物等实物，或者依法具有检验资格的检验机构对这些物品、实物做出的检验报告；⑤与医疗事故技术鉴定有关的其他材料。

在医疗机构建有病历档案的门诊、急诊患者，其病历资料由医疗机构提供；未在医疗机构建立病历档案的，由患者提供。医疗机构无正当理由未依照本条例的规定如实提供相关材料，导致医疗事故技术鉴定不能进行的，应当承担责任。

4）负责组织医疗事故技术鉴定工作的医学会应当自接到当事人提交的有关医疗事故技术鉴定的材料、书面陈述及答辩之日起45日内组织鉴定并出具医疗事故技术鉴定书。

5）当事人对首次医疗事故技术鉴定结论不服的，可以自收到首次鉴定结论之日起15日内向医疗机构所在地卫生行政部门提出再次鉴定的申请。

（5）医疗事故的行政处理与监督

1）卫生行政部门应当根据相关法律、法规，对发生医疗事故的医疗机构和医务人员做出行政处理。

2）发生医疗事故争议，卫生行政部门在当事人提出医疗事故争议处理申请之日起 10 日内进行审查。对符合规定的，予以受理，需要进行医疗事故技术鉴定的，应当自做出受理决定之日起 5 日内将有关材料交由负责医疗事故技术鉴定工作的医学会组织鉴定并书面通知申请人；对不符合规定，不予受理的，应当书面通知申请人并说明理由。当事人对首次医疗事故技术鉴定结论有异议，申请再次鉴定的，卫生行政部门应当自收到申请之日起 7 日内交由省、自治区、直辖市地方医学会组织再次鉴定。

3）卫生行政部门收到负责组织医疗事故技术鉴定工作的医学会出具的医疗事故技术鉴定书后，应对参加医疗事故技术鉴定的人员资格和专业类别、鉴定程序进行审核。必要时可以组织调查，听取医疗事故争议双方当事人的意见。符合规定做出的医疗事故技术鉴定结论，应当作为对发生医疗事故的医疗机构和医务人员做出行政处理以及进行医疗事故赔偿调解的依据；经审核，发现医疗事故技术鉴定不符合规定的，应当要求重新鉴定。

4）卫生行政部门应当按照规定逐级将当地发生的医疗事故以及依法对发生医疗事故的医疗机构和医务人员做出行政处理的情况，上报国务院卫生行政部门。

（6）医疗事故的赔偿与处罚

1）发生医疗事故的赔偿等民事责任争议时，医患双方可以协商解决。不愿意协商或协商不成时，可向卫生行政部门提出调解申请，也可直接向人民法院提起民事诉讼。

2）医疗事故赔偿金额的确认应当综合考虑医疗事故等级、医疗过失行为在医疗事故损害后果中的责任程度、医疗事故损害后果与患者原有疾病状况之间的关系。

3）根据医疗事故的等级和情节，卫生行政部门给予发生医疗事故的医疗机构警告，情节严重者限期停业整顿或吊销执业许可证，对于负有责任的医务人员依法给予处分或追究刑事责任。

二、护理差错

（一）概念

护理差错是指护士在护理工作中责任心不强，粗心大意，不按规章制度办事，或技术水平低而发生护理过失，对患者产生直接或间接影响，但未给患者造成死亡、残疾、组织器官损伤等严重不良后果者。

（二）原因

1. 内在因素　内在因素是护士发生护理差错的主要原因。

（1）工作责任心不强：护士在工作中责任心不强，缺乏慎独精神，致使护士不能认真落实规章制度，存在侥幸心理，从而执行查对制度不严格，护理操作不规范，是发生护理差错的主要内在因素。

（2）经验不足或业务不熟练：低年资护士业务素质和技能水平相对较低，缺乏临床经验，对护理工作中存在的一些隐患和患者病情发展缺乏敏感性和预见性；低年资护士缺乏工作经验，对医院的工作环境以及自身角色的转换适应较慢，不能合理有序地安排工作时间，工作中易出现顾此失彼的忙乱被动局面，从而不能及时发现并解决工作中的问题，导致护理差错的发生。

（3）工作时情绪不稳定，注意力不集中：护理工作重复操作频繁，工作强度普遍较大，紧张的医患关系以及因个人情感、家庭琐事和身体方面的原因使护理人员承受的心理压力较大，导致护理人员注意力稳定性降低、难于集中，最终不能正确执行操作或不能对患者病情做出准确判断，从而产生护理差错。

（4）护理思维定势：护理思维定势是指护理人员在已有知识和经验的影响下，在临床解决问题时所具有的倾向性和心理准备。在护理工作中，高年资护士因为工作年限较长，对工作熟练程度增加，受经验思维和定势思维的限制也相对较强，从而出现一些与其职称、年龄不相称的错误，导致护理差错。

（5）法律观念淡薄：护士欠缺法律意识会使其在工作中不能正确认识潜在的法律问题，不遵守规章制度，不注重保护患者隐私，不清楚自身的合法权益，进而引发护理差错的发生。

（6）沟通能力不足：当护士缺乏与患者的沟通技巧时，会表现为言语生硬、刻板，患者对其缺乏信任感，护患关系紧张，易引起护理纠纷和投诉，严重时会引发护理差错。

（7）职业倦怠：职业倦怠可使护理人员变得疲惫、冷漠、对患者缺乏同情心，对工作缺乏热情、耐心，不愿积极地参与工作，易发生护理差错。

2．外在因素

（1）护理人员紧缺，工作繁忙：目前护理人员配置不足是我国国内医院普遍存在的问题。护理人员的紧缺直接导致在岗护士超负荷工作，这不仅影响护理人员的身心健康，也间接导致了护理差错的高发。

（2）工作时受到外界干扰：当病区内人员偏多、环境嘈杂或者护士在操作中面对外界干扰，如不断回答患者或家属的问题等时，都会打乱护理人员的工作程序及护理思维，成为导致差错发生的不可忽视的因素。

（3）管理制度不严谨，措施不严格：各类型护理差错的发生均与护理质量管理缺位有直接或者间接的关系。对护理工作人员监督管理环节薄弱，未能树立良好的工作作风和良好的安全氛围，会使得护理差错的发生有可乘之机。如未能合理排班、合理授权，会导致护士身心疲惫，进而引发护理差错。

（4）医护耦合不规范：医护耦合性在护理差错方面的表现可称为医护耦合性差错。护理差错与医疗差错有较强的不可分割性，有些护理差错的发生正是以医疗失误为诱因的。如医嘱不规范、医疗秩序混乱、医生工作无计划性等会影响护士的操作规程，加之如护士对患者病情了解不足，工作计划性差，更容易导致护理差错的发生。

（5）对于新药和新技术的宣教不到位：随着医学的不断发展，近年来新药和新技术不断问世。对新药和新技术的相关特性宣教不到位，将直接导致护理人员对其潜在的风险缺乏认识和预见，为护理差错事故的发生埋下隐患。

（三）分级及评定标准

1．分级　根据对患者造成的不良后果的轻重，将护理差错分为一般差错和严重差错。

（1）一般差错：指未对患者造成影响，或对患者有轻度影响但未造成不良后果的护理过失。

（2）严重差错：指由于护理人员的失职行为或技术过失，给患者造成一定痛苦，延长了治疗时间的护理过失。

2．评定标准

（1）一般差错标准

1）各项护理工作（基础护理、重症护理、专科护理）违反操作规程，质量未达到标准要求，尚未造成不良后果。

2）各种护理记录不准确，医学术语不当，项目填写不全，不签全名，尚无不良影响。

3）交接班不清楚，使一般治疗中断或遗漏。

4）标本留置不及时，尚未影响诊断治疗。

5）执行查对制度不认真，打错针、发错药（一般药物），未发生任何反应，无不良后果。

6）各种检查前准备未达要求，尚未影响诊断。

7）监护失误，静脉输液或注射外渗、外漏，面积在 3 cm×3 cm 以下者。

8）术后伤口内或体腔内留置纱布、引流管，未按规定时间取出，或因处理不当，导致患者引流管、气管插管等各种导管脱出，经紧急处理后，无不良后果。

9）已灭菌器械包内主要器械不全，清洗不净，或灭菌器械过期，已发给使用单位但未使用的。

（2）严重差错标准

1）执行查对制度不认真，发错药、打错针，给患者增加痛苦的。

2）护理不当发生 Ⅱ 度压疮。

3）实施热敷造成 Ⅱ 度烫伤，面积不超过体表 0.2% 的。

4）未进行术前准备或术前准备不合格，而致手术延迟，尚未造成严重后果的。

5）抢救时执行医嘱不及时，以致影响治疗但未造成严重不良后果的。

6）监护失误，引流不畅，未及时发现，影响治疗；或各种护理记录不准确，影响诊断治疗。

7）监护失误，静脉注射外渗、外漏，面积达 3 cm×3 cm 以上或有局部坏死的。

8）错用、漏用或擅自超剂量使用毒、麻、精神药品或特殊治疗药物的。

9）使用过敏性药物，未按照《中华人民共和国药典》规定做过敏试验即给药，或者为原有药物过敏史患者给药的（脱敏疗法除外）。

10）输入不合格或过期液体，被及时发现，未造成严重后果的。

11）交叉配血错误、输错血或者因加入药物，发生溶血、凝血被及时发现并纠正的。

12）错、漏、损坏、遗失、延误脑脊液、胸腔积液、腹水、活检组织等送检标本，影响诊断、治疗的。

（四）护理差错上报

1．上报流程　发生护理差错，护士应该立即向所在科室负责人报告；科室负责人及时向本单位负责医疗护理服务质量监督部门或人员报告；负责医疗护理服务质量监督部门或人员接到报告后，应立即进行调查、核实，并向医疗机构负责人报告。

2．报告形式　发生护理差错时，上报的形式有两种：①口头报告：发生护理差错的当事人立即向护士长口头报告；②书面报告：护理差错当事人书面填写或网上填报《护理差错报告单》上报护理部。

3．报告时间　严重差错时应立即上报，一般差错先口头报告，并在 24～48 h 内上交书面报告。

三、护理工作中的法律问题

（一）基本概念

1．侵权行为与犯罪

（1）侵权行为：指侵害国家、集体或他人的财产及人身权利，包括生命权、隐私权、名誉权、知识产权、知情同意权等，而给他方造成损失的行为。

（2）犯罪：指危害社会，触犯国家刑律，应当受到法律制裁的行为。护理行为中的犯罪可根据行为人主观心理状态的不同而分为故意犯罪和过失犯罪。故意犯罪是明知自己的行为会发生危害社会的结果，并且希望或放任这种结果发生，因而构成犯罪。过失犯罪是应当预见自己的行为可能发生危害社会的结果，因疏忽大意而没有预见，或已经预见而轻信能够避免，以致发生不良后果而构成犯罪。

侵权行为可能不构成犯罪，但犯罪必然有对被害人合法权益的严重侵害。在同一护理活动中，侵权行为与犯罪可能同时存在，区分两者的关键是对护理实践中的护理行为的目的及结果的准确鉴定。

2．疏忽大意与渎职

（1）疏忽大意：指行为人应当预见自己的行为可能发生危害社会的后果，但因疏忽大意而没有预见，以致发生危害他人和社会的后果的过失行为。

（2）渎职：指行为人未履行或未正确履行职责，以致公共财产、国家和公众利益遭受重大损失的行为。护理渎职是指护士在执业过程中不负责任，违反各项规章制度和护理常规，造成患者死亡或严重损害的违法行为。

3．收礼与受贿　受贿是指国家工作人员利用职务上的便利，索取他人财物的，或者非法收受他人财物，为他人谋取利益的行为。

构成受贿罪必须具备两个特征：一是行为人必须是国家工作人员；二是行为人利用职务上的便利，为行贿人谋取利益，而有非法索取、接受其财务或不正当利益的行为。

（二）护理工作中常见的法律问题

1．护理工作中的侵权问题　医疗侵权是指医疗机构及其医务人员在医疗服务过程中由于过失实施了不符合当时医疗水平的行为，造成患者的损害。医疗侵权行为须具备医疗过失、医疗违法行为、医疗损害事实和因果关系4个要素。

（1）医疗过失：指医疗机构及其医务人员在诊疗过程中存在疏忽大意或者过于自信的主观过错。

（2）医疗违法行为：指医疗机构及其医务人员的行为具有违法性，违反了医疗卫生法律法规诊疗规范等，或者违反了不得侵害患者权益的法定义务。

（3）医疗损害事实：指给患者造成的身体损害或者精神、财产损失等其他损害。作为侵权责任的构成要件，损害事实决定着侵权责任的有无和大小。

（4）因果关系：指医疗违法行为与损害事实之间存在引起与被引起的逻辑关系。

护理工作中常有潜在的侵权行为发生。护士因工作需要与患者进行多方面的沟通和接触，会知晓患者的个人隐私。《中华人民共和国侵权责任法》第六十二条规定：医疗机构及其医务人员应当对患者的隐私保密，泄露患者隐私或者未经患者同意公开其病历资料，造成患者损害的，应当承担侵权责任。如护士随意谈论患者病情，将患者的家庭住址、既往史、经济状况等个人信息进行传播，或者护理操作时不注意遮挡，将患者隐私暴露在其他患者和家属面前等，均可视为侵犯了患者的隐私权。

▌▌ **知识链接** --▶

《中华人民共和国侵权责任法》中关于医疗侵权行为的相关法律条例规定

第二条：侵害民事权益，应当依照本法承担侵权责任。本法所称民事权益，包括生命权、健名权、名誉权、荣誉权、肖像权、隐私权、婚姻自主权、监护权、所有权、用益物权、著作权、专利权、商标专用权、发现权、股权、继承权等人身、财产权益。

第五十四条：病人在诊疗活动中受到损害，医疗机构及其医务人员有过错的，由医疗机构承担赔偿责任。

第五十五条：医务人员在诊疗活动中应当向病人说明病情和医疗措施。需要实施手术、特殊检查、特殊治疗的，医务人员应当及时向病人说明医疗风险、替代医疗方案等情况，并取得其书面同意；不宜向病人说明的，应当向病人的近亲属说明，并取得其书面同意。

第五十七条：医务人员在诊疗活动中未尽到与当时的医疗水平相当的诊疗义务，造成病人损害的，医疗机构应当承担赔偿责任。

第五十八条：病人有损害，因下列情形之一的，推定医疗机构有过错：违反法律、行政法规、规章以及其他有关诊疗规范的规定；隐匿或者拒绝提供与纠纷有关的病历资料；伪造、篡改或者销毁病历资料。

第五十九条规定：因药品、消毒制剂、医疗器械的缺陷，或者输入不合格的血液造成病人损害的，病人可以向生产者或者血液提供机构请求赔偿，也可以向医疗机构请求赔偿。病人向医疗机构请求赔偿的，医疗机构赔偿后，有权向负有责任的生产者或者血液提供机构追偿。

第六十条规定：病人有损害，有下列情形之一的，医疗机构不承担赔偿责任：病人或者其近亲属不配合医疗机构进行符合诊疗规范的诊疗；医务人员在抢救生命垂危的病人等紧急情况下已经尽到合理诊疗义务；限于当时的医疗水平难以诊疗。

第六十二条：医疗机构及其医务人员应当对病人的隐私保密。泄露病人隐私或者未经病人同意公开其病历资料，造成病人损害的，应当承担侵权责任。

第六十三条：医疗机构及其医务人员不得违反诊疗规范实施不必要的检查。

来源：《中华人民共和国侵权责任法》

2．执行医嘱的法律问题　医嘱是护士对服务对象实施评估及治疗的法律依据。在执行医嘱时，护士应熟知各项医疗护理常规，各种药物的作用、副作用及使用方法。用负责的态度和专业知识对医嘱仔细核查，确信无误后，准确、及时地执行医嘱。随意篡改医嘱或无故不执行医嘱均属违法行为。当对医嘱有疑问时，护士应向医生求证医嘱的准确性；如发现医嘱有明显的错误，护士有权拒绝执行。如果护士明知医嘱有错误却不提出质疑，由此造成的后果，护士将与医生共同承担法律责任。因此，为了保护患者和自己，护士在处理及执行医嘱时应注意以下几点。

（1）如果患者对医嘱提出疑问，护士应核实医嘱的准确性。

（2）如果患者病情发生变化，护士应及时通知医生，并根据自己的专业知识与临床经验进行判断，是否应暂停医嘱。

（3）慎对口头医嘱及"必要时"等形式的医嘱。一般不执行口头医嘱或电话医嘱。在急诊等特殊情况下，必须执行口头医嘱时，护士应向医生大声重复一遍医嘱，双方确认无误后方可执行。在执行完医嘱后应尽快记录医嘱的时间、内容和患者当时的情况等，并请医生及时补写书面医嘱。

3．护理文件书写时的法律问题　护理记录是病历的组成部分，不仅是衡量护理质量的重要资料，也是医生观察诊疗效果、调整治疗方案的重要依据，具有重要的法律意义。漏记、错记、不认真记录等可影响对疾病发展的正确判断，造成误诊、误治而引起医疗事故和纠纷。在医疗纠纷案件中实行举证倒置，医疗机构需要承担一定的举证责任。我国《医疗事故处理条例》规定，患者有权复印或复制病历资料。其中包括体温单、医嘱单和护理记录单。因此，如何保全和提供证据，防范可能出现的医疗纠纷是护士必须面对的问题。

4．麻醉药品与物品管理中的法律问题　麻醉药品主要是指吗啡、哌替啶等药物。这类药物应由专人锁于柜内负责保管。护士只能凭专用的医嘱领取及应用这些药物，若护士窃取、盗卖或自己使用，则会构成贩毒、吸毒罪。此外，护士在工作中还会接触各种医疗用品和设备，负责保管病区的物品或保管服务对象的一些物品。若护士利用职务之便，将这些物品据为己有，情节严重者，将受到法律制裁。

5．护士与患者之间的某些特殊法律关系

（1）知情同意：从法律角度讲，患者在医院所接受的主要治疗必须在患者或其家属全面了解情况，经过自身的判断，自愿表示同意的条件下才能进行。知情同意必须符合 3 个条件：①患者必须对所接受的诊断、治疗或护理完全知情，即了解其原因、方法、优点及缺点，可能出现的反应或不良反应等；②同意必须建立在完全自愿的基础上，任何强迫患者同意或患者由于害怕报复而同意的均不属于知情同意；③患者或家属是在完全清楚、有能力做出判断及决定的情况下同意的。

《侵权责任法》第七章第五十五条规定：医务人员在诊疗活动中应当向患者说明病情和医疗措施。因此，护士在对患者实施护理时，应注意按照有关规定获取患者的知情同意。如违反了知情同意的有关原则，则可能构成侵权或犯罪。

（2）患者死亡及相关法律问题

1）患者遗嘱的处理：遗嘱是患者死亡前的最后嘱托，如果护士作为患者遗嘱的见证人，必须明确以下程序：应有 2 ～ 3 个见证人参与；见证人必须听到或看到，并记录患者的遗嘱内容；见证人应当场签名，证实遗嘱是该患者的；遗嘱应当有公证机关的公证。护士在做见证人时应注意到患者的遗嘱是在其完全清醒、有良好的判断及决策能力的情况下所立的，并对患者当时的心身情况等加以及时、详细和准确的记录，以便事后发生争端时，对其法律价值做出合理公正的判断。如果护士本人是遗嘱的受惠者，应在患者立遗嘱时回避，且不能作为见证人，否则会产生法律及道德上的争端。

2）安乐死：目前，世界上有些国家的法律允许实施安乐死，但我国的法律并没有对安乐死做出明确规定，根据法理学的逻辑分析，实施安乐死的行为符合"故意杀人罪"。我国现行《刑法》第一百三十二条以概括性的条款规定了故意杀人罪，认为只要不是依法剥夺他人生命权利的行为，均构成故意杀人罪，安乐死也不例外。因此，不论有无医嘱，护士均不能对患者实施安乐死。

3）患者尸体处理及有关文件记录的书写：当医生经检查并确认患者已经死亡，在有关的记录上签字后，护士应填写有关卡片，做好详细、准确的记录，尤其是患者的死亡时间，以防产生法律纠纷，并依常规做好患者的尸体护理。如患者生前同意尸检，捐献自己的遗体或组织器官，应有患者或家属签字的书面文件。如患者在紧急情况下住院，死亡时身旁无亲友，其遗物应在至少有两人在场的情况下加以清点、记录，并交病房负责人妥善保管。

6．入院与出院 护士接收患者入院的唯一标准是患者的病情需要，护士不得以经济困难为由拒绝接收或者抢救患者。若因护士拒绝、不积极参与或工作拖沓而使患者致残或死亡，则构成渎职罪或者医疗事故罪。

在患者出院时，护士应在自身职责范围内，按照医院的规章制度为患者办理出院手续。对于少数拒绝继续治疗而自动要求出院的患者，护士应耐心做好劝说工作。如患者或其法定监护人执意要求出院，应使患者或其监护人在自动出院栏上签字，同时做好护理记录。当患者未付清住院费而想离院时，护士可配合院方，合法扣留患者，必要时请司法部门协助处理。

7．护理专业学生的法律问题 护理专业学生（以下简称护生）进入临床实习阶段，尚未获得执业资格，不具备独立工作的权利。就法律意义而言，护生只能在执业护士的指导下，严格按照护理操作规范对患者实施护理。如果脱离带教护士的监督和指导，擅自行事并对患者造成伤害时，护生将对自己的行为负法律责任。护生的法律责任包括以下内容。

（1）熟悉所在实习医院的医疗护理政策和操作规程。

（2）不得单独进行任何护理操作，若擅自行事并造成患者损害，应承担法律责任。

（3）对自己未曾学习或自认不熟悉的操作应告知带教护士。

（4）由于患者病情变化很快，特别是急救情况下，应及时向带教护士或相关护士汇报患者的病情变化，即使不能确定这些变化的临床意义。

带教护士对护生负有指导和监督的责任，若由于给护生指派的工作超出其能力范围，而发生护理差错或事故，带教护士应负主要的法律责任，护生自己负相关的法律责任，其所在的医院也应负相应的法律责任。

8. 职业保险与法律裁决　职业保险是指从业者通过定期向保险公司缴纳一定数额的保险费，在执业范围内一旦突然发生责任事故时，由保险公司承担对损害者相应的赔偿支付工作。目前世界上大多数国家的护士几乎都参加这种职业责任保险，但我国医疗卫生界目前尚未开展相关的工作。护士加入职业保险的内涵如下。

（1）保险公司可在政策范围内为其提供法定代理人，以避免其受法庭审判的影响或减轻法庭的判决。

（2）保险公司可在败诉以后为其支付巨额赔偿金，从而减轻护士经济上的损失。

（3）因受损害者能得到及时合适的经济补偿，而减轻自己在道义上的负罪感，使其较快达到心理平衡。

因此，如果护士参加职业保险，可被认为是对护士自身利益的一种保护。它虽然并不能摆脱护士在护理纠纷或事故中的法律责任，但实际上可在一定程度上抵消其为负该责任所要付出的代价。同时，在职业范围内，护士对患者负有道义上的责任，绝不能因护理的错误而造成患者的经济损失，参加职业保险也可以为患者提供一种保护。

随堂测

小　结

1. 护理实践中常涉及许多法律问题，与其密切相关的法律有民法、刑法、卫生法等。护理法隶属于卫生法，其中《护士条例》是护理领域最高效力的护理法规，对维护护士合法权益，规范护理行为，保障医疗安全和人身健康，具有较强的法律效应。

2. 医疗事故是医疗护理活动中常常涉及的法律问题，每一名医务人员都应该对其概念、构成要件、分级以及医疗事故的处理了如指掌，以便更好地进行防范。

3. 护理中常见的违法行为包括侵权与犯罪、疏忽大意与过失、收礼与受贿等。护士在处理和执行医嘱、实施护理措施、书写护理记录、管理麻醉药品及物品、护理患者出入院、处理患者死亡、执行安乐死及遗嘱等方面常涉及法律问题，应注意加强防范。

　思考题

1. 简述护理工作中相关法律法规的类型。

2. 按《护士条例》规定，申请护士执业者，怎样才能获准从事护理工作？

3. 田女士，20 岁，未婚，因"宫外孕"入院行手术治疗，有 2 次流产史。患者及其家属请责任护士小张不要将其病情告诉他人。某日小张在中午用餐时，无意之中谈起此事，造成病房的许多护士和工作人员知道此事，并传到了其他患者耳中，田女士为此觉得抬不起头，整日闷闷不语。

请回答：

（1）护士小张的行为是否违法？

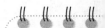

（2）护士小张应承担哪些法律责任？

4．某医院呼吸科护士李某，因家中孩子突然生病，李某私自让刚从卫生学校毕业的护理员小王代替其值夜班。小王在替班期间，为一位Ⅱ型呼吸衰竭合并肺部感染行静脉输液治疗的患者换液。换液后小王未注意给患者调节滴速。30 min后患者出现呼吸困难、咳嗽，并见大量的粉红色泡沫样痰从口腔、鼻腔涌出。小王立即给患者停止静脉输液，通知医生组织抢救，但最终患者因抢救无效而死亡。

请回答：

（1）该事件是否属于医疗事故？

（2）在该事件中，护士李某和护理员小王分别应承担的法律责任是什么？

5．王某，34岁，因"停经36周"入院。入院后16 h经阴道娩出一活男婴。产后胎盘自然剥离完整，子宫收缩欠佳，有渗血，给予催产素静脉滴注、按摩子宫、纱条填塞宫腔等处理后，子宫出血量持续增加，之后行双侧子宫动脉结扎等进一步措施后，子宫出血无好转，患者出现休克表现。为抢救患者生命拟行子宫切除术，在向家属详细讲解治疗方案后，家属拒绝签字并要求保留子宫。最终王某因低血容量性休克抢救无效死亡。

请回答：

该事件是否属于医疗事故？请分析原因。

（颜琬华　梁慧敏）

主要参考文献

[1] 王益锵. 中国护理发展史. 北京：中国医药科技出版社，1999.

[2] 甄橙. 医学与护理发展史. 北京：北京大学医学出版社，2008.

[3] 姚力. 卫生工作方针的演进与健康中国战略. 当代中国史研究，2018，25（3）：35-43.

[4] 马建辉，闻德亮. 医学导论. 5 版. 北京：人民卫生出版社，2018.

[5] 凌文华，许能锋. 预防医学. 4 版. 北京：人民卫生出版社，2017.

[6] 杜佳敏，谢红. 标准化护理语言的应用进展及其应用于养老护理的可行性分析. 中华护理杂志，2017，52（7）：874-878.

[7] 李小妹，冯先琼. 护理学导论. 5 版. 北京：人民卫生出版社，2021.

[8] 姜安丽，袁长蓉，蒋晓莲. 护理理论. 2 版. 北京：人民卫生出版社，2018.

[9] 史怀哲. 敬畏生命：史怀哲自传. 杨巍，译. 南京：江苏凤凰文艺出版社，2017.

[10] 王一方. 医学是什么. 北京：北京大学出版社. 2010.

[11] 世界卫生组织. 2020 年世界护理状况：投资发展教育、就业和领导力. 网络附件：护理在 21 世纪卫生系统中的作用，2020.

[12] 王伟. 中国传统死亡观研究. 北方文学，2018（12）：251-255.

[13] 周德新. 西方死亡观的历史演变. 求索，2004（6）：169-170.

[14] 赵小玉，马小琴. 护理学导论. 2 版. 北京：北京大学医学出版社，2016.

[15] 张静平，唐莹. 现代护理学. 2 版. 长沙：中南大学出版社，2018.

[16] 中华人民共和国国务院. 医疗纠纷预防和处理条例 [EB/OL]. （2018-08-31）. http://www.gov.cn/premier/ 2018-08/31/ content_5318112.htm

中英文专业词汇索引

215

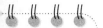